Tan-Dom-Medizin. Wie die Seele durch den Körper spricht

Ojuna Altangerel-Wodnar

TAN-DOM-MEDIZIN

Wie die Seele durch den Körper spricht

Ein neuer Blick auf Krankheit und Heilung von einer mongolischen Schamanin und Ärztin

Aufgeschrieben von
Andrea Fehringer und Thomas Köpf

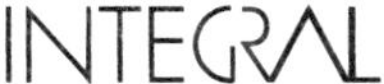

Haftungsausschluss
Die in diesem Buch vorgestellten Informationen und Empfehlungen sind nach bestem Wissen und Gewissen geprüft. Dennoch übernehmen die Autorin und der Verlag keinerlei Haftung für Schäden irgendwelcher Art, die sich direkt oder indirekt aus dem Gebrauch der hier beschriebenen Anwendungen ergeben. Bitte nehmen Sie im Zweifelsfall bzw. bei ernsthaften Beschwerden immer professionelle Diagnose und Therapie durch ärztliche oder naturheilkundliche Hilfe in Anspruch.

Hinweis: Der besseren Lesbarkeit wegen wird in diesem Buch das generische Maskulinum verwendet, dennoch beziehen sich die Angaben in der Regel immer auf beide Geschlechter. Die Namen in den Fallbeispielen sind aus personenschutzrechtlichen Gründen geändert, was jedoch keinerlei Einfluss auf die Authentizität der angeführten Fälle hat.

5. Auflage

in der Penguin Random House Verlagsgruppe GmbH,
Neumarkter Straße 28, 81673 München
produktsicherheit@penguinrandomhouse.de
(Vorstehende Angaben sind zugleich
Pflichtinformationen nach GPSR.)

Redaktion: Ralf Lay, Mönchengladbach
Umschlaggestaltung: Guter Punkt GmbH & Co. KG, München
unter Verwendung eines Fotos von Michael Wodnar
Projektleitung: Michael Wodnar
Satz: Satzwerk Huber, Germering
Druck und Bindung: ScandBook, Litauen
Printed in the EU
ISBN 978-3-7787- 9309-1

www.Integral-Lotos-Ansata.de

Bis zu diesem Buch durfte ich nicht über mein Wissen reden. Es ist eine Kraft, die nicht gefährdet werden darf. Heute habe ich die Erlaubnis, dieses Wissen weiterzugeben. An jeden, der bereit ist, über die Grenzen des Sichtbaren hinauszudenken und eine größere Ordnung hinter den Dingen anzuerkennen.

Dieses Buch ist ein Appell an die Mütter.

Ich widme es meinen drei geliebten Brüdern Altangerel Orgilgerel (1956–2005), Altangerel Odgerel (1957–1999) und Altangerel Chuluunbat (1961–1984). Sie stehen hinter mir gemäß den Bedeutungen ihrer Namen: Orgilgerel wie der Gipfel des höchsten Berges in der Mongolei, Odgerel wie das Licht des leuchtenden Sterns und Chuluunbat fest und sicher wie ein Stein. In Liebe stehen sie mir bei und begleiten mich auf allen meinen Wegen.

Inhalt

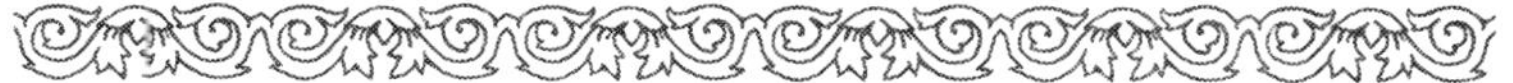

Teil 1

Meine Welt

Tan-Dom. Ich vermute, Sie haben noch nie davon gehört. Die Worte sind aus dem Mongolischen, und über das, was sie bedeuten, ist hier in Westeuropa kaum etwas bekannt. Wie in der Traditionellen Chinesischen Medizin (TCM) geht es um jahrtausendealtes Wissen, teilweise sogar mit denselben Mitteln oder Methoden. Auch wir kennen die Puls- und Zungendiagnose, auch wir helfen mit Kräutern und Pflanzenstoffen.

Es hat auch bei der TCM lange gedauert, bis man sich bei der Akupunktur ohne mulmiges Gefühl Nadeln in den Körper stechen ließ und sich nicht mehr vorkam wie ein Igel, wenn man damit zwanzig Minuten lang, ohne sich zu bewegen, auf einer Liege lag. Das alte chinesische Wissen hat sich im Westen nun durchgesetzt und ist als Alternativmedizin anerkannt. Über das alte Wissen der Mongolen hingegen hört man im Westen nichts. Nichts über ihre Kultur, ihre Lehren, ihre Geheimnisse. Irgendwo weit hinten galoppiert vielleicht noch der Name Dschingis Khan durchs Gedächtnis, und das war's dann.

Gut, Tan-Dom also.

Das Prinzip ist fast so alt wie der Ayurveda, der mit seinen Wurzeln bis ins sechste Jahrtausend vor Christus als die älteste aller überlieferten Heilkünste gilt. So gesehen ist die Schulmedizin ein junges Gemüse gegen die ayurvedische, tibetische, koreanische, chinesische, mongolische und auch die griechische Medizin, obwohl auch schon die Kelten über die Kräuterheilkunde Bescheid wussten. Hier im Westen mussten diese Heilmethoden zurücktreten, damit sich die moderne Medizin entwickeln konnte. Nun kann das Wissen aus allen Richtungen wieder zusammenkommen. Globalisierung auf Medizinisch sozusagen. Vielleicht gelingt es mit diesem Buch, einen Beitrag dazu zu leisten.

Tan-Dom. Zwei Worte, hinter denen sich eine ganz neue Welt auftut. Die Welt der Traditionellen Mongolischen Medizin, wenn Sie so wollen, obwohl es diesen Begriff offiziell nicht gibt. Die Welt, die sich hier öffnet, ist meine Welt. Ich darf mich vorstellen: Mein Name ist Ojuna Altangerel-Wodnar, ich bin approbierte Ärztin mit jahrzehntelanger Praxiserfahrung und Schamanin mit mongolischen Wurzeln.

Mit diesem Buch möchte ich die Wissenslücke schließen. Ich möchte mit einer Art des Heilens bekannt machen, die die Schulmedizin nicht ausschließt oder ersetzt, sondern bereichert.

Es ist also ein heilsames Buch.

Tan-Dom ist eine Nomadenmedizin. Als Mongolin habe ich über meine Ahnen und in meinen Genen ein ganz bestimmtes Wissen mitgebracht. Dieses Wissen integriere ich in die westliche Medizin. Es ist also nichts Besseres, es ist nur eine andere Dimension, findet auf einer anderen Ebene statt.

Der Begriff Tan-Dom kommt von *Arznei*, dem Tan, und *Behandlung*, dem Dom. In der Kombination bedeutet es *Heilung*. Die Worte stammen aus dem Mongolischen, wie ich. Ich wende diese Heilkunst in Kombination mit der Schulmedizin an, die eine Tan-Medizin ist, eine Behandlungsmedizin. Als Ärztin arbeite ich auf Körperebene, mit meinem Wissen aus den schamanischen Traditionen auf Seelenebene. Ich bin sozusagen die Brücke zwischen diesen beiden Welten und zeige einen gänzlich neuen Weg im Umgang mit Krankheiten auf.

Allem voran: Krankheit ist nichts Böses.

Jeder, der schon einmal Schmerzen gelitten, vielleicht sogar um sein Leben gefürchtet hat, wird mir vermutlich nicht auf Anhieb recht geben. Aber so eindimensional wortwörtlich meine ich das auch nicht. Natürlich empfindet man Krankheit nicht als Wohltat, wenn der Körper schmerzt und nicht mehr so funktioniert, wie er sollte. Selbstverständlich ist Freude nicht das aufdringlichste Gefühl, wenn die Psyche verletzt und durcheinander ist.

Trotzdem hat jede Krankheit ihren Sinn. Sie ist kein Zufall, sie ist kein Pech und schon gar keine Strafe. Sie ist eine Art Wegweiser. Sie macht auf Dinge aufmerksam, die man ohne sie nicht bemerkt hätte.

Deshalb gibt es nicht nur den einen Umgang mit ihr: sie auszutreiben, wegzupeitschen und loszuwerden, schnell, brachial und mit allen Mitteln. Das ist nicht mehr, als den Körper zu reparieren. Heilen ist etwas Umfassendes. Heilen, um es kurz zu machen, geht anders.

Heilen ist nicht Sache der Ärzte, sondern der Patienten. Die beiden helfen zusammen. Die Ärzte erledigen, was mit den Wundern der Technik und des Fortschritts möglich ist, aber ohne die eigene Heilkraft des Menschen sind sie letztlich machtlos. Diese Heilkraft zu wecken, hat die Schulmedizin noch nicht wirklich geschafft. Sie weiß, dass die Psyche mithilft, wenn der Körper angegriffen ist, aber von der Seele versteht sie noch wenig. Viele Schulmediziner lassen nicht gelten, dass es überhaupt eine gibt; immer mehr von ihnen beginnen allerdings zu zweifeln; und einige sind schon dabei, die Wissenschaft mit dem Unsichtbaren bekannt zu machen.

Meine Erfahrung ist: Um geheilt zu werden, muss man auf die Krankheit zugehen. Ihr die Hand reichen: Guten Tag, du bist mein Rückenleiden, was möchtest du mir denn sagen?

Die Antwort kann einen überraschen. Denn es geht sehr oft nicht um einen selbst. Eigentlich nie.

Das liegt daran, dass in meiner Welt niemand allein ist, niemand ist eine Insel. Und auch hier meine ich nicht unbedingt das, was in der Esoterikszene damit gemeint ist: Jeder ist mit jedem verbunden. In gesundheitlicher Hinsicht muss die Verbindung innerhalb des familiären Gebäudes intakt und niemand darf ausgeschlossen sein. Und dieses Gebäude ist riesengroß.

Stellen wir uns das einmal vor wie eine klassische Familienvilla gigantischen Ausmaßes. Ein Haus der Generationen, und zwar so vieler, wie es eben gibt. Sämtliche Ahnen dieser jahrhundertelangen Reihe haben noch Zimmer in diesem Haus, alle Seelen leben unter einem gemeinsamen Dach. Wenn jetzt keiner aus den späteren Generationen weiß, wer im Mansardenkämmerchen 1294 oben fast unterm Dach wohnt und warum er nie daheim ist, tut das der Gesundheit nicht gut. Man fühlt sich nicht vollständig, es fehlt einem was. Vielleicht hat man auch jemanden unten im dritten Kellergeschoss vergessen und aus der Gemeinschaft ausgesperrt, das tut auch weh.

Es mag ein einfaches Bild sein, aber es ist das, worauf es ankommt. Die Ahnenreihe muss vollständig und in Ordnung sein. Und Ordnung ist dabei das entscheidende Wort. Es ist eine höhere Ordnung, es ist die Ordnung, der ich diene.

Tan-Dom ist kein Hokuspokus einer selbst ernannten Therapeutin, es ist kein Herumrühren in der Esoterik, und es hat auch keinen spirituellen Hintergrund. Meine Arbeit fußt auf Empirie und damit auf den Grundlagen der Wissenschaft.

Ich gebe Einblicke in die Traditionen eines uralten Volkes und in die Arbeit einer modernen Frau, die sie heute anwendet. Ich habe in Halle an der Saale Medizin studiert. Und ich wurde von Schamanen in der mongolischen Heilkunst ausgebildet. Ich bin das Bindeglied von der schamanischen Mystik zur westlichen Schulmedizin. Ich beherrsche die Skills aus beiden Welten und wende sie beide in der Praxis an. Tan-Dom ist meine Art, hinter die Krankheiten zu schauen und Menschen zu helfen, sich selbst zu heilen.

Tan, die Arznei, und Dom, die Behandlung. Klingt wie das, was unsere praktischen Ärzte nebenan auch machen. Und doch ist es vollkommen anders. Tan-Dom ist nachhaltige Gesundheit und passt damit genau in unsere Zeit. Minimalistisch leben, möglichst wenig tun, nicht über Gebühr in die Natur eingreifen, auch in der Medizin.

Tan-Dom ist individuelle Medizin, eine Handwerksmedizin, maßgeschneidert auf jeden Patienten. Ich arbeite am Leib und an der Seele der Patienten. Und ich arbeite mit Leib und Seele. Meine Hände sind meine Körperscanner. Puls-, Zungen-, Iris-, Handlinien- und Gesichtsdiagnose sind meine Werkzeuge, die Seele ist mein Stethoskop.

Tan-Dom befolgt keine vorgegebenen Leitsätze, es diagnostiziert nicht nach Laborwerten, eigentlich diagnostiziere ich gar nicht. Denn Diagnose und Krankheit sind zweierlei. Zwischen diesen beiden Worten liegt der Weg in eine gesunde Zukunft. Die Diagnose hilft nicht aus der Krankheit, es ist die Krankheit, die zur Gesundheit führt.

Die Diagnose ist nur ein Name. Aber es ist egal, wie die Krankheit heißt.

Um zu verstehen, was Tan-Dom wirklich ist, was es tatsächlich bewirkt, lasse ich mir über die Schulter schauen. Genau das mache auch ich bei meinen Patienten, ich schaue ihnen über die Schulter auf die Krankheit, auf deren seelischen Ursprung. Ich schaue hinter die Generationen, entlang der Ahnenreihe. Ich sehe, wo Krankheit entstanden ist, ich kann erkennen, warum sie ausgerechnet jetzt und bei diesem Patienten ausbricht, und ich weiß, wie er sich davon befreien oder wenigstens gut damit leben kann. Das ist es, was ich den Menschen beibringen will.

Im Westen sprechen wir manchmal von Krankheit als Chance. Nach schamanischem Verständnis ist Krankheit sogar ein Geschenk. Sie ist eine Energie, die sich umwandeln lässt, um die Dinge von der Wurzel an zum Besseren zu wenden.

Das Rezept dafür heißt: dahinterschauen und annehmen.

Was man dahinter sieht, ist faszinierend. Kinder nehmen Krankheiten stellvertretend für ihre Eltern auf sich. Familiengeheimnisse sind Grund für Leiden, sie nicht zu lüften macht noch Generationen später krank. Es geht um Entscheidungen, zu denen man stehen, um Fehler, die man verantworten muss. Es geht um Tote, die keinen Frieden finden, und Ahnen, die keinen Platz in den Herzen ihrer Nachfahren haben. Es geht darum, vergessene Seelen ins Herz zu nehmen und sich mit allen zu versöhnen, ungeachtet ihrer Schuld und ihrer Schwächen. Versäumt man das, erinnert eine Krankheit an diese höhere Ordnung.

Dass sie so oft Kinder trifft, liegt nicht daran, dass die Familienordnung gemein und ungerecht ist, sondern daran, dass Krankheiten an Kindern am meisten auffallen. In so jungen Jahren muss ein Mensch an nichts leiden außer an den Kinderkrankheiten. Aus ihnen lernt er das, was er braucht. Erkranken Kinder an etwas anderem, hat das nichts mit ihnen zu tun, sondern immer mit jemandem aus der Familienvilla.

Dahinterschauen und annehmen, das ist die wahre Prophylaxe.

Aus westlichem Blickwinkel ist mein Ansatz revolutionär, ja, so möchte ich es in aller Bescheidenheit nennen. Um ihn ganz zu begreifen, muss man sich einer unbekannten Kultur und einer neuen Sichtweise öffnen. Die Brillengläser dafür gibt es nicht im Handel. Es ist der Blick, den mich die Steppe der Mongolei gelehrt hat, das Nomadenleben, das ich in den ersten acht Jahren meines Lebens und in vielen Sommermonaten meiner Kindheit und Jugend im Stamm der Burjaten am Baikalsee, dem meine Familie entstammt, geführt habe. Meine Großmutter brachte mir das alte Wissen bei. Sie war Heilerin, die erste einer langen Kette von Lehrern. Als sie mich einmal dabei ertappte, wie ich mit ein paar zusammengeklaubten Utensilien Arzt spielte, sagte sie: »Arzt spielt man nicht, zum Arzt wird man geboren.«

Heilerin zu sein ist ganz einfach, erklärte sie mir: »Du gehst den Weg für deine Patienten vor und schaust, ob von rechts oder links ein Tiger kommt oder eine Schlange vor dir rennt. Wenn nicht, gehst du weiter und schaust, ob ein Wolf lauert. Wenn nicht, kannst du diesen Weg empfehlen. Es hilft nichts, wenn du einen Menschen an den Füßen reißt, wenn sein Kopf im Tigermund steckt. So muss ein Schamane sein, du musst den Weg vorher erst selbst gehen. Ich würde dir das gern ersparen, aber das geht nicht. Auch du musst durch schwere Krankheit hindurch.«

Pest, Cholera, Typhus, Syphilis oder Tuberkulose (Tbc) sind der Menschheit schicksalhaft gegeben. Sie sind vielfach Ursprünge der vielen Krankheiten und Diagnosen, mit denen wir es heutzutage zu tun haben. Krebs tritt, um ein Beispiel zu nennen, oft in Tbc-vorbelasteten Familien auf. Auf diese Ursprünge müssen wir schauen. Es ist wie eine tiefer gehende Anamnese bis zurück in die Eingeweide der Ahnen und deren Ahnen und deren ... Sofort mit dem »Gesundmachen«

loszulegen ist nicht Heilung. Der Arzt muss lernen, sich zurückzuziehen und vorerst nur die Angst vor der Krankheit zu behandeln. Die Angst darf er eliminieren, die Krankheit nicht.

Die Krankheit kommt nicht zum Arzt, sondern zu den Patienten. Sie sollten sie nicht nur begrüßen, vor ihr müssen sie sich verneigen. Darum geht es. Und damit ist schon alles gesagt. Eigentlich brauchte das Buch nicht mehr als zehn Seiten.

Als Arzt diene man den Menschen in Demut, sagte meine Oma, man diene mutig, man sei niemals geizig in der Hingabe und niemals gierig beim Heilen.

Sätze wie diese haben mich zu der Ärztin gemacht, die ich heute bin. Die Schulmedizin engstirnig zu sehen ist dabei nicht meine Sache. Ist eine Chemotherapie nötig, rate ich dazu. Ist eine Operation unumgänglich, überweise ich an die Kollegen in der Chirurgie. Ist ein Antibiotikum ratsam, verschreibe ich es. Ist eine Impfung hilfreich, empfehle ich sie.

Seit drei Jahrzehnten praktiziere ich nach der Tan-Dom-Methode. Ich habe Tausende Patienten behandelt, viele davon haben sich von ihren Krankheiten befreit, viele davon leben besser mit ihnen. Nun möchte ich mein Wissen seitenweise weitergeben. Schwarz auf weiß zeigen, wie man seine innersten Heilkräfte entdeckt. Es sind körpereigene Kräfte, die man aktiviert, aber es ist die Seele, die heilt.

Mit diesem Buch ist es wie mit Tan-Dom. Die Leser schauen hinter die Dinge. Durch meine Augen. In eine neue Welt.

Meine Anfänge

Es trennen uns nur ein paar Tage, mich und die erste Frau, die ins All flog. Bei mir war es der 28. Mai, bei ihr der 16. Juni 1963, als wir beide in eine ungewisse Zukunft aufbrachen. Sie vom Raketenstartplatz Baikonur im Süden von Kasachstan aus in eine Karriere als Kosmonautin, ich in einem Kreißsaal des zweiten Geburtshauses in Ulaanbaatar in mein Leben als Ärztin und schamanische Heilerin.

Abgesehen von diesem besonderen Junitag ließ sich zwischen Walentina Tereschkowa und mir wenig Gemeinsames ausmachen. Während man der Möwe, wie ihr Funkname lautete, auf den Fotos, die rund um den Erdball gingen, weltweit ansah, dass sie stolz war auf ihre achtundvierzig Erdumkreisungen, die sie, ohne männliche Begleitung völlig auf sich allein gestellt, absolviert hatte, war an mir nichts Außergewöhnliches zu erkennen. In der Zeit, in der die Kosmonautin an Bord des Raumschiffes Wostik 6 fast drei Tage lang ihre Kreise um uns Erdenbewohner zog, lag ich mit zerknautschtem Gesicht und verbeultem Köpfchen in meinem Kinderbett, erschöpft von meinem Weg aus dem Schutz einer wohligen Blase im Körper meiner Mutter hinaus in die raue Wirklichkeit des mongolischen Alltags. Bis die Möwe in der Nähe von Nowosibirsk landete, hatte ich nicht einmal einen Vornamen.

Das ist an sich nichts Ungewöhnliches in der Mongolei. Bevor das Kind geboren ist, gibt es keinen Namen, keine Babysachen, keine Wiege. Es galt als schlechtes Omen, bei uns heißt das: einen metallenen Sarg bereiten. Dafür ist die Namensgebung dann, wie vieles andere bei uns, ein schönes Ritual. Die Eltern dachten sich nicht über Monate der Schwangerschaft hinweg aus, wie ihr Kind heißen sollte, sie schlugen nicht in

Registern nach und ließen sich auch nicht vom Moment inspirieren. In der Mongolei haben Namen eine Bedeutung. Früher war es wie eine Art Patenschaft, der Vater, die Mutter, eine Tante, ein Onkel suchte den Namen aus. In modernerer Zeit helfen alle mit. Die Verwandten schreiben ihre Wunschnamen auf viele kleine Zettel, die man in eine Schale mit Reis wirft. Man schüttelt alles ein bisschen, dreht die Schale um, kippt den Inhalt auf den Tisch, und dann entscheidet das, was man leichthin »Zufall« nennt. Irgendjemand zieht einen Zettel, und so heißt das Kind dann.

Bei mir kam es nicht dazu. Ich weiß nicht, warum, vielleicht fehlte einfach die Gelegenheit für das Schalenritual. Ich war das sechste von sieben Kindern, da kann die Zeit schon einmal knapp werden. So, wie man es mir erzählte, fiel es eigentlich niemandem so recht auf, dass ich die ersten Tage meines Lebens namenlos vor mich hin krähte. Meine Oma löste schließlich das Problem.

»Du bist lange genug ohne Namen gewesen«, sagte sie. »Jetzt gebe ich dir einen: Du bist Ojuntschimeg.«

Ojun bedeutet auf Mongolisch *Geist* oder *Wissen*, Tschimeg heißt *Schmuck*, genauer gesagt: *Schmücke dich.*

Meine Oma rief mir die Bedeutung dieses Namens immer wieder in Erinnerung. »Vergiss nicht, was dein Name heißt«, sagte sie.

Und ich musste antworten: »Ich weiß, Oma, schmücke dich mit Wissen, nicht mit Schmuckstücken.«

»Ja, ja«, sagte sie und nickte. »Schmuck ist nicht wichtig für eine Frau, sich mit dem Geist im Kopf zu schmücken, das ist wichtig.« Dabei klopfte sie sich mit den Fingern an die Stirn.

Ich betete mein Sprüchlein immer brav herunter, aber still für mich war ich nicht ganz ihrer Meinung. Nichts gegen den Geist, aber ich fand immer, Schmuck zu tragen sei doch etwas Schönes für eine Frau. Meiner Ansicht nach schloss das eine das andere nicht aus, man konnte beides, zur selben Zeit. Meine Oma sah das anders, und für eine Frau, die nur zwei Kleider und überhaupt keinen Schmuck besaß, kam mir ihr Blickwinkel durchaus logisch vor.

Ich muss etwa fünf Jahre alt gewesen sein, als sie mir beichtete, dass sie mich fast Walentina genannt hätte. Die erste Frau im Kosmos, die da ausgerechnet um meinen Geburtstag herum startete, war eine Parallele, über die sie tagelang nachgegrübelt hatte. Eine Frau, die so hoch hinauswollte und das tatsächlich schaffte, erschien ihr als ein gutes Omen für ihre Enkelin. Aber dann hatte sie die Eingebung mit Ojuntschimeg, und ich war noch einmal davongekommen.

»Zum Glück!«, rief ich, als sie mir das gestand.

Die Zeit, in die ich in diesem Frühsommer 1963 hineingeboren wurde, war turbulent. Die USA und die Sowjetunion lagen sich in den Haaren, der Kalte Krieg war in seiner heißesten Phase. Man war mit der Kubakrise knapp an einem dritten Weltkrieg vorbeigeschrammt, an weiteren Gelegenheiten in dieser Richtung fehlte es nicht. Die beiden Supermächte richteten einen heißen Draht ein, eine direkte Fernschreiberleitung zwischen Washington und Moskau. Der amerikanische Präsident verkündete vor dem Schöneberger Rathaus: »Ich bin ein Berliner.« Ein paar Monate später war John F. Kennedy tot, erschossen bei einer Wahlkampfreise in Dallas. Eine Stunde danach übertrugen die USA via Satelliten erstmals eine TV-Meldung nach Japan. Fortschritt und Zerstörung liegen oft nah beisammen.

Mein Geburtsjahr war voller Gefahren, aber auch voller Hoffnung. Die UNO entschied sich einstimmig gegen die Stationierung von Atomwaffen im All. Martin Luther King hielt beim

Marsch auf Washington für Freiheit und Arbeit vorm Lincoln Memorial seine Rede »I have a dream«. In Oslo wiederum ging der Nobelpreis für Chemie an zwei Wissenschaftler – für die Herstellung von Kunststoffen. An diesem großen Ehrentag, den man heute mit unseren plastikverseuchten Ozeanen in einem anderen Licht sehen kann, war ich knapp fünf Monate alt.

Natürlich bekam ich von alldem nichts mit. Was nicht ausschließlich an meinem Alter lag. In der Mongolei wusste man von der Welt, was der Kommunismus zu wissen erlaubte. Von Freiheitsmärschen oder Träumen von der Gleichheit der Menschen war hier nicht die Rede. Die wahre Freiheit bot einzig und allein der Kommunismus, mit dem die Gleichheit praktisch mitgeliefert wurde. Daran glaubte das so oft zwischen China und Russland eingezwickte Land. Die 1924 proklamierte Mongolische Volksrepublik war der zweite sozialistische Staat in der Geschichte überhaupt. Nach dem Zweiten Weltkrieg näherte man sich zuerst noch einmal an China an, zu Beginn der Sechzigerjahre versuchte man es einmal mehr mit den Russen. Ich erlebte mein Heimatland als Satellitenstaat der Sowjetunion, mit der das kommunistische Regime um 1990 herum auch in der Mongolei zusammenbrach. Heute haben wir eine sogenannte Demokratie.

Meine Familie ist mit dieser mongolischen Geschichte nicht nur verwoben, sie ist fast eine Art Spiegel, in dem man politische, ethnische und religiöse Zusammenhänge erkennen kann. Wenn ich jetzt so draufschaue, ist das eine wilde Mischung aus Tradition und Aufbruch, Intellekt und Mystik, moderner Welt und schamanischem Wissen. Da prallen buddhistische Mönche auf eingefleischte Kommunisten, es kuscheln uralte Bräuche mit Wissenschaft und Fortschritt. Das alles wohnt entlang einer gemeinsamen Ahnenlinie. Und mittendrin ich, als Verbindungsglied zwischen den Welten.

Ich bin ein Kind der ersten Intellektuellen des Landes. Meine Mutter war Agraringenieurin und Professorin an der Universität von Ulaanbaatar. Sie hatte sich mit der Erhaltung der Trinkwasserversorgung beschäftigt und die Lösung in der Schilfbepflanzung gefunden. Über dieses Thema hatte sie ihre Doktorarbeit geschrieben, und sie setzte sich sehr dafür ein, dass in den Steppen- und Wüstengebieten der Mongolei Bäume gepflanzt werden sollten. Mein Vater hatte Handelsökonomie studiert, er leitete das erste Kaufhaus der Stadt. Gegründet hatte es mein Großvater, er war der Pionier unter den Händlern. In seinen Anfängen war er noch mit dem Viehwagen zwischen China und Russland unterwegs gewesen, das waren die ersten Geschäfte in der Mongolei, mobile kleine Läden. Die Regierung gab ihm dann den Auftrag für das Kaufhaus.

Die Wohnung meiner Eltern lag gleich gegenüber vom Kaufhaus. Es war eine der ersten Adressen in der Stadt, direkt im Zentrum, das Viertel der Minister und Ärzte, Schriftsteller und Akademiker, die bessere Gesellschaft, wenn man so will. In vielen Häusern hatte man Köche und fuhr dicke Wagen mit Chauffeur. Personal hatten meine Eltern nie, dafür umso mehr Kinder.

Ich habe dieses Zuhause erst erlebt, kurz bevor ich, wie in der Mongolei üblich als Achtjährige, in die Schule kam. Acht Jahre lang hatte ich all das nicht gekannt. Ich wuchs bei meiner Großmutter auf. »Auf dem Land«, würde man in Deutschland, in der Schweiz oder in Österreich sagen. So kann man es schon nennen, es war unendlich viel Land. Ich bin in der Steppe groß geworden, als Nomadenkind.

Diese Verbindung in die Vergangenheit war keine Seltenheit in Akademikerkreisen. Die meisten Intellektuellen kamen wie meine Eltern aus Nomadenfamilien. Die Mutter meines Vaters war Krankenschwester und Dolmetscherin, sein Großvater ein berühmter Schamane. Mein Vater war ein Spross aus dem Stamm der Burjaten vom Baikalsee im Norden des Landes. Von dieser Region ist das große schamanische Wissen ausgegangen. Russische Forscher haben Energiequellen am Himalaja, am Baikal und in der Südgobi geortet, das ist etwa die Gegend, in der meine Großmutter mütterlicherseits lebte, bei der ich meine ersten Lebensjahre als Nomadin verbrachte. Damit bin ich von zwei Seiten vorbelastet.

Ich bin die fünfte Generation dieser Linie von buddhistischen Mönchen und Schamanen, und dafür kann ich sehr dankbar sein. Lamas, Mönche und vor allem Schamanen waren im Lauf der Geschichte regelmäßig verfolgt worden. Meine väterliche Familie wurde nahezu ausgerottet, aber sie hat überlebt. Vor allem Stalin hat unter den Burjaten gewütet. Er hatte keine Angst vor Hitler, aber die Schamanen fürchtete er. Erst in den vergangenen Jahren wurde öffentlich bekannt, dass man damals im Auftrag des KGB in der Mongolei mindestens dreißigtausend Intellektuelle, Künstler, Politiker, Schamanen oder Mönche umgebracht hat. Man begnügte sich dabei nicht mit ordinären Erschießungen, man schlug ihnen die Köpfe ab, weil man glaubte, damit eine Wiedergeburt verhindern zu können. Die gefürchteten Schamanen ließ Stalin zur Sicherheit auch noch zerteilen und ihre Gebeine verstreuen. Unter jedem Balken der transsibirischen Eisenbahn, sagt man, liegt mindestens ein Schamane.

Meine Vorfahren versuchten, dem Morden über die Mandschurei nach Amerika und Kanada zu entkommen, manchen gelang es. Den Hiergebliebenen kam das Wort Schamanismus nicht über die Lippen, sie verschwiegen, was sie waren. Selbst mein Vater sprach nie darüber, obwohl ich ihn natürlich ausfragte. Ich war das Warum-Mädchen in der Familie und löcherte jeden über alles. Unsere Herkunft hat mich besonders gereizt, vor allem dieser geheimnisvolle Großvater. Von meinem Vater bekam ich nur einen Satz darüber zu hören:

»Wir stammen von diesem Volk von Nomaden ab«, sagte er, »und wir müssen sie sehr hoch achten.«

Der Satz begeisterte mich, und ich fragte weiter und weiter. Woher stammen wir? Wer sind unsere Vorfahren? Warum darfst du mir das nicht erzählen? Ich wusste nur, dass man das Wort Schamane in der Mongolei ebenso wenig aussprach wie in Russland den Namen Rasputin.

»Mein Kind, das den Namen *Warum* trägt«, sagte mein Vater. Er sah mich an, und seine Augen waren sehr traurig und voller Angst, dann küsste er meine Stirn. »Manche Warums sind gefährlich.«

»Warum?«

»Wenn ich dir das erzählen würde, könnte ich nicht mehr ruhig schlafen.«

»Warum?«

»Ich würde mein und dein Leben gefährden.«

»Warum?«

Aber ich bekam keine Antwort mehr.

Die Mutter meines Vaters, die mit dem Tod in der Familie hatte leben müssen, war seltsamerweise weniger ängstlich. Dabei hatte sie im Gegensatz zu jüngeren Generationen die Verfolgung der Schamanen durch den KGB tatsächlich erlebt. Sie war wegen ihrer Abstammung von buddhistischen Mönchen von zwei Seiten her gefährdet. Jeder Einzelne, der mit Buddhismus oder Schamanismus zu tun hatte, wurde gejagt, rund um sie herum waren ihre Angehörigen umgebracht worden. Das saß ihr tief in den Knochen, aber sie blieb furchtlos.

Meine Oma mütterlicherseits war gläubig, aber nicht im Sinne einer Religion. Ich erinnere mich, wie sie mir die Vermischung von Buddhismus und Schamanismus und gleichzeitig den Unterschied zwischen Partei und Gott erklärte. Es war, als ich sie nach einem Onkel ausfragte, einem Mönch, der sich mit Astrologie beschäftigte. Er hieß Bandgai, und sie nahm mich öfter zu ihm mit, heimlich natürlich.

»Er dient Gott«, sagte sie.

»Was ist Gott?«, fragte ich.

»Die Kraft, die über uns wacht«, sagte sie und strich mir über die Haare, »besonders über so wilde Wesen wie dich.«

»Du glaubst an Mönche?«, wollte ich wissen.

»Es gibt solche und solche«, sagte sie. »Für den einen ist Gott Gott, für den anderen ist Gott die Partei.«

Sie konnte mir die Dinge immer sehr einfach erklären.

»Schau«, sagte sie, breitete die Arme aus und drehte die Handflächen nach oben. Es war die Geste alle Politiker von Lenin bis Stalin. »Wenn jemand so mit den Händen redet, lügt er.«

Die Kontraste in meiner Familie haben mich immer fasziniert. Die buddhistische Seite, aus der auch meine Mutter kommt, waren die Optimisten, für sie war alles recht und gut. Mein Vater mit seinem schamanischen Hintergrund war tief im Pessimismus daheim, alles war schlimm. Und dann gab es noch meinen Stiefopa, der die Gegensätze auf ganz eigene Art in sich vereinte. Er war Mönchssohn und begeisterter Kommunist. Eine absurde Kombination, immerhin brachten die Kommunisten die Mönche um.

So gesehen bin ich ohne Zweifel ein Kind dieser Familie. Auch ich trage versöhnend zwei Welten in mir. Heute vergleiche ich das oft mit einem waghalsigen Bild. Es ist, als würde ich gleichzeitig auf zwei Pferden reiten, das eine groß wie ein Wallach, das andere klein wie die mongolischen Pferde. Das große trägt mich auf der Erde, mit dem kleinen fliege ich durch die Lüfte. Mit dem einen mache ich sozusagen meine

Hausbesuche als Ärztin, mit dem anderen bewege ich mich als Schamanin in einer anderen Dimension. Das Gleichzeitige an diesem Bild ist wichtig, denn beides gehört zusammen.

Aber so weit sind wir noch nicht in meiner Geschichte, ich bin ja gerade erst zur Welt gekommen.

Was eigentlich ein Wunder war. Wenn es nach meiner Mutter gegangen wäre, hätte meine Geburt nämlich gar nicht stattgefunden. Mit einem knappen halben Dutzend Kindern wusste sie, was es bedeutete, noch eins zu bekommen. Sie hatte einen anspruchsvollen Beruf, sie hatte eine große Familie, ihr Leben war vollgefüllt mit Pflichten. Sie empfand es nicht als freudige Nachricht, als sie entdeckte, dass sie wieder schwanger war. Verhütung gab es keine, also entschloss sie sich zur Abtreibung, und es wäre nicht ihre erste gewesen. Ich habe viele ungeborene Geschwister, vor mir und nach mir.

Mein Vater war strikt gegen Abtreibung. Er und Mamas Mutter waren der Überzeugung: Was kommen will, soll kommen. Aber mein Vater war auf Dienstreise, ich glaube, in Moskau. Das nutzte meine Mutter aus und organsierte sich einen Abbruchstermin in der Klinik. Leicht war das nicht, weil der Chef der Gynäkologie ein ähnlich strenger Abtreibungsgegner war wie mein Vater. Seine Gründe dürften sehr persönlich gewesen sein. Während eine Schwangere nach der anderen bei ihm ihr Baby loswerden wollte, konnte seine eigene Frau keine Kinder bekommen. Es war nicht einfach, bei ihm einen Termin herauszuschinden.

Meine Mutter schaffte es über einen Onkel in unserer weitläufigen Verwandtschaft. Er stand in der Hierarchie über dem Professor, er war Chefarzt der Klinik. Sie bekam ihren Termin, und sie wusste, was sie erwartete. In sozialistischen Ländern mussten sich die Frauen ihrer Sache schon sehr sicher sein. Der Staat war daran interessiert, dass sie nach Kräften gebären sollten, der Kommunismus brauchte seine Kinder. Wer sein Baby nicht wollte, musste einiges auf sich nehmen und den Abort ohne Narkose, ohne das geringste Schmerzmittel ertragen.

Trotz all dieser Schwierigkeiten erschien meiner Mutter der Aufenthalt in der Klinik wie ein kleiner Urlaub. Bei ihrem Tagespensum im Haushalt und an der Uni war so ein Tag im Krankenhaus regelrecht Erholung. Sie hatte Zeit zu lesen, sie fühlte sich sicher. Was sie nicht wusste, war eine Verschiebung im Dienstplan meines Vaters. Er kehrte zwei Tage früher von seiner Reise zurück.

»Wo ist denn Mama?«, fragte er meine Geschwister, als er daheim eintraf.

»Mama hat Bauchweh«, sagte eines der älteren Kinder.

Mehr brauchte er gar nicht zu hören, er ahnte, was passiert war, machte auf dem Absatz kehrt, fuhr mit dem Chauffeur quasi mit Blaulicht durch die Stadt und stürmte das Krankenhaus. Meine Mutter hörte ihn vom Weitem durch die Gänge poltern, laut und außer sich. Sie betete, dass sie sich irrte und es nicht die Stimme ihres Mannes war, die da näher dröhnte, aber sie irrte sich nicht. Sie hörte, wie er den Klinikchef zusammenputzte, der nicht nur ein entfernter Onkel, sondern auch ein guter Freund von ihm war, dem er den Posten verschafft hatte.

»Wenn du über den Kopf meines Kindes entscheidest«, brüllte er, »dann entscheide ich über deinen Beruf! Du wirst entlassen! Ich sorge dafür, dass du morgen keinen Job mehr hast!«

Die Schreierei musste bis in die Pathologie zu hören gewesen sein. So hatte meine Mutter ihren Mann noch nie erlebt. Dann stand er vor ihrem Bett. Er griff in seine Tasche und zog ein Buttermesser heraus, rund und stumpf, aber das hinderte ihn nicht, meiner Mutter damit zu drohen.

»Wenn du dieses Kind umbringst, musst du vorher jedes einzelne unserer anderen Kinder umbringen«, sagte er und hielt ihr das Messer vor die Nase.

Meine Mutter dachte, er sei verrückt geworden, so aus dem Häuschen war er, fassungslos, aufgebracht und voller Zorn. Sie war nicht sicher, wozu er imstande war, und entschloss sich zu fliehen. Sie rannte auf den Parkplatz zum Auto. Dort wartete ihre Mutter. Oma holte aus und scheuerte ihr eine. Das war nicht oft vorgekommen in ihrem Leben.

»Wegen dir habe ich im Erwachsenenalter noch eine geknallt bekommen«, erzählte mir Mama später. »Dein Leben hat wirklich extrem begonnen. Du kannst deinem Vater danken, er hat dafür gesorgt, dass es dich gibt.«

»Nein«, sagte mein Vater, »es ist deine Mama, der du danken musst, ich war es nicht, der dich neun Monate lang in sich getragen hat, das war sie.«

Ich schaute abwechselnd zwischen den beiden hin und her und dachte: So viel ist mein Leben wert, ich muss diesen beiden Menschen immer dankbar sein. Und so habe ich gelebt; bis heute lebe ich so.

Fünfundvierzig Tage lang stillte mich meine Mutter, dann musste sie wieder arbeiten. So war das im Kommunismus, das Gesetz schrieb es so vor. Als ich fünf Monate alt war, übergab sie mich der Obhut meiner Großmutter. Ich verließ mit ihr die Stadt und übersiedelte in eine Jurte. Ich wurde ein Nomadenkind.

Wie gesagt lebte ich meine ersten acht Jahre bei meiner Großmutter, sie brachte mir das Nomadenleben bei. Ich lebte in der Steppe, in einer unüberschaubaren Weite, endlos und leer. Man kann sich das kaum vorstellen hier in Mitteleuropa. Eine ruhige Gegend ist in dichter besiedelten Gebieten etwas, was man kaum kennt, wonach man sich sehnt, was man sucht, aber nie findet. Egal, wo man hingeht, überall begegnen einem Menschen.

Ich habe das als Kind genau umgekehrt erlebt. Die Jurten von einer oder zwei Familien waren schon eine Großstadt in der Steppe, die überdies nie am selben Ort blieb. Ich lebte als Einzelkind, als Spielgefährten hatte ich meinen Braunen, sozusagen das Pendant zum weißen Rössel, bei uns sind die Schimmel braun. Die anderen Pferde waren so wild, dass niemand sie fangen konnte. Der Braune war ein braves und treues mongolischen Pferd, das nur eine Schwäche hatte: Es konnte nicht sprechen. Wann immer ich in der Ferne etwas sah, was sich bewegte, betete ich, es möge ein gleichaltriges Kind mit Oma oder Opa sein, mit dem ich spielen konnte. Für mich war die Steppe das Langweiligste, was es gibt. So sah ich es damals.

Heute erscheint mir das Leben meiner Kindheit wunderbar. Frei, wild, grenzenlos, Pippi Langstrumpf in der Mongolei. Du konntest tun, was du wolltest. Es gab keine Beschränkungen, außer denen der Natur. Die Wetterverhältnisse in der Mongolei zählen zu den extremsten auf der Erde. Das kontinentale Klima ist an sich schon streng, aber wir haben Temperaturschwankungen von minus vierzig Grad im Winter bis plus vierzig im Sommer, das ist das Zwei- bis Dreifache dessen, was man in Westeuropa kennt.

Die Winter waren unerbittlich, die Sommer kurz, aber mächtig. Das Bild der Blumenwiesen habe ich immer noch vor Augen, das Grün der Steppe, die aussah, als hätte ihr jemand eine Stoppelglatze geschoren, weit hinten Berge und über allem drüber ein Himmel, an dem die Wolken vor dem Wind flohen, bis er sie erwischte und zu einem Kunstwerk auftürmte. Das war mein Kino und der Alltag mein Abenteuer.

Am liebsten war mir der große Viehtrieb am Abend, wenn die kleinen Tiere von den großen getrennt wurden. Im Sommer, wenn mehrere Familien zusammenkamen, waren das tausend Tiere, die man auseinandertreiben musste. Es war eine Heidenarbeit und ein Höllenlärm, alle anderen wollten es schnell hinter sich haben. Mir konnte es nicht lange genug dauern. Alle standen vor der Herde, bis einer ein schrilles Zeichen gab, dann ging es los. Es war ein Konzert der unglaublichsten Geräusche. Vor allem die Menschen gaben Töne von sich, über die ich mich halb totgelacht habe. Eine ältere Frau hatte, wie viele Mongolen früher, Nasen- und Rachenraumstörungen, es gab viele Syphilis-Generationen, die dieses Symptom mitschleppten, weil die Krankheit zu spät behandelt worden war. Allein wegen ihrer Geräusche kam ich jeden Tag wie ins Theater. Das war eine Dreiviertelstunde Abendshow für mich. Die Nachbarn nannten mich nur die Lachbombe. Hilfreich war ich nicht. Während die anderen versuchten, die Jungtiere von den Müttern wegzubekommen, lag ich irgendwo auf dem Boden und wälzte mich vor Vergnügen.

Der Alltag in der Steppe kennt keine Hetze. Sonne und Mond bestimmen den Tag, dazwischen findet das Leben statt. Uhren braucht man keine, oben in der Jurte ist ein kleiner Querbalken, bunt eingefärbt. Wenn dort am Morgen die erste Sonne hereinkommt, ist es Viertel vor sechs und Zeit aufzustehen. Bevor die Sonne abends verschwindet, holt man die Tiere herein und geht schlafen. Man lebt mit dem natürlichen Rhythmus, Chronobiologie in ihrer reinsten Form.

Morgens nach dem Aufstehen durfte ich mich, noch halb nackt, neben dem Feuer in der Jurte in den Lammfellmantel meiner Oma kuscheln. Ich sah ihr zu, wie sie mir Tee und Frühstück machte, einen Brei mit Obst, selbst gemachten Joghurt mit Butter und Sahne. Diese Morgenstunde war die einzige Zeit, die sie sich für mich und meine endlosen Fragen nehmen konnte.

»Jetzt geht es wieder los mit deinen philosophischen Fragen«, sagte sie, während ich meinen Joghurt löffelte und sie verhörte.

Ich hatte großes Glück, weil mich meine Großmutter von jeglicher diktatorischen sozialistischen Erziehung fernhalten wollte. Ich sollte frei aufwachsen und meine eigene Herrin bleiben auf dieser Erde. Deshalb war ich auch in keiner Kinderkrippe und keinem Kindergarten, sondern bei ihr.

Wenn ich heute meine ein, zwei Tage im Monat freihabe, denke ich oft an diesen täglichen Morgenanfang. Das waren meine Wellnessstunden, und sie geben mir jetzt noch Kraft und tragen mich durch den Tag. Diese Fragestunden in der Jurte verbinde ich ebenso mit Glück wie den Frühstücksjoghurt. Ich sehe sie noch vor mir, wie sie ihre Morgenarbeit erledigt und sich genussvoll mit mir unterhält. Es machte ihr mindestens so viel Freude wie mir.

Ich habe mehr Erinnerungen an den Sommer, weil in diesen paar Wochen die Tage etwas länger sind und enorm ausgefüllt. Man ist von früh bis spät auf den Beinen, es wird gekocht, sortiert, getrocknet, alles wird verarbeitet, aus allem etwas hergestellt. Aus der Milch der Tiere von Schaf bis Stute wird Joghurt, das getrocknet Aaruul heißt, eine herrliche Süßigkeit. Meine Oma hat etwas Zucker für mich reingegeben, das hätten die anderen nie getan. An sich wurde Aaruul auch zur Zahnbehandlung verwendet. Die oberste Regel dafür war allerdings: beißen. Je härter, desto besser, damit sich die Zähne schön im Kiefer verankern.

Nomaden sind Fleischesser, vor allem im Sommer. Großenteils Hammel – Lamm, wie es hier im Westen eine Delikatesse ist, kommt nicht infrage. So ein junges Tier zu essen wäre für

Mongolen, als würden sie ihr eigenes Kind auftischen. Das Leben ist schon grausam genug, sagen sie, deshalb soll so ein Lämmchen die Gelegenheit bekommen, zumindest ein Jahr lang die schöneren Seiten auf Erden zu genießen. Erst danach darf es geschlachtet werden. Das ist eine richtige Zeremonie, und das Fleisch muss mit den Nachbarn geteilt werden.

Die Hauptbeschäftigung der Nomaden ist natürlich das Gehen. Man bewegt sich von einem Ort zum anderen, immer dorthin, wo das Gras für die Tiere am üppigsten ist. Deshalb sind die Familien auch allein unterwegs, es würde nie für alle reichen. Einmal sind wir bis zur Hauptstadt gegangen. Ulaanbaatar war hundert Kilometer entfernt, wir brauchten drei Tage und drei Nächte. Ich dachte nur immer: Wie ist dieser Dschingis Khan mit seinen Soldaten bis nach Europa gekommen?

Während man geht, schaut man. Ein scharfer Blick ist für Nomaden überlebenswichtig. Die Steppe ist das beste Augentraining überhaupt. Ständig wird man schon als Kind dazu angehalten, jeden winzigen Punkt in der Ferne zu fokussieren. Am weitesten weg sind immer die Pferde, und die muss man im Auge behalten. Das stärkt die Sehmuskeln ungemein. Für meine Großmutter, die selbst blind wurde, war Kurzsichtigkeit eine schwere Krankheit. Brillen standen bei ihr so ziemlich gleichauf mit Krücken, so wurde ich erzogen. Ich fand Brillen schön und wollte immer welche haben, Oma hat das nie verstanden.

Mein Widerspruchsgeist machte ihr mitunter zu schaffen, ich hatte schon etwas Provokatives. Zum Beispiel, wenn ich nicht hinter den Schafen hergehen wollte. Das war so der Brauch, wenn wir die Tiere auf unserem Weg vorantrieben, die Jungen gingen hinter den schnelleren Pferden, die Mädchen hinter den langsamen Schafen. Was durchaus einen Unterschied machte, weil man nach einem ganzen Tag in der prallen Sonne mit den Pferden früher im Schatten ankam.

»Blöde Schafe«, schimpfte ich immer.

»Du bist unsere jüngste Revolutionärin«, sagte meine Großmutter.

Von wem ich das wohl habe, dachte ich. Denn so ganz ohne Ecken und Kanten war meine Oma auch nicht. Bei einem der heimlichen Besuche bei Onkel Bandgai, dem Astrologen, sagte er einmal zu ihr: »Aus der Kleinen wird einmal etwas ganz Besonderes.«

»Das kann ich nicht so recht glauben«, sagte meine Oma, »aus ihr wird höchstens mal ein besserer Affe in Afrika.«

Tatsächlich war ich mehr am Klettern als auf dem Boden. So viele Gelegenheiten gab es dafür allerdings in der Steppe nicht, also hielt ich mich an die Jurte. Ich hantelte mich hinauf, hing mit den Kniekehlen am Querbalken und mit dem Oberkörper kopfüber in der Jurte.

»Was ist, Oma?«, fragte ich von oben herunter, wenn sie nach mir rief.

Als ich wieder einmal dort baumelte, verkündete ich: »Ich werde Ingenieur.«

Oma schüttelte den Kopf. »Nein, du wirst denselben Platz in der Welt haben wie ich.«

Meine Großmutter war eine Heilerin. Sämtliche unserer Besuche waren Menschen mit Krankheiten, die sich von ihr Hilfe erhofften.

Nun schüttelte ich den Kopf. »Nein, Oma, das, was du machst, werde ich ganz sicher nicht machen.«

Wie man sich irrt.

Mit viereinhalb Jahren lernte ich meine Eltern kennen. Bis dahin ließ meine Großmutter mich in dem Glauben, ich sei ihr

Kind, auch wenn ich sie Oma nannte. Das Zusammentreffen mit Mama und Papa war ziemlich dramatisch. Ich war schwer krank damals.

Ich hatte ausprobieren wollen, wie weit man in der Nase nach oben kommt, und das Experiment mit einem Bleistift durchgezogen. Das Blut rann in Strömen, und irgendwann war ich ohnmächtig. Heute bin ich mir nicht sicher, ob ich mir nicht auch die Hirnanhangsdrüse verletzt habe. Meine Großmutter flößte mir eine Mixtur aus getrockneten Kräutern und gebratenen Haaren ein, um das Blut zu stillen, aber es ließ sich nicht aufhalten. In meinem Dämmerzustand träumte ich von einer hübschen Frau und einem gut aussehenden Mann, die um mich herumstanden. Die beiden standen tatsächlich um mich herum, es waren meine Eltern.

Meine Mutter weinte, mein Vater war verzweifelt.

»Halt sie fest, halt sie fest«, sagte meine Oma zu Papa. »Nur ein Vater kann ein Kind heilen.«

Es war das erste Mal, dass ich diese schamanische Weisheit hörte.

»Warum hast du mich angelogen?«, fragte ich meine Oma, als ich wieder gesund war. »Warum hast du mir nichts von meinen Eltern gesagt?«

Ich weiß noch, wir saßen am Tisch, und ich war sauer. Ich nutzte es aus, dass man als krankes Kind von vorn und hinten bedient wird. Ich genoss es auch ein bisschen und stellte meine Oma zur Rede. Sie hatte mir eine absurde Geschichte von zu vielen Bratkartoffeln erzählt, die sie gegessen hätte, und dann sei ich aus ihrem Bauch herausgekommen. Ich war klein, ich hätte ihr alles geglaubt, und Aufklärung gab es in der Mongolei damals sowieso keine.

Eine schlüssige Antwort bekam ich nicht. Ich denke, es hängt damit zusammen, dass meine Oma vor meiner Mutter noch ein Kind gehabt hatte. Irgendwie war ich eine Art Ersatz für diese verstorbene Tochter. Später sagte mir eine meiner großen Lehrerinnen, dass meine weibliche Seele meine Urgroßmutter mütterlicherseits wäre. Sie starb im Wochenbett, darauf werden wir in anderem Zusammenhang noch eingehen. Das erklärte mir einiges, vor allem, dass ich meine insgesamt fast fünfzehn Kinder, Enkel, Nichten und Neffen so unermüdlich mit Liebe versorge wie ein Uroma.

Sie müssen wissen

Ungeborene Kinder haben eine außergewöhnliche Bedeutung im Schamanismus. Werden sie vergessen und ignoriert statt ins Herz genommen und geachtet, können sie zur Ursache von Krankheiten werden.

Meine Familie ist reich an Kindern, die nie geboren wurden. Hätte meine Mutter alle zur Welt gebracht, mit denen sie schwanger war, wären wir fünfzehn gewesen statt sieben. Allerdings bekamen wir unverhofft auch eine Schwester dazu, ich werde das noch genauer erzählen. Ich war die Sechste in der Reihe, bis ein Kind auftauchte, das mein Vater verschwiegen hatte. Meine Mutter behandelte sie wie ihre eigene Tochter.

»Deine Mama ist ein ganz besonderer Mensch«, sagte diese Stiefschwester einmal zu mir. »Du hast etwas von ihr, aber lange nicht so viel wie sie.«

Bis zu meiner Schulzeit blieb ich noch bei meiner Oma. Mit acht Jahren wurde ich zum Stadtkind. Ich lebte mit meinen Eltern und Geschwistern in der Wohnung gegenüber vom Kaufhaus und schaffte den Sprung aus der Steppe in die

Hauptstadt. Auf einmal hatte ich Spielgefährten, auf einmal war ich von Gleichaltrigen umgeben.

Allerdings nicht immer. Manchmal war ich allein im Zimmer mit meiner Puppe. Auch das war neu für mich, in der Jurte hatte es keine Puppen gegeben, und wenn, hätte mich meine Großmutter nicht damit spielen lassen. Im Nomadentum und im Sozialismus war Materielles eine Rarität, mehr zu haben als das Nötige war etwas pompös Kapitalistisches. Ich war ganz versunken mit meiner Puppe, als ein Gefühl mich aufschreckte.

Jemand war im Zimmer, das spürte ich. Ich ließ mein Spielzeug los, es fiel zu Boden. Ich war allein, vertieft in mein Spiel, ich weiß nicht, wann er hereingekommen war, er stand auf einmal einfach hinter mir. Ich drehte mich zu ihm um. Obwohl es hell war im Raum, sah ich nicht mehr als eine Gestalt. Eher weniger, eine Silhouette, einen Schattenriss. Trotzdem war ich sicher, dass es ein Mann war. Ich streckte die Hand aus, um ihn zu berühren, aber sie griff ins Leere. Der Schatten war durchlässig.

»Hab keine Angst«, sagte er. Seine Stimme war dunkel und fest, es klang, als würden seine Stimmbänder donnern. Ich hatte recht gehabt, es war ein Mann.

Keine Angst war leicht gesagt, es gelang mir nicht, ich begann zu weinen.

»Du musst keine Angst haben«, sagte er noch einmal, »du redest nur mit mir.«

Die Angst blieb, aber sie ließ die Neugier durch. »Wer bist du?«, fragte ich durch die Tränen. »Warum soll ich mit dir reden?«

»Du redest mit mir, aber du sagst es niemandem.«

»Warum?«

»Nicht einmal deinen Eltern.«

»Warum?«

»Es ist unser Geheimnis.«

»Warum?«

»Warum«, wiederholte er. In seiner Stimme lag ein Lächeln. »Immer warum.«

»Aber ich muss es doch wissen«, sagte ich.

»Ja«, sagte er, »du musst noch vieles wissen. Deshalb redest du mit mir.«

»Aber warum darf ich es niemandem sagen?«, fragte ich.

»Weil du sonst in der Psychiatrie landest.«

Das Wort hatte den Klang von Gefahr, es kam wie aus ihm herausgeschossen.

»Psychiatrie?«, fragte ich. »Was ist das?«

»Du brauchst keine Angst zu haben«, beruhigte er mich, »ich bin da und halte dich fest.«

Ich schwieg.

»Ich komme, wenn du Hilfe brauchst«, sagte er, »du kannst mich jederzeit rufen.«

»Warum dürfen meine Eltern nichts davon wissen?«, fragte ich.

»Weil sie nicht mit deiner Kraft verbunden sind«, sagte er. »Sie würden dich als krank abstempeln, und du würdest in der Psychiatrie landen.«

Ich zuckte zusammen, wieder dieses Wort. »Was ist denn das, Psychiatrie?«, fragte ich wieder.

»Es ist unser Geheimnis.«

Wie kann etwas *unser* Geheimnis sein, wenn nur er weiß, was es ist?, dachte ich.

»Ich komme, wenn du Hilfe brauchst, und ich gebe dir Anweisungen«, sagte er.

Anweisungen, dachte ich. »Welche Anweisungen?«

»Um zu lernen«, sagte er. »Du fühlst anders als die anderen, du hörst anders, und du siehst anders. Das darfst du nicht verlieren, deshalb darfst du über diese Dinge auch nicht reden. Und du musst aufpassen.«

»Aufpassen? Was meinst du? Worauf muss ich aufpassen?«

»Auf dich«, sagte er. »Du darfst nicht zu viele Medikamente nehmen.«

Ich dachte an Mama, an ihre Vitamine, und an das Medikament, das wir immer bekamen, wenn wir krank waren. Neulich auch wieder. Es war nicht schlimm, ich war etwas erkältet gewesen. Diesmal hatte ich sie gefragt, wie das Medikament hieß. Mama musste mir das Wort vorsagen, bis ich es auswendig konnte. Pe-ni-cil-lin. Die Vitamine habe ich genommen, aber das Antibiotikum spuckte ich unters Bett, ich weiß auch nicht, wieso.

»Und keine Spritzen«, sagte er.

»Warum soll ich das alles tun?«, fragte ich.

»Weil du lernen musst«, sagte er. »Du musst die Arbeit weiterführen.«

»Und wenn ich es nicht mache? Wenn ich nicht mit dir reden will?«

»Du wirst sehen, was passiert.«

»Sag es mir.«

»Dein Bruder«, sagte er, »er wird sehr früh sterben.«

Ich bückte mich und hob mein Spielzeug auf.

Meine Ausbildung

Diese Begegnung war der Beginn meiner Ausbildung, aber das wusste ich damals noch nicht. Ebenso wenig, wie ich wusste, dass der Schattenmann mein Ururgroßvater war, ein in der Mongolei berühmter Schamane. Das erfuhr ich erst dreißig Jahre später. Für mich als nicht einmal Sechsjährige war dieses Gespräch einfach nur furchterregend gewesen. Was ich heute als Gabe sehe, war in meinen Kinderaugen ein Fluch.

Allein das Wort Psychiatrie hatte eine schreckliche Wirkung auf mich. Ich wusste nicht, was es bedeutete, aber der Klang der Schattenstimme hatte nicht im Unklaren gelassen, dass es sich um etwas Bedrohliches handelte. Meine Oma, die ich danach fragte, beunruhigte mich noch mehr.

»Ah«, sagte sie, »dort drin wohnen ganz verrückte Menschen, die können nichts dafür, dass sie dort reinkommen, sie sind durcheinander im Kopf, es ist ein Irrenhaus.«

Was sie verschwieg, war, dass viele burjatischen Kinder in der Psychiatrie landeten und niedergespritzt wurden, weil sie mehr sahen als andere. Eine davon war meine große burjatische Lehrerin, Nadja Stepanowa, wir werden ihr in diesem Buch noch oft begegnen. Sie war vom Stamm wegen ihrer Hellsichtigkeit ausgewählt worden, um Schamanin zu werden. Traditionell suchte man dafür Kinder, die ein bisschen frech waren, revolutionär, aufbegehrend und psychotisch.

Dreißig Jahre später sollte sich herausstellen, dass mein Ururopa mich zu meinem Schutz gewarnt hatte. Damals aber machte es mir Angst. Ein paar weitere Male zeigte er sich mir noch, immer wenn ich allein im Zimmer war, und immer sagte er ungefähr dasselbe. Ich wäre anders als die anderen, ich müsse die Arbeit weiterführen, ich müsse achtgeben auf mich, und ich dürfe mit niemandem sprechen. Am meisten schockierte mich, dass er den Tod meines Bruders voraussagte. Das hat mich so in Schrecken versetzt, dass ich keinen Kontakt mehr mit ihm wollte. Von da an ließ ich ihn nicht mehr an mich heran.

Heute ist mir klar, dass mein Ururgroßvater zu dieser Zeit schon mein Lebensretter war. Dank ihm passte ich tatsächlich auf mich auf, insbesondere, was Medikamente betraf. Die Begeisterung für Penicillin, die damals in der Mongolei herrschte, schoss gewaltig übers Ziel hinaus. Meine Mutter gab es uns beim kleinsten Anzeichen von Husten. Mit seiner Warnung bewahrte er mich davor, zu viel davon zu abzubekommen. Dank ihm spuckte ich die Tabletten unters Bett.

Vom ersten Auftreten meines schamanischen Ururopas an, er hieß übrigens Baawai, begann ich, Dinge vorauszusehen. Nichts Weltbewegendes, weder schlimme Krankheiten noch Tod, es waren eher Kleinigkeiten. Ich sah zum Beispiel, dass sich eine Spielgefährtin gleich in den Finger schneiden würde, und warnte sie.

Sie tat es ab: »Ich schneide immer so, lass mich.«

Gleich darauf schnitt sie sich in den Finger, genau wie ich es gesehen hatte. Ihr war das natürlich unheimlich, und sie reagierte entsprechend.

»Du bist eine Hexe«, schrie sie, »ich spiele nicht mehr mit dir!«

Damit war sie nicht die Einzige, viele Kinder um mich herum zogen sich vor mir zurück. Irgendwann sagte ich nichts mehr und verschwieg, was ich sah.

Ich vergaß meinen Ururgroßvater nicht, aber ich verdrängte ihn. Mein Leben hatte sich völlig verändert, das Nomadenmädchen hatte genug zu tun, um zum Stadtkind zu werden. Bislang hatte ich meine Eltern immer wieder, aber nie längere

Zeit am Stück gesehen, jetzt lebte ich bei ihnen in der Wohnung gegenüber vom Kaufhaus im Diplomatenviertel. Es war ein gewaltiger Sprung, wie von einem Planeten auf den anderen. Ich war in meiner kleinen Welt in der Steppe irgendwie gefangen gewesen, für mich war die Hauptstadt die ganz große Welt. Und ich fand mich anfangs gar nicht in ihr zurecht. Ich wusste nicht, was ich anziehen oder was ich mit meinen Haaren anstellen sollte, in der Jurte hatten wir nicht einmal einen Tisch gehabt. Und dann diese vielen Kinder, endlich jemand zum Spielen! Am ersten Schultag wurde ich vor Freude gleich ohnmächtig.

Ich wollte lernen, das war mir klar, dazu hätte ich keinen Ururopa aus dem Schattenreich gebraucht. Ich konnte lesen, bevor ich in die Schule kam. Meine Oma hatte mir ein Jahr davor ein Buch mit dem Abc gekauft, ich hatte es allein von Anfang bis Ende durchgeackert. Meine Neugier brauchte keinen Schubs.

In der Zeit zwischen acht und fünfzehn lebte ich dann wie jedes andere Mädchen in Ulaanbaatar. Ich war ohne Angst und genoss das Lernen. Ich war eine gute Schülerin, in diesen Jahren herrschte Frieden in mir. Bis ich einen Unfall hatte.

Es war nicht die erste gesundheitliche Krise in meinem jungen Leben. Nach dem Experiment mit dem Bleistift, mit dem ich mir mit fünf eine so blutige Nase geholt hatte, war ich mit elf ziemlich schwer erkrankt.

Es hatte ganz unauffällig mit Bauchweh begonnen. Es dachte sich niemand etwas dabei, ich hatte damals eine Zeit, in der ich ständig über irgendetwas klagte. Ich habe Bauchweh, ich habe Nierenschmerzen, ich war ein kleiner Hypochonder, irgendwann nahm das niemand mehr ernst. Diesmal war es mehr als ernst, ich wäre fast gestorben. Man brachte mich mit

Verdacht auf Hepatitis ins Krankenhaus, übrigens das erste und letzte Mal bis jetzt, außer meinen zwei Geburten.

Was bei mir dahintersteckte, ist kein Einzelfall: Wie viele Kinder wollte ich mehr Aufmerksamkeit von meiner Mutter. Nach ein paar Wochen, in denen ich über alles Mögliche jammerte, konnte man meine schlechte Verfassung nicht mehr übersehen. Ich war blass, schwach und ganz offensichtlich nicht gesund. Meine Mama dachte, ich hätte Hepatitis oder sonst etwas mit der Leber. Als Akademikerin war sie, genau wie mein Vater, strikte Anhängerin der Schulmedizin. Antibiotika gab es nicht nur beim geringsten Anlass, sondern auch immer in höchster Dosis, und wenn man krank war, ging man ins Krankenhaus. Meine Oma war ebenso strikt dagegen, wie Mama dafür war, vor allem aus Überzeugung, aber auch wegen der Umstände in den Kliniken. Das Krankenhaus, in das man mich brachte, sah mehr danach aus, als würde man sich hier Hepatitis einfangen, statt sie loszuwerden.

Und auch sonst war es eine Katastrophe. Krankenhaus, das hatte ich mir anders vorgestellt. Ich dachte, meine Mama käme mich jeden Tag mit Süßigkeiten besuchen und es gäbe viele Kinder, mit denen ich spielen konnte. Ich träumte von einer Art Krankenlager nach Art eines Sommercamps, wie man heute sagen würde. In Wahrheit glich es einer Quarantäne. Es gab Kinder, aber von Spielen war nicht die Rede. Wir waren wie eingesperrt, wir hatten nicht einmal Hausschuhe, damit wir nicht weglaufen konnten. Ich lief natürlich trotzdem fort, aber weiter als bis auf die Toilette kam ich nicht. Schließlich zog ich mir zu allem Überfluss noch eine extrem heftige Angina zu und fieberte stark. Es hat keiner bemerkt. Nur eine Freundin meines Vaters, die in der Klinik arbeitete, schlug Alarm, man müsse meine Mutter holen, es ginge auf Leben und Tod. Kaum hatte sie das ausgesprochen, erschien meine Mutter auch schon im Krankenhaus, atemlos und völlig aufgelöst.

Sie war mit ihren Studenten unterwegs gewesen, sie hatten an diesem Tag im Heu gearbeitet, wie sie mir später erzählte, als ich wissen wollte, warum sie derart schnell hier war. Sie hatte, eigentlich völlig unpassend für einen Arbeitseinsatz, schöne Ohrringe mit Edelsteinen getragen und einen davon verloren. Sie hatte ihn noch hinunterfallen sehen, bevor er wie die Stecknadel im Heuhaufen verschwand. Während sie alle danach suchten, wurde ihr plötzlich schwarz vor Augen, und dabei blitzte dreimal mein Bild vor ihr auf. Meine Mutter reagierte sofort.

»Stopp!«, rief sie. »Bitte nicht weitersuchen! Der Ohrring darf nicht gefunden werden! Mein Kind! Mein Kind!« Und schon rannte sie los. Das Spital war ganz in der Nähe.

Sie müssen wissen

Die Seele einer Mutter ist ein Gerät, das alles sieht und fängt, eine Art Goldsuchapparat. Sie ist untrennbar verbunden mit ihrem Kind.

Ich habe sie damals zum ersten Mal am eigenen Leib erlebt, diese Kraft der Seele, die mütterliche Macht.

Meine Oma sagte immer: »Gegen den Tod kommt nur eine Mutter an, diese Macht hat ausschließlich sie. Der Vater hat große Heilkräfte, aber mit dem Tod kann er es nicht aufnehmen.«

»So ein Quatsch«, sagte meine Mutter, aber bewiesen hat sie es doch.

Als sie kam, lag ich im Fieberdelirium. Ich dürfte lange weg gewesen sein und nichts gegessen haben, denn als ich aufwachte, steckte eine Gabel in meinem Mund, und meine Zähne krachten, als würden sie herausgebrochen. Man hatte versucht, mir den Mund damit zu öffnen, um irgendetwas Essbares in mich hineinzubekommen. Ich habe heute noch schiefe Vorderzähne, vermutlich war nicht alles reibungslos abgegangen mit der Gabel. Ich weiß noch, dass ich das Gefühl hatte, der Kopf würde mir platzen, und ich sah meine Mutter an der Tür. Sie saß da und sah mich an, aus unglaublich traurigen Augen. Ich dachte, ich darf nicht sterben, dann wird sie noch trauriger. Und ich starb nicht. Meine Mutter hat immer traurige Augen gehabt.

»Du musst sie in den Arm nehmen«, sagte Mama zu meinem Vater, der auch im Zimmer war. Er nahm mich und drückte mich fest an sich.

Ich war sehr schwach, nur mit Mühe brachte ich heraus: »Papa, lass mich ein bisschen los, damit ich atmen kann.«

Er gab mich kurz frei, und ich kuschelte mich in seinen Mantel. Es war ein brauner Mantel, der für uns Kinder eine besondere Bedeutung hatte. Er war unsere Ambulanz. Immer wenn wir krank waren, krochen wir in diesen Mantel.

Meine Großmutter sagte stets: »Ein Vater ist so mächtig, sogar sein Mantel heilt ein Kind.«

Deshalb durfte auch niemand diesen Mantel waschen, sonst wäre ja die Heilkraft weg gewesen. Man muss sich das vorstellen: sieben Kinder, Rotz, Schmutz, aber Heilkraft! Irgendwann war der Stoff, aus dem das Gesundwerden war, braun und dreckig, aber heilig.

Der schöne Geruch meines Vaters blieb mir in der Nase. Bis heute. Ich habe das T-Shirt, das er an seinem Sterbetag trug, unter meinem Kissen. Wenn es mir einmal nicht so gut geht, rieche ich daran.

Ich hatte also meine Scheinhepatitis und die Angina überlebt, aber danach musste ich mich lange schonen. Ich konzentrierte mich aufs Lernen. Ich war es schon gewöhnt, dass meine Mitschüler so ihre Probleme mit mir hatten, ich war längst zur Einzelgängerin geworden, und noch dazu eine unangenehm gute Schülerin. Es beschäftigte mich damals nicht, aber heute glaube ich, dass mein Ururgroßvater Baawei etwas damit zu tun hatte.

Ich hatte mich erfolgreich von den Gedanken an ihn befreit, aber er muss trotzdem da gewesen sein. Ich erinnere mich da besonders an ein Diktat, das ich nur mit seiner Hilfe hatte schaffen können. Das heißt, geschafft hätte ich es allein mit Sicherheit auch, nur wollte ich es so schaffen wie kein anderes Kind dieser Schule seit mehr als zwanzig Jahren, nämlich fehlerfrei.

Der Direktor betonte es immer wieder: Zwanzig Jahre war das niemandem gelungen. Das brauchte man mir nicht zweimal zu sagen. Ich wollte immer Einser schreiben, aber bei diesem Diktat des Direktors war mein Ehrgeiz auf Höheres aus. Das Unfassbare gelang mir, indem ich aus mir herausging. Auf einmal war ich hinter dem Professor am Lehrertisch, las dort über seine Schulter hinweg mit und hatte tatsächlich nicht einen einzigen Fehler in meiner Arbeit. Heute ist mir bewusst, dass mein Ururgroßvater da seine Finger im Spiel gehabt haben muss. Er hat mich gelehrt, meinen Körper zu verlassen, das wusste ich nicht von allein. Vielleicht hat er auch nur für die Herausforderung gesorgt, die mich dazu aufgestachelt hatte, diejenige zu sein, die vollbrachte, was zwanzig Jahre niemand konnte. Das hat mir enorme Kräfte verliehen, auch wenn es den anderen Schülern gegenüber natürlich gemein war.

Dass ich eine so gute Schülerin war, machte mir das Leben jedenfalls nicht leichter, ich wurde nach Kräften gemobbt. Von der Gruppendynamik her war das nicht unlogisch. Ich war nicht nur seltsam, ich schrieb auch bessere Noten als die anderen, und die Lehrer liebten mich. Damit bist du schon einmal suspekt, außerdem war ich in keiner Clique und unternahm nichts mit den anderen. Ich hatte mich daran gewöhnt, aber ich litt darunter.

In diesen Fällen gibt es nur zwei Möglichkeiten: Entweder du gehst zugrunde, oder es verleiht dir Kraft. Ich half mir, indem ich Geschichten schrieb, wunderschöne Geschichten, wie man mir sagte, man war sicher, aus mir würde eine Schriftstellerin werden. Ich denke nicht, dass es diese Option gab. Stattdessen dachte sich das Schicksal eine neue Prüfung aus. Es klingt pathetisch, aber ich meine es tatsächlich so. Wenn man zum Schamanenleben berufen wird, ist das vom Schicksal bestimmt, so sehen wir das in der Mongolei. Und Prüfungen gehören dazu. Heiler und Schamanen werden immer wieder gefordert und geprüft. Und zwar in einem Ausmaß, das letztlich sogar darüber entscheidet, ob man geht oder am Leben bleibt. Das war auch die Frage, als ich mit fünfzehn diesen Unfall hatte.

Ich war an sich schon unsportlich, und nach der angeblichen Hepatitis körperlich immer noch auf Sparflamme. Trotzdem zwang mich mein Sportlehrer mitzumachen, auch bei den schwierigeren Übungen, für die ich von Natur aus nicht geschaffen war. Es passierte am Reck, ich stürzte ab und fiel so unglücklich, dass ein Bein verdreht war und mein Halswirbel etwas abbekam. Ich war schwer verletzt, aber das schien keinen zu kümmern. Niemand holte einen Arzt, niemand brachte mich ins Krankenhaus. Was nicht unbedingt nur daran lag, dass ich nicht beliebt war, es lag mehr am kommunistischen System.

Meine Oma sagte immer: »In diesem Staat haben es die Tiere besser als die Kinder.«

Bei Familien mit elf, zwölf, dreizehn Kindern und mehr als tausend Schülern in einer Schule machte man aus Bagatellen kein Drama. Bloß Pech, dass mein Unfall keine Bagatelle war.

Mein Lieblingsbruder half mir. Er fand mich ohnmächtig, hob mich hoch und brachte mich nach Hause. Ich hatte einen komplizierten Bruch am Bein, aber weil die Unfallchirurgie noch nicht so weit entwickelt war, brachte mich mein Vater zu einem blinden Osteopathen, der mich mit bloßen Händen heilte. Die Schäden an der Wirbelsäule und im Knochenmark sollten erst als Folgeschäden zutage treten, als ich achtzehn war und schon studierte. Für den Moment hatte ich die Prüfung also bestanden.

Ich brachte meine Matura, mit besten Noten, hinter mich. Ich wollte eine Sprache lernen, das Land verlassen und studieren, das war mein Ziel. Ohne Zweifel war das auch von den Plänen meines Lieblingsbruders beeinflusst, er hatte dasselbe vor, interessierte sich für Design und wollte nach Deutschland. Geografisch wusste ich noch nicht so recht, wohin mit mir, beruflich war mir meine Richtung glasklar. Ich hatte mich an der Lomonossow-Universität in Moskau, dem Harvard der Sowjetunion, für einen Vorbereitungskurs beworben. Ich wollte Atomphysik oder zumindest Mathematik studieren, und man hatte mich tatsächlich angenommen. Üblicherweise kommt man an so einen Platz an dieser Uni nur, wenn man ein paar Großväter beim KGB, im Politbüro oder im Kreml hatte, und ich war auch nicht mit Juri Andropow verwandt, der 1983 bis 1984 Staatsoberhaupt der UdSSR war. Ich hatte es allein geschafft. Trotzdem war ich unsicher.

Ein Pfennig entschied die Sache, ich sah ihn vor mir am Weg liegen, er glänzte auf dem Asphalt. Es war ein Zeichen, und es bedeutete für mich: Du gehst nach Deutschland.

Ich weiß noch, wie die Professorin der Lomonossow-Uni sagte: »Wir sehen uns nächstes Semester.«

Ich sagte: »Nein, ich gehe in die DDR.« Nur wegen eines Pfennigs.

Mein Vater war entsetzt, ich begann, Deutsch zu lernen. Deutschland, das ist einem hier im Westen nicht mehr so bewusst, bestand für uns aus der DDR, Westdeutschland war so unerreichbar wie ein anderer Kontinent. Reisen war damals ein beschränktes Vergnügen. Die DDR war, ähnlich wie die Mongolei, ein Satellitenstaat der UdSSR und daher ein vom Regime abgesegnetes Reiseziel. Mir machten diese Einschränkungen seltsamerweise nichts aus. Als Kind hatte ich in der Steppe eine geografisch so gut wie grenzenlose Freiheit genossen, wir hatten immer zu essen, es ging uns gut. Ich habe den politischen Druck, unter dem zum Beispiel mein Vater litt, nicht gespürt, auch nicht als Studentin. Es hätte also alles gut sein können.

Aber es war nicht alles gut. Während ich im Vorbereitungskurs Deutsch lernte, wurde ich fast blind. Ich konnte weniger und weniger fokussieren, bis ich schließlich kaum noch etwas zu entziffern vermochte. Ich konnte nicht mehr lesen, aber ich gab nicht auf und lernte autodidaktisch weiter. Trotzdem drohte mein Traum zu platzen. Sie hat so lange gefehlt, sagten alle, sie kann nicht nach Deutschland. Für Papa war das wie ein Geschenk, für mich die nächste Katastrophe.

Letztlich brachte mich meine Oma zu Tante Ajusch, ein häufiger tibetischer Vorname, der »langes, gesundes Leben« bedeutet. Ajusch, eine schlanke, große Frau in ihren Siebzigern, aber ohne einen einzigen Zahn im Mund, hatte eine bestimmten Technik, mit der sie die Kopfhaut massierte, und konnte damit viel ausrichten.

Sie müssen wissen

Puls und Augen geben sehr viel Auskunft über das Gehirn. Nur ein Beispiel: In der Schulmedizin kann man Gehirnerschütterungen schwer feststellen, man orientiert sich hauptsächlich an Kopfweh und Erbrechen. Oft erkennt man erst die Spätfolgen. So steckt etwa bei vielen starken Brillenträgern eigentlich eine Gehirnerschütterung dahinter.

Auch Tante Ajusch war eine meiner Lehrerinnen, aber das erst später. Ihre Technik ist nicht schwierig, es ist eine ganz sanfte Massage, eine Art Kribbeln. Damals rettete sie mir damit das Augenlicht. Nach neun Behandlungen konnte ich wieder sehen, nach der zehnten stand ich kurz vor den Hauptprüfungen. Ich bestand sie und konnte meinen Studienplatz wählen. Der Weg war frei, ich würde Ingenieurin werden, wie ich es meiner Großmutter verkündet hatte, als ich als Kind mit dem Kopf nach unten wie ein Affe in der Jurte hing.

Meiner Oma ging es schlecht zu der Zeit, sie lag im Sterben. Kurz vorher hatte sie zu mir gesagt: »Hör deiner alten Großmutter noch einmal zu: Man kann einen Beruf haben, aber es gibt auch eine Berufung. Ich sagte dir immer, dein Platz ist derselbe wie meiner. Du bist in den Dienst genommen, das ist dein Weg.«

Der Rest ging ziemlich schnell. Zum ersten Mal in der Geschichte der technischen Uni wurde Medizin als Fachrichtung angeboten, es gab einundzwanzig Studienplätze. Als mich auch noch eine Kollegin bat, ihr meinen Ingenieursplatz zu überlassen, hörte ich mich plötzlich spontan zustimmen. Ich hatte an die traurigen Augen meiner Mutter gedacht und dass sie oft sagte: »So viele Kinder habe ich geboren, aber keines will Medizin studieren.« Einer meiner Brüder war wenigstens

Tierarzt geworden, für Humanmedizin hatte sich bisher keines meiner Geschwister interessiert. Jetzt gab es keine Ausrede mehr. Meine innere Stimme war da recht deutlich gewesen.

»Mami«, sagte ich, »wenn es dir Freude macht, studiere ich Medizin.«

Für einen Moment lag ein Leuchten in ihren traurigen Augen.

Sie müssen wissen

Den Menschen, die einen geboren haben, muss man ewig dankbar sein. Man muss sie ehren und ihnen Freude bereiten. Du machst dir damit selbst eine Freude, denn du *bist* deine Eltern.

Ich habe mein Leben stets gelebt, um meinen Eltern Freude zu bereiten. Und ich lebe heute noch so, weil sie mich sehen und hören. Sie werden mich immer sehen und hören.

Ich hatte den Vorbereitungskurs erfolgreich zu Ende gebracht, nun durfte ich mich ganz dem Sprachstudium widmen, und zwar in Nordhausen in der DDR. Ich hatte mein Ziel erreicht, ich ging nach Deutschland.

Nordhausen liegt in der Nähe von Erfurt und ist bekannt für den besten Wodka des Landes, vor allem für den stärksten. Es ist eine kleine, wunderschöne Stadt, neuntausend Kilometer von der Mongolei entfernt, die ich in neun Tagen und neun Nächten in einem Zug der transsibirischen Eisenbahn zurücklegte, der so verdreckt war, dass man es sich dreimal überlegte, ob man sich setzen wollte. Irgendwann stand ich dann am Bahnsteig in Nordhausen mit meinem kleinen Koffer und meinem schmutzverkrusteten Gesicht, doppelt so dick in meiner wattierten Kluft, die daheim die mongolische Kälte abhielt und mir hier den Schweiß aus den Poren drückte. Ich fühlte mich wie etwas, das aus dem Unterholz in die Stadt gestolpert kam, und so sah ich vermutlich auch aus.

In diesem Aufzug trat ich meinen Professoren entgegen, die uns neue Studenten tatsächlich vom Bahnhof abholten und mir wie von der Sonne ausgespuckt vorkamen. Als wir uns dem Campus näherten, stieg mir der Geruch der Mensa entgegen, ich bestaunte die edle Villa mit dem Apfelbaumgarten, wo ich ab nun ein und aus gehen würde, und ich dachte, wie privilegiert ich doch war als eine von dreihundert Auslandsstudenten, die hier auf ein Studium in Deutschland vorbereitet wurden. Die Studentenunterkünfte waren schöne Neubauten mit Edelholzmöbeln, ich kam mir vor wie im Zarenpalast. Man teilte mir ein Zimmer mit vietnamesischen Kommilitonen zu, mit den mongolischen Studenten bin ich nicht so zurechtgekommen. Ihre Hauptbeschäftigung war, die Nacht durchzuquatschen, tags darauf nicht aufstehen zu können und halb tot im Unterricht zu hängen. Ich saß mit meinem ganzen Ernst an der Sache vorn und inhalierte die deutsche Grammatik, bis wir auf die verschiedenen Universitäten losgelassen wurden. Ich fuhr nach Halle an der Saale.

Ich hätte nach Berlin gehen können, entschied mich aber für Halle, weil die Uni hier einen so anerkannt guten Ruf hatte, dass man mit dieser Ausbildung auch im Westen Chancen hätte. Ich bekam ein Leistungsstipendium und durfte mir als Krankenschwester noch etwas dazuverdienen. Ein Brötchen kostete fünf Pfennige, für mich war es ein Luxusleben. Andere haben über das System geschimpft, ich empfand es als Lottosechser. Jedes Jahr fuhr ich in dem verdreckten Zug für zwei Monate nach Hause und konnte es kaum erwarten, bis die Ferien wieder vorüber waren. Es war ein wunderschönes Studentenleben.

Und dann starb mein Lieblingsbruder. Nach einem Sportunfall hatte er eine Hirnhautentzündung, die eiterte. Er wurde nur dreiundzwanzig Jahre alt.

Er war jung, er war gut aussehend, mit einem Meter neunzig war er viel zu groß für einen Asiaten, er war der erste Basketballer bei uns. Er war begabt, er hatte an der technischen Universität studiert und wollte Autodesigner werden. Allerdings gab es weit und breit keine Autos, und niemand brauchte ein Design dafür. Heute denke ich, er war seiner Zeit voraus, mit Sicherheit war er mein Lehrer.

Er war bloß zum Doktor gegangen, weil er krankgeschrieben werden wollte nach seinem Unfall. Er ging von Arzt zu Arzt, er ging zum Heiler, er sagte allen, er würde sterben, aber sie glaubten ihm nicht. Sie sagten, er sei verrückt, steckten ihn in die Psychiatrie und ließen niemanden zu ihm. Sie pumpten ihn mit Medikamenten voll, machten Tests und schickten ihn weiter, das sei nicht ihr Fall, er müsse in die Neurologie. Kurz vor seinem Tod schrieb mir mein Bruder mit letzter Kraft eine Botschaft auf einen Zettel:

Werde ein anderer Arzt. Sei menschlich.

Sein Tod brachte die Wende in meinem Leben.

Die Nachricht traf mich ins Mark. Mein Körper reagierte, wie so oft, wenn etwas zu viel für mich war, er hüllte mich in eine Ohnmacht. Auch bei der Beerdigung verlor ich das Bewusstsein. Dabei ging es nicht allein um die Trauer und die Unumstößlichkeit, dass Chuluunbat nicht mehr da war. Es ging um die Unmenschlichkeit, mit der man ihn hatte sterben lassen.

Die Ärzte hatten ihn mit kalter Arroganz in den Tod geschickt. Sie beschuldigten einen Menschen, der selbst schon seinen Tod spürte, er würde nur simulieren. Er konnte sich nicht mehr aufrecht halten, aber sie zwangen ihn, allein auf die Toilette zu gehen. Er kroch nach draußen, zog sich mit den Händen voran, seine Beine waren gelähmt. Er starb innerhalb einer Woche, sein Sohn war gerade ein Jahr alt. Vor seinem Unfall war der Kleine so heftig an Masern und Diphtherie erkrankt, dass niemand mehr zu hoffen wagte, er würde überleben. Mein Bruder ging an seiner Stelle. Heute kann ich das sagen: Er hat seinen kleinen Sohn vor dem Tod gerettet.

Ich hatte einen solchen Hass auf die Schulmedizin, dass ich mich weigerte, weiterzustudieren. Mit solchen Kollegen wollte ich nichts zu tun haben. Ich war einundzwanzig und mit dem Leben am Ende.

Seither verstehe ich Menschen, die unter Depressionen leiden, ich weiß, was das heißt. Ich hatte mich verloren, ich vegetierte nur noch vor mich hin. Ich war kraftlos, die Zukunft aussichtslos, das Leben ohne Sinn. Hätte ich damals nicht meinen mongolischen Freund gehabt, der mit mir nach Deutschland gekommen war, hätte ich mich vielleicht aufgegeben. Er war mein Halt, zwei Jahre lang stand er mir zur Seite.

Irgendwann war ich so schwach, dass ich nicht einmal mehr Chuluunbats Kind hochheben und tragen konnte, und schließlich wurde ich ernsthaft krank. Um genau zu sein: Ich habe mich krank gemacht, mit meinem Hass. Mit dreiundzwanzig bin ich, ein weiteres Mal, fast gestorben.

Ich hatte eine starke Vergiftung aufgrund von Tetracyclin, einem Tuberkulosemittel. Wieder eines der Unmengen von Antibiotika, mit denen man die Patienten damals beschoss. In der DDR war das genauso beliebt wie daheim in der Mongolei. Der Erfolg bestand aus noch mehr Durchfall und Erbrechen, ich lag im Studentenheim und bekam kaum mit, dass zwei Ärzte kamen und mir eine Spritze gaben. Ich weiß bis heute nicht, was das war, aber danach ging es mir besser.

Obwohl meine Eltern mit mir fast ein zweites Kind verloren hätten, sahen sie die Dinge anders als ich. Als Verfechter der Schulmedizin redeten sie mir zu, das Studium nicht hinzuschmeißen. Sie sahen den Tod meines Bruders als Schicksal, das ihnen eine harte Prüfung abverlangte. Es gibt nichts Schlimmeres im Leben von Eltern, als ein Kind zu verlieren. Sie hatten ihn einst Chuluunbat genannt, weil das so viel bedeutete wie »fest und sicher wie Stein«. Ihr Wunsch für ihn war, allem trotzen zu können. Das Schicksal hat ihn nicht erfüllt.

Nach und nach erlahmte mein Hass auf die Schulmedizin, und ich begann, mich damit auszusöhnen. Nicht alle Ärzte sind so wie die meines Bruders, sagte ich mir; ich werde einen Weg finden und ein anderer Arzt werden, so wie mein Bruder es geschrieben hatte.

Ich studierte also weiter. Es war ein Stück Arbeit, bis ich mich geistig wieder in die Mitte gebracht hatte, aber ich schaffte es. Fünf Jahre theoretisches Studium, die ersten vier Semester Arbeit in der Altenpflege, Vorlesungen in Lehrsälen, vollgepfropft mit dreihundert Studenten, in denen man selbst dann nicht umfallen konnte, wenn man gewollt hätte. Doch selbst bei diesen enormen Studentenzahlen achtete man auf jeden von uns. Niemand wurde brotlos auf die Straße geschickt, nach sechs Semestern konnte man zumindest Krankenschwester oder Pfleger werden.

Ein Jahr lang durchlief ich den Turnus durch alle Abteilungen im Carl-von-Basedow-Klinikum in Merseburg. Von den anderen wollte niemand dorthin, weil dem Chefarzt der Ruf eines eisernen Generals vorauseilte. Aber ich war gern dort. Mir machte es nichts aus, um fünf Uhr morgens aufzustehen, und ich habe viel gelernt. Entgegen allen Gerüchten herrschte ein sehr kollegialer Geist, die Oberärzte halfen uns nicht nur bei den Patienten. »Ihr dürft nicht so schwer tragen, Mädels«, sagten sie, wenn wir uns abschleppten, und nahmen uns die Lasten ab. Und der Chefarzt war vielleicht ein General, aber sicher nicht aus Eisen. »Die Oberin ist eure strenge Mutter«, sagte er, »sie bringt euch bei, wie man mit Hygiene umgeht, und mit Menschen.« Für mich war die Zeit an der Klinik ein schönes Geschenk.

Im Jahr 1989 hielt ich meinen Abschluss in der Hand, ich war Diplommedizinerin. Vom Fall der Berliner Mauer und der Wende habe ich dabei ebenso wenig gespürt wie früher vom Korsett des Kommunismus. Ich war immer so auf meine Aufgabe konzentriert, dass ich alles rund um mich herum nahezu ausblendete.

Nach der Diplomprüfung mussten wir damals für drei Jahre zurück in die Mongolei und dem Land etwas für unsere Ausbildung zurückgeben. Es stand zwar in keinem Vertrag festgeschrieben, aber es war so etwas wie ein inneres Versprechen, eine Art moralische Verpflichtung: Du hast etwas bekommen, du gibst etwas zurück. Weitere drei Jahre stand dann in der DDR die Facharztausbildung samt Verteidigung der Doktorarbeit an, die aber nicht zwingend verlangt wurde. Mit meiner Diplomarbeit war ich bereits praktische Ärztin, und das bin ich bis heute. Das Diplom war mir wichtig, weil es überall anerkannt wurde, auch im Ausland. Mit der Wende war die Doktorarbeit dann für mich ausgefallen, ich hätte sie gern noch gemacht. Wenn ich aber Fachärztin geworden wäre, hätte ich später meine Lehrerinnen nicht kennengelernt. Für den Facharzt hätte ich fünf Jahre gebraucht, meine schamanische Ausbildung dauert heute noch an.

In meiner Zeit nach der Approbation war ich Dozentin an der Uni in Ulaanbaatar. Was allerdings etwas seltsam war, weil ich, bis obenhin vollgestopft mit meinem Lehrstoff, Schülern etwas beibringen sollte, die mir in der Praxis weit voraus waren. Da waren ältere Menschen und Studenten aus den Provinzen, medizinisch-technische Assistenten, lang gediente Krankenschwestern und sogenannte kleine Ärzte, die den Titel Diplommediziner zwar noch nicht in der Tasche hatten, aber schon als Arzt tätig waren. Ich gehörte mit meinem Abschluss schon zu den großen Ärzten, meine Fachrichtung war Mikrobiologie. Die meisten meiner Studenten hatten viel mehr Ahnung vom wirklichen Leben als ich. Und denen sollte ich jetzt etwas Neues erzählen. Nach einem Jahr gab ich auf.

Ich hatte ohnehin höhere Pläne, das war ich meinem Bruder schuldig. Ich wollte im Kleinen genauso wirken wie im Großen. Ich wollte nichts weniger, als die Lage generell zu verbessern, die Zustände waren mehr als reformbedürftig. Ganz abgesehen von so grundlegenden Dingen wie Hygiene hatte das Land bei sehr wenig Bevölkerung eine Unmenge an Ärzten und Krankenhäusern. Das klingt nach guter Versorgung, ist aber letztlich oft das Gegenteil. Krankenhäuser brauchen Geld, und auf einmal wird die Gesundheit zum Geschäft. Ich wollte alles ändern, was geändert werden sollte, ich wollte das mongolische Gesundheitssystem ändern. Ach was, ich wollte die ganze Mongolei ändern.

Allein in Hygienefragen waren die Gepflogenheiten kaum tragbar, und zwar ganz generell. Die schmutzigen Städte, der Dreck der Industrialisierung. Wobei man sagen muss, dass die Hauptstadt einst die Weiße Fee genannt wurde. Aber sie war im Feudalismus entstanden, ohne Stadtplanung, ohne große Rücksicht auf Abwasser- oder Kanalsysteme und was sonst noch zu einer modernen Stadt gehört. Irgendwann hat sich das gerächt, und Ulaanbaatar galt als die schmutzigste Metropole der Welt, der der Smog den Atem nimmt. Ich liebe wirklich alles in meiner Heimat außer das Plumpsklo. Jedenfalls stand damals Hepatitis A auf der Tagesordnung, sie war verbreitet wie Schnupfen. Mir war das völlig unverständlich, mit meiner Vorgeschichte kannte ich das nicht. Tatsächlich konnte der Unterschied zwischen Nomadenleben und den Gewohnheiten in der Stadt größer nicht sein.

Allein schon bei der Begrüßung. In der Steppe hat man den Stoff der langen Ärmel dazwischen, wenn man sich die Hand gibt, die Älteren von oben, die Jüngeren von unten. Dazu verneigt man sich, nicht nur vor dem Gegenüber, sondern auch vor den Ahnen. Man vermeidet den Kontakt von Haut zu Haut, und Küsschen gibt es gar nicht. Der Mund bleibt zu wegen der Tröpfcheninfektion, auch lange vor der Coronakrise. Außerdem hat jeder seine eigene Tasse, seine eigenen Stäbchen, sein eigenes Messer. So war ich aufgewachsen, und so ist es heute noch. Covid-19 hat in der Steppe wenig Chancen.

Meine Oma sagte immer: »Gott ist die Natur. Jedes Wasser hat einen Besitzer, das im Brunnen, im See, im Fluss. Du musst vorsichtig damit umgehen. Wenn du mit schmutzigen Fingern hineingreifst, kommt Großvater und gibt dir einen Popoklatsch.«

Irgendwann sah ich ein, dass mir die Rettung der Mongolei und ihres Gesundheitssystems nicht gelungen war, und das Leben lenkte mich in eine ganz neue Richtung. 1993 führte mich mein Weg nach Westberlin.

Zwei Jahre nach dem Zusammenbruch der Sowjetunion war der Westen nicht länger das unerreichbare Paradies, es war kein Ausbrechen mehr aus einem System, das einen unterdrückte. Trotzdem schien vieles kaum zu glauben. Allein die Ärztegehälter waren für uns ein Vermögen, in der DDR verdiente man als Mediziner weniger als ein Handwerker. Anderes kam mir wieder weniger erstrebenswert vor. Die Arbeit in den Krankenhäusern zum Beispiel war in der DDR geordneter abgelaufen.

Westberlin ist für mich ein ebenso schicksalhafter Ort wie für die Welt. Zum einen hat das viel mit meinem Onkel Zundui zu tun. Wir haben ihn Pap genannt, wie einen russischen Papa. Er hatte keine eigenen Kinder, aber für uns war er so etwas wie ein Vater. Ein beeindruckender Mann, Dolmetscher, Übersetzer, Schriftsteller, Filmemacher und Minister für Rundfunk und Medien in der Mongolei, der bis zu seinem Tod Stunk und Hader mit dem KGB und der kommunistischen Partei hatte. Für ihn war Berlin auf eine eher fragwürdige Art schicksalhaft. Zum Kriegsende war er an der Universität in Moskau gewesen, als viele Studenten, auch aus den kleineren Republiken einschließlich Burjatien, zwangsrekrutiert wurden, um im April 1945 bei der Befreiung Berlins eingesetzt zu werden. Sie waren reines Kanonenfutter. Onkel Zundui wäre einer von ihnen gewesen, wenn er an dem betreffenden Morgen nicht verschlafen hätte. Ich bin heute sicher, dass da mein schattenhafter Ururopa Baawai hatte seine Kräfte spielen und ihn verschlafen lassen. Onkel Zundui überlebte den Krieg, hatte aber sein Lebtag Schuldgefühle gegenüber seinen Kommilitonen und Freunden, die den Nazis praktisch in letzter Sekunde noch zum Opfer gefallen waren. Es sei eine Schande, dass über diese sinnlos getöteten jungen Männer nichts in den Geschichtsbüchern stehe, kritisierte er offen in seiner Trauer und Wut. Natürlich nahm ihn der KGB aufs Korn, er verlor sein Ministeramt und durfte auch keine Filme mehr machen. Gerade noch als männlicher Sekretär bei den Politbüro-Chefs war er geduldet, weil er ein so begnadeter Journalist und Schriftsteller war.

Über eine Patientin von mir kreuzte sich Onkel Zunduis Berlin-Schicksal mit meinem. Sie war eine ältere Frau, die zu Kriegsende in Berlin Schreckliches erlebt hatte und mich anschrie: »Ich sehe in Ihnen meinen Vergewaltiger bei der Befreiung von Berlin, Sie riechen genauso wie er!«

In diesem Moment ist in mir der Gedanke hochgekommen, was in Berlin damals eigentlich passiert ist. Unter den vielen Millionen sowjetischer Soldaten im Zweiten Weltkrieg waren auch Burjaten, also waren auch sie Vergewaltiger oder Kanonenfutter oder beides. Man muss die Dinge immer von beiden Seiten sehen.

Ich denke, ich musste meine ersten beiden Männer kennenlernen, ich musste nach Berlin, eine Ehe dort beenden und eine anfangen. Ich hatte meine zwei wunderschönen Töchter von diesen zwei schönen Männern bekommen, dazu ein Stiefkind, das ich immer wie ein eigenes betrachtet habe, und ein viertes Kind habe ich adoptiert. In der Seele hört eine Ehe nicht auf, sie geht immer weiter. Heute kann ich sagen, dass meine Reise zu meinem heutigen dritten Mann führen musste, einem begeisterten Wiener, den ich oft meinen menschlichen Brauni nenne, in liebevoller Anlehnung an mein einstiges Lieblingspferd, meinen treuen und liebsten Gefährten in der Steppe.

Ich hätte die nächsten Jahrzehnte in Berlin als ganz normale Mutter, Hausfrau und Ärztin einen geregelten Alltag leben können. Wenn das Schicksal nicht etwas anderes mit mir vorgehabt hätte. Meine Lebensaufgabe war es, Schulmedizin und Schamanismus zu verbinden.

Das Schicksal half mir dabei. Seit ich meinen Hass auf die Schulmedizin aufgegeben und mein Studium wiederaufgenommen hatte, begann es mich langsam wieder Richtung Schamanismus zu schubsen. Parallel zu dem Weg, den ich bewusst einschlug, kam in mir nämlich auch unbewusst einiges in Gang.

Omas alte Sprüche schlichen sich wieder ein. Ich erinnerte mich an manches, was ich entweder nicht verstanden, übergangen oder verdrängt hatte. Mir fiel auch wieder ein, was

Ajusch, jene Tante, die mir während meines Deutschkurses das Augenlicht gerettet hatte, nach dem Tod meines Bruders gesagt hatte.

»Ihr wart beide da, oder?«, hatte sie meine Eltern gefragt. »Wieso hat der Junge also sterben müssen?«

Zuerst war ich entsetzt gewesen von so wenig Feingefühl und ärgerte mich, dass sie meine Eltern verletzte. Wie kann sie das fragen, nachdem die beiden gerade ein Kind verloren hatten, dachte ich. Aber dann überlegte ich, wie sie es gemeint hatte, und auf einmal musste ich ihr recht geben. Wer passt auf wen auf? Das Kind auf die Eltern oder die Eltern auf das Kind?

Ein Bild von früher stieg in mir hoch. Meine Oma hatte mir erzählt, dass Onkel Bandgai uns insgesamt sieben Kinder einmal mit den Perlen einer Kette verglichen hatte. So besonders wären wir, und entsprechend müsse man auf uns aufpassen, denn wir könnten jederzeit von der Kette springen wie die echten Perlen auch. Oma hatte daraufhin ihre geheimen tibetischen Bücher zurate gezogen und Amulette als Talisman für uns gestickt, rote für die Mädchen, blaue für die Jungen. Wir sollten sie am Körper tragen, dann würden sie uns beschützen. Meine Mutter fand sie furchtbar hässlich, wir trugen sie nie. Aber ich weiß noch, es war etwas in mir wach geworden: Offenbar gab es Menschen, die Gefahr voraussehen konnten, diese Traditionen waren also nicht nur alt und schlecht. Es war da schon eine Ahnung in der Familie, dass es Grund gab, uns beschützen zu müssen.

Zwei Wochen nach meines Bruders Tod lag meine Oma im Sterben. Der letzte Satz, den ich von ihr hörte, war ein Schuldbekenntnis. »Wir beide«, sagte sie zu meiner Mama, ihrer Tochter, »wir beide sind die Mütter, und wir haben versagt.«

Und schließlich sagte mein Vater: »Es gibt im Leben Dinge, die man nicht wenden kann.«

Intuitiv dachte ich: Vielleicht hat der Tod des Bruders etwas mit dem Vater zu tun. Vielleicht gibt es irgendeine Verstrickung, von der wir hier nichts wissen. Vielleicht. Vielleicht. Vielleicht.

Die Aussagen spukten in mir herum. Schlugen wie Bälle an eine unsichtbare Bande, gingen ins Leere, kamen von irgendwo wieder zurück. Ich konnte keinen davon fangen, ihre Bahnen nicht verfolgen und schon gar kein logisches Muster dabei erkennen. Es war wie ein Kaleidoskop, das bei jedem neuen Blick darauf schon wieder anders aussah. Ich konnte das Gesamtbild noch nicht ausmachen.

Sie müssen wissen

Eltern geben Kindern das Leben. Das heißt umgekehrt auch, Kinder schulden Eltern ihr Leben. Sie können es nicht zurück-, nur selbst wieder weitergeben. An Kinder, die wiederum ihnen das Leben schulden. Es ist ein ewiger Fluss. Wenn ein Mensch den Tod abwehren kann, dann ist das eine Mutter. Sie kann den Tod ihres Kindes abwenden, dafür ist sie verantwortlich. Der Vater ist dafür fähig, das Kind am Leben zu halten, nur über ihn ist Heilung möglich, aber gegen den Tod kann er nichts ausrichten. Der Tod ist ein unendliches Geheimnis und eine immense Kraft. Niemand kann ihn erklären. Nicht die Wissenschaft. Nicht der Schamanismus.

Hinter diese schamanische Wahrheit habe ich damals zum ersten Mal geschaut, auch wenn mir das noch nicht bewusst war. Und das war es, was mir zu denken gab. Von außen betrachtet, war ich eine vom Schicksal gebeutelte Frau, hatte drei Brüder verloren und starb selbst fast an meinen Krankheiten. Ich war gewiss nicht hinter dem Tod her, aber damals ging mir auf: Du musst um den Tod wissen, wenn du den Lebenden in Krankheit helfen willst. Das ist in der Schulmedizin nicht viel anders, das Studium beginnt mit Leichen im Seziersaal.

Heute verstehe ich, warum man früher vor allem Menschen für den Schamanismus ausgewählt hatte, die selbst keine Kinder bekommen oder zeugen konnten. Umso dankbarer bin ich meinen zwei Männern, durch sie habe ich meine beiden Töchter bekommen, die umgekehrt gesehen mit einer Schamanin als Mutter ein hartes Schicksal trifft.

Damals jedenfalls dämmerte es mir: Wenn ich für die Menschen Gutes tun will und als Ärztin über dieses Schicksal entscheiden soll, dann muss ich viel mehr wissen. Über Medizin *und* Schamanismus.

Schulmedizin hat keinen Glauben, sie ist eine Wissenschaft. Der Schamanismus ist zwar auch keine Religion, aber er glaubt an die Natur, und er hat eine auf Weisheit basierende hohe Philosophie, ähnlich wie der Buddhismus. Er geht von der Wiedergeburt aus und davon, dass das Alter, das man in diesem Leben erreicht, festgeschrieben ist. Es gibt also etwas über uns, das bestimmt, ob wir jung sterben oder sehr alt werden. Bis zu einem gewissen Grad können wir Krankheiten beeinflussen oder heilen. Aber den Mantel, gewebt aus dem Glauben, dass man alles heilen kann, habe ich mir ausgezogen. Davon überzeugt zu sein wäre nicht nur hochmütig, es ist utopisch.

Ich machte mich also auf die Suche. Ich wollte Lehrer finden, die mir das beibringen, was man von der anderen Seite lernen konnte. Was das Leben ist und was der Tod. Und dass dazwischen nur Weg ist, und zwar nicht immer der geradeste. Die Humanmedizin trennt zwischen Leben und Sterben sehr streng, wobei das Leben das Helle, die Freude und der Tod das

Dunkle, Teuflische ist. Aber eigentlich sind sie unzertrennlich. Die Anweisungen, wie und auf welchen Weg man sich machen soll, sind dabei nicht allzu präzise. Selbst ich, in der Steppe aufgewachsen und unter Nomaden mit schamanischem Wissen groß geworden, hatte keine Ahnung, wo ich nun anfangen sollte. Ich kramte meine Eindrücke aus der Kindheit hervor.

Meine Oma sagte immer: »Uh, Schamanen. Die darf man nicht ärgern und nicht enttäuschen. Denen musst du ehrfürchtig begegnen, die können wirklich was.«

Sie unterschied da strikt zwischen zölibatären Mönchen, die Wissen aus ihrer Enthaltsamkeit zogen, und Lamas, die nichts anderes täten, als ständig Kinder zu zeugen und dann nicht zu ihnen zu stehen. Die Hälfte der Mongolen würden deshalb ihre Väter nicht kennen. Von den Mönchen sprach sie mit Respekt, an den Lamas ließ sie kein gutes Haar. »Die können nichts, nur essen, Airek trinken und auf die Toilette gehen.« Ja, Oma drückte sich mitunter sehr klar aus.

Als Kind hatten mich diese wilden Gesellen trotzdem beeindruckt. Sie kamen auf ihren Pferden, im vollen Galopp, betrunken von Unmengen Airek, der vergorenen Milch, die wie Alkohol wirkt. Sie schrien und fluchten und fielen vom Pferd. Am meisten hatte uns interessiert, ob das alte Gerücht stimmte, dass sie untendrunter nichts anhatten. Als sie reihenweise aus dem Sattel kippten, war klar: Das war kein Gerücht, es stimmte.

Mein Stiefopa, der glühende Kommunist und heimliche Mönchssohn, hatte mir dann vom schwarzen Schamanismus erzählt, von der schwarzen Magie der Fluch machenden Schamanen, wie man bei uns sagt. Mit einem von ihnen habe sein Neffe einmal Daaluu, das mongolische Domino, gespielt, für Geld und heimlich, weil das von der kommunistischen Partei streng verboten war. Der Neffe hatte dabei ein zweijähriges Pferd verloren. Nach dem Spiel wollte er es wieder zurückhaben und unterstellte dem Schamanen, dass er gemogelt hätte. Der reagierte mit der geballten Demonstration seiner finsteren Macht.

»Wenn das so ist«, donnerte er, »dann sehe ich nächstes Jahr deinen Kopf auf diesem Tisch.« Er hieb dreimal mit der Faust vor sich auf das Holz.

Im Frühjahr darauf fuhr der Neffe auf seinem Motorrad auf einem schnurgeraden Weg in der vollkommen ebenen Steppe und stürzte schwer, sein Kopf hing praktisch nur noch an einem Faden. Er überlebte nicht.

Solche Geschichten gab es viele. Von Oma wusste ich, dass meine eigene Mama als Kind mit einem Mädchen befreundet war, dessen Mutter als böse schwarze Schamanin galt. Mama war neugierig und wollte wissen, was es mit der dunklen Magie auf sich hatte. Das Mädchen zeigte es ihr.

»Siehst du die Frau da drüben in der anderen Jurte, die immer schimpft?«, fragte sie. »Wollen wir, dass sie Bauchschmerzen kriegt?«

»O ja, das machen wir!«, rief meine Mama, gerade auf der Höhe des kindlichen Wissensdurstes.

Das Mädchen holte den Blasbalg aus Schafsdarm, der fürs Feuer gebraucht wurde, und wies meine Mutter an: »Ich bediene den Blasbalg, und du denkst, dass sie Durchfall kriegen soll.«

Es dauerte nicht lange, bis die Nachbarin tatsächlich aus der Jurte lief und für den Rest des Tages nicht mehr zur Ruhe kam.

Das zweite Kunststück des Mädchens war harmloser. Es deutete auf ein aus Holz geschnitztes Pferd, setzte seine Maultrommel an und spielte eine Melodie. Das Pferd begann, sich zur Musik zu bewegen, es trottete im Takt. Zumindest sah das meine Mutter so, das Mädchen hatte sie in Trance versetzt. Für sie hat sich das hölzerne Pferdchen bewegt.

Wie mächtig Trance wirken kann, hat eine meiner Lehrerinnen eindrucksvoll bewiesen. Sie konnte anhand eines Fotos über Tausende Kilometer hinweg behandeln. Nennen wir es Telemedizin, in Wahrheit betete sie vor dem Bild, und wenn ihre Medizin wirkte, auf dem Höhepunkt der Heilung, bewegten sich die Augen des Patienten auf dem Foto.

Derartige Phänomene finden sich zuhauf im Schamanismus. In der alten Arbeitsweise waren Tan und Dom meist ein Duo von Lamas und Mönchen, allesamt Männer. Der Lama, der die Tan-Mischungen bereitete, sammelte die Pflanzen und Kräuter, rieb sie und reicherte sie mit seinen heilenden Kräften an. Diese Mischung gab er dann an den Dom-Mönch weiter, der über Wochen und Monate, bei Sonnenaufgang, zu Vollmond, bei Neumond, daran arbeitete. Wenn die Arzneikombination so weit war, ihre ganze Kraft zu entfalten, saßen die beiden gemeinsam vor einem Seidenpapier, auf dem sie die Kräuterkombination sparsam verteilten und beobachteten, wie sie lebendig wurde. Und lebendig ist dabei kein leeres Wort. Sobald das passierte, begann die Kräutermedizin nämlich, sich auf dem feinen Papier zu bewegen. Das war für die Schamanen der Höhepunkt, der in einer Zeremonie mit allen Schülern begangen wurde, quasi als Prüfung der Wirksamkeit, man kann es vielleicht mit der Medikamentengenehmigung in der Schulmedizin vergleichen, nur sehr viel ursprünglicher.

Die weißen Schamanen, die dem Leben dienen, sterben fast aus, während das schwarze Wissen immer noch fleißig weitergegeben wird. Es ist bis heute sehr dominant und bekommt weiterhin Zuwachs.

Deshalb schätzte meine Oma die Linie meines Vaters so sehr, den Großvater, der aus dem Norden vom Baikalsee stammte. »Dort werden die weißen Schamanen geboren«, sagte sie.

Von ihnen stamme ich also ab, dachte ich schließlich, was habe ich dann zu verlieren?

Ich tauchte immer mehr ein in die Geheimnisse meiner Vorfahren. Die folgenden Jahre waren meine Gesellenjahre, könnte man sagen, nur absolvierte ich sie, ohne es zu wissen. Natürlich bin ich dabei viele Irrwege gegangen, aber ich nenne sie lieber Umwege. Im Schamanismus geht es darum, deinen eigenen Weg zu finden, und das kannst nur du selbst. Auch wenn du wieder einmal glaubst, in der völlig falschen Richtung unterwegs zu sein, begegnest du Menschen, und jeder, den du triffst, ist ein großer Lehrer für dich. Jeder. So gesehen gibt es gar keine Irrwege, auch der Umweg ist Schicksal.

Irgendwann war ich dann so weit. Ich war bereit, meinen ältesten Lehrer wiederzusehen. Kontakt aufzunehmen mit meinem Ururgroßvater Baawei, dem Schattenmann aus meiner Kindheit. Erst da merkte ich, wie sehr er mir gefehlt und wie sehr ich darunter gelitten hatte, dass ich ihn über dreißig Jahre hinweg ignorierte. Es war ein Fehler gewesen, auch wenn ich ihn unwissentlich beging. Ich hatte das Geheimnis ganz allein getragen, bewusst und unbewusst, leidend und nicht leidend. Nun wandte ich mich an ihn. Und ab da ist es losgegangen. Ich war sechsunddreißig Jahre alt.

Mein Wissen

Ururgroßvater Baawei hatte keine guten Nachrichten bei unserem ersten Aufeinandertreffen nach diesen dreißig Jahren. Ich fühlte es mehr, als er es mir sagte, aber die Botschaft war dennoch deutlich. Es würde in Zukunft noch mehr Tote in unserer Familie geben.

Es sollte stimmen, wie sich später herausstellte, zwei weitere Brüder starben infolge von Unfällen. Noch mehr Prüfungen also. Besonders rund um den Tod meines mittleren Bruders Jahre danach, als ich schon in Tübingen war. Ich hatte eine meiner Lehrinnen in der Mongolei aufgesucht und war schon dabei, mich zu verabschieden, als sie meine Hand nahm und mich zurückhielt.

»Kind«, sagte sie, »ich muss dir etwas sagen.« Sie machte eine kleine Pause, es fiel ihr sichtlich nicht leicht. »Du wusstest es, du hast es so entschieden.« Wieder eine Pause, dann sagte sie: »Dein Mann wird nur zweiundvierzig Jahre alt werden.«

Sie hatte recht. Mein Mann war schwer krank, und ich hatte gewusst, dass er kein langes Leben vor sich hatte, aber ich hatte es nicht wahrhaben wollen. Ich hatte ihn trotzdem geheiratet und ein Kind mit ihm bekommen. Unsere Tochter war gerade drei Jahre alt, als mein Mann dann einfach keine Kraft mehr hatte. Er schaffe es nicht, sagte er immer wieder. Genau zu der Zeit hat mein mittlerer Bruder angerufen.

»Sie ist noch zu klein«, sagte er, »ich gehe.«

Es war das letzte Telefonat mit ihm vor seinem tödlichen Unfall. Mehr Erklärung gab es nicht, nur diese paar Worte. Aber ich wusste, was sie bedeuteten: Er ist meiner Tochter zuliebe gegangen. Auch er war nur zweiundvierzig Jahre alt geworden.

Sie müssen wissen

> Menschen nehmen anderen oft die Last ab. Meistens Kinder den Eltern, vor allem der Mutter. Kinder dürften außer den Kinderkrankheiten keine anderen Erkrankungen haben. Alles andere sind fremde Lasten. Dasselbe gibt es auch zwischen Ehepartnern, bei denen einer die Krankheit für den anderen trägt.

Seit ich die Verbindung mit meinem Ururopa wiederaufgenommen hatte, war der Bann gebrochen. In diesem schicksalsreichen Jahr 1999 überschlugen sich die Ereignisse in meinem Leben. Zuerst Baaweis Stimme, die über drei Schamaninnen zu mir kam. In ihnen lernte ich drei großartige Frauen und Lehrerinnen kennen. Wer sich jetzt alte verhutzelte Frauen im hintersten Winkel einer Jurte vorstellt, kann von der Wahrheit nicht weiter entfernt sein, denn im wirklichen Leben waren die drei Schamaninnen in angesehenen Berufen tätig, eine war Bauingenieurin, eine Schauspielerin und eine Journalistin.

»Warum trägst du das alles allein?«, fragte mich die Bauingenieurin. »Du verbietest dir, die göttliche Gnade an andere Menschen weiterzugeben.«

Ich brach heulend zusammen und war unendlich dankbar für ihre Unterstützung.

Dann machte ich eine Phase durch, in der mein Ururgroßvater meinen ganzen Körper besetzte, ich lief wie als Mann herum, spürte zwei Tage lang sogar Hoden zwischen meinen Beinen. Ich sprach wie er und wollte im Stehen pinkeln. Meine kleine Kinderschar daheim dachte, ich wäre verrückt.

Aber das alles gehörte dazu, weil ich mich für diesen Weg entschieden hatte. Ich war für das Leben als Heilerin und Schamanin ausgesucht worden, wie es meine Großmutter mir immer prophezeit hatte. »Wirst du für wert befunden«, sagte sie immer, »dann musst du dieses Leben annehmen.« Und zwar allumfassend. Du bist Mutter, du musst Geld verdienen und deine Kinder großziehen, du musst den Menschen mit deinem medizinischen Können und deinen schamanischen Fähigkeiten dienen und weitere Möglichkeiten lernen, ihnen zu helfen.

Auch eine Handleserin in der Mongolei hatte meine Bestimmung schon lange vor mir erkannt und wusste um meinen Kampf damit. Sie sagte zu mir: »Du warst ein Leben lang hellsichtig, hellhörend, hellfühlend, aber du hast nie etwas gesagt. Du machst dich kaputt, weil du alles allein trägst. Warum redest du mit niemandem?«

»Mit wem denn?«, fragte ich und heulte wieder wie ein Kind. »Mit wem soll ich reden?«

Sie nickte und las weiter in meiner Hand: »Du musst drei Männer kennenlernen und dreimal heiraten. Das jüngste deiner Kinder ... wie viele hast du?«

»Vier«, sagte ich, »mein Stiefsohn ist wie meine eigenes, zwei Töchter habe ich geboren und ein Kind adoptiert.«

»Die Jüngste von deinen zwei eigenen«, sagte sie bestimmt. »Auf diese Tochter musst du besonders aufpassen. Sie wird dein ganzes Wissen übernehmen, sie musst du führen. Ich werde dich begleiten, aber ich weiß nicht, wie lange. Du wirst dienen und deinen Dienst tun, dir bleibt nichts anderes übrig. Und du musst lernen, dein Wissen wird in der Nacht zu dir kommen, über deine Träume.«

Nun, 1999, war es keine Ahnung mehr irgendwo in mir, es gab keinen Zweifel mehr. Das Geheimnis, das ich so lange in mir verborgen hatte, kam ans Licht.

Ich hatte auch weiterhin großes Glück mit meinen Lehrern. Schamanen geben sich nie zu erkennen, sie stehen nicht am Wegrand, winken einen in ihre Jurte und drängen einem ihr

Wissen auf. Als Schamane lebte man immer gefährlich, und nicht nur, weil sie so oft verfolgt wurden, sie sind auch untereinander verfeindet. Ihr Gesicht zu zeigen war für sie meistens lebensgefährlich. Aber sobald du begonnen hast, wie ich damals, begegnest du deinen Lehrern, einem nach dem anderen. Ich hatte fünf große Lehrer, die mich über Jahre begleiteten. Keiner von ihnen ist mehr am Leben, heute stehen sie mir geistig bei.

Die erste in der Reihe meiner vielen Lehrerinnen war Sodnom, eine der ältesten und reifsten Schamaninnen des Landes. Als Tibeterin war sie sowohl Buddhistin als auch Schamanin, außerdem Journalistin und Schauspielerin. Sie hat tibetische Astrologie und Mathematik studiert und mir alles beigebracht, was ich auf dem Gebiet weiß. Sie arbeitete mit Zahlen, bei ihr basierte alles auf mathematischen Formeln. Sie begleitete mich am längsten von allen. Zu ihr hatte ich das innigste Verhältnis, sie war eine Mutter für mich.

Eine wunderbare Frau und Lehrerin war Muurtai Eemee, die Katzenmutter. Der Anlass, der mich zu ihr führte, war die Erkrankung meiner ältesten Tochter. Trotzdem war unser erstes Treffen unglaublich schön. Es war in einem Zelt außerhalb der Stadt. Es sprudelte im Kochtopf, und alles war verraucht und rußig vom Feuer, über dem der Topf hing, und überall liefen unendlich viele kleine schwarze Katzen herum. Es war wie in einem Film.

Ich bat um Hilfe für mein Kind. Sie nickte und beschrieb mir meine Tochter, als würde sie hier mit uns im Zelt sein und nicht ein paar Kilometer weit entfernt: zierlich, aber mit großem Kopf, blaue Kleidung. Genau wie ich sie ihr an diesem Morgen angezogen hatte.

»Sie ist sehr kränklich«, sagte sie, »du musst das Land mit ihr verlassen, dann wird es ihr besser gehen.« Sie sah mich an. »Warum bist du überhaupt hier? Dein Schicksal liegt im Ausland.«

»Wie soll ich denn im Westen überleben?«, fragte ich.

»Du wirst dort besser leben und sicherer dein Wissen von oben bekommen. Und du wirst nie ohne Essen und Brot sein. Schau, ich gebe dir etwas mit, solange du das hast, wirst du nicht hungern.«

Ich musste ein Seidentuch nähen lassen, unten mit Spitze und langen roten Schnüren. »Je länger diese Schnüre«, sagte sie, »desto mehr Geld werdet ihr haben.«

Ich habe das Tuch heute noch. Und sie gab mir noch etwas mit auf den Weg. Das Geheimnis von Tan-Dom. Denn eigentlich ist es bloß möglich, entweder nur Tan oder nur Dom zu lernen.

Sie stellte mir einen buddhistischen Mönch vor, mit dem sie zusammenarbeitete. »Dieser Mönch und ich, wir sind eins«, sagte sie. »Wir sind Tan und Dom. Ich arbeite rituell, ich bin Dom. Er arbeitet medizinisch, er ist Tan.«

So eine Gemeinschaft ist ausgesprochen selten. Normalerweise standen Schamanen und Buddhisten schon einander feindlich gegenüber, weil sich die Mönche sehr viel Wissen von den Schamanen angeeignet haben. Es ist ein geistiger Krieg, der da im Gange ist. Und hier handelte es sich auch noch um Mann und Frau.

Sie ließ ihre Worte wirken. Dann nahm sie mich am Arm beiseite. »Und noch etwas musst du wissen«, sagte sie leise und eindringlich. »Du vereinst beides. In dir drin ist das Schwarzmagische und das Weißmagische.«

»Wie meinst du das?«, fragte ich, doch etwas erschrocken.

»Mann und Frau, Vater und Mutter, Leben und Tod, Gesundheit und Krankheit. In dir dürfen Gott und Teufel wohnen.«

Eine mächtige Aussage, die nicht leicht zu nehmen war. Ich hatte einiges zu verdauen.

Der Mönch war schon sehr krank und starb bald darauf. Seine Witwe, die über mich Bescheid wusste, überließ mir alle seine Mittelchen und vor allem seine Kupfertasse. Sie ist ein wichtiges Utensil, weil Mönche und Schamanen sehr viel mit Alkohol arbeiten. Alkohol ist das erste Gift, aber auch die erste Medizin der Menschheit.

Menschen, die in ihrer Arbeit in andere Bewusstseinszustände switchen, haben seit jeher Drogen als Hilfe benutzt, von Schamanen bis hin zu Sigmund Freud. Man bediente sich an Pilzen, Opium, Morphium, Kokain oder Alkohol. In der mittleren und nördlichen Mongolei verwendete man bei schamanischen Prüfungen hochprozentigen Alkohol, vermutlich kommt daher auch der Spruch: Betrunkene und Kinder sagen die Wahrheit.

Auch ich verwende Alkohol, allerdings nie mehr als ein paar Tropfen. Eine meiner Lehrerinnen warnte mich davor, weil viele Schamanen süchtig werden. Ich sollte meine heilende Aufgabe stets absolut nüchtern erfüllen, nicht einmal ein Glas Wein ist mir erlaubt. Wenn ich Alkohol in ganz geringen Mengen benutzte, dann nur, um in der Mitte bleiben zu können und beschützt zu sein vor den vielen Kräften, die durch mich hindurchgehen. Ich bin auch in meiner täglichen Arbeit den guten und den bösen Mächten ausgesetzt, Mördern und Opfern gleichermaßen. So etwas kann einen leicht in eine Psychose hineinziehen, so habe ich es mir später übersetzen können. Die paar Tropfen Alkohol verhindern das, und die trinke ich bis heute aus der Kupferschale des Mönchs.

Der Alkohol versetzt einen nicht in Trance, er wirkt medizinisch. Tan eben. Der Schüler des verstorbenen Mönchs brachte mir bei, was ich darüber wissen musste. Er wurde mein Tan-Lehrer.

»Du glückliches Kind«, sagte meine Lehrerin, kurz bevor ich mich damals von ihr verabschiedete und sie mir als Gegenstück zur Kupfertasse des Lamas noch ihre Trommel übergeben hatte. Die beiden Symbole für das, was nun in mir vereint war. »Ich habe sechzig Jahre lang gesucht, bis ich meine andere Hälfte fand. Du kommst zum ersten Mal zu mir, und schon nehmen dich beide Hälften an der Hand.«

Sie müssen wissen

Im Schamanismus heißt es, dass die geistige Energie in Form allwissender Urwesen zu dir kommt, dich an der Hand nimmt und unterrichtet. Dieser Unterricht hat keine Schulstunden, man sieht seine Lehrer ausgesprochen selten, etwa einmal im Jahr. Es gibt auch keine Lektionen und Schriften, keine Seminare und Workshops. Das Wissen stellt sich einfach ein. Es ist etwas Energetisches, das in einen hineinfließt. Es ist da, innerhalb von Sekunden. Es wird einem klar. Plötzlich weiß man wieder etwas und ist ein Stückchen weiter. Die Lehrer bringen dich auf den Weg, die Kräfte wirken in dir. Du kannst das heilende Feld aufbauen.

Bei diesem ersten Besuch bei meiner großen Lehrerin kam ich mir allerdings nicht wie ein glückliches Kind vor. Ich hatte eine kranke Tochter, kaum Geld, und die einzige Therapie, die helfen sollte, lag darin, dass sie mir riet, in den Westen zu gehen. Im Nachhinein weiß ich, dass ich tatsächlich ein glückliches Kind bin, weil alle hinter mir stehen und mir helfen.

Patienten fragen mich oft: »Woher wissen Sie das? Warum sind Sie sich so sicher?«

»Weil ich es ganz sicher weiß«, sage ich dann immer. »Weil ich seit geraumer Zeit kein bloßes Ich mehr bin, sondern ein großes Wir. Ich habe Zugang zu einem größeren Wirkungsfeld. Unsicher ist nur, ob Sie es annehmen.«

Ich kann mich in meiner schamanischen Arbeit auf drei Quellen verlassen.

Erstens auf mein Schicksal. Der Schamanismus liegt in einer langen Linie in meiner Familie, ich bin die fünfte Generation dieser Tradition.

Zweitens auf meine Begegnungen und Erfahrungen, die mich auf den richtigen Weg bringen.

Drittens auf das Bitten. Gebete sind zu allgemein. Ich bete nicht für etwas, ich *bitte* um etwas. Das ist ein Unterschied und eine Fähigkeit, die man lernen muss.

Den Unterschied zwischen Beten und Bitten begreift man ganz gut in einer Geschichte: Ein Mann kam zu einem Gebets-Lama, einem von denen, die auch meine Oma gutgeheißen hätte. Er suchte Rat für seinen sterbenskranken Sohn. Die Ärzte hatten den Jungen aufgegeben. Sie rieten dem Vater, ihn doch zu Hause sterben zu lassen, im Kreis der Familie, die im Übrigen ziemlich groß war, der Mann hatte elf Kinder. Der Lama ordnete an, dass man den Patienten im Morgengrauen zu ihm bringen sollte. Zu sechst trugen sie den Patienten zu ihm. Der Dom-Lama sagte, sie sollten ihn auf das Lager in seiner Hütte hinlegen und wieder gehen, am Nachmittag könnten sie ihn dann abholen. Als der Vater nach ein paar Stunden wiederkam, spielte der Lama mit dem Jungen Domino.

Dieser Lama konnte bitten. Zwölf Stunden lang sandte er seine Bitten für das Leben des Jungen nach oben. Sie haben geholfen. Es ist wie eine eigene Sprache. Christen würden sagen, Jesus kannte diese Sprache.

Ich habe das Bitten von meiner astrologischen Lehrerin Sodnom gelernt. Sie war nicht nur eine große Schicksalswenderin, sie beherrschte auch die Kunst der echten Gebete. Das Bitten ist der höchste Grad der schamanischen Fähigkeit.

Lernen ist im Schamanismus etwas Alltägliches. Es passiert, während man sein Leben bewältigt. Den Alltag in rhythmisch-meditativem Zustand zu leben, das ist meine Aufgabe. Das ist meine Meditation. Ich habe nicht die Chance, drei Monate nach Indien zu gehen und mich in Yoga zu versenken. Ich bin verheiratet, ich habe Kinder, ich putze, ich räume auf, ich koche, ich wasche, ich bügle, ich bin Hausfrau und Mutter. Das ist wichtig. Wie wichtig, das habe ich von den einfachen Menschen gelernt, die meine Lehrer waren.

Das Schicksal ist die größte Schule, und die hat viele Stufen. Bei mir waren das meine Lehrjahre in der Steppe, die Uni und die Ausbildung im Krankenhaus, wo ich auch die Pflege gelernt habe. Die Menschen zu pflegen ist Teil des Heilens, das vergessen wir oft. Ich bin sehr froh, dass ich die wissenschaftliche Anerkennung habe, sie bringt mich auf Augenhöhe. Eine andere Stufe dieses Schicksals ist mein ganz normales Familienleben. Ich bin und bleibe eine ebenbürtige, irdisch einfache, hochwangige Mongolin, die kocht und backt und sich auf ihre Enkelkinder freut. Das macht mich menschlich. Viele sagen, ich bin eine spirituelle Frau, davon halte ich nicht so viel, ich bin eine irdische Frau.

Und während ich diese lebenslange Schule des Schicksals besuche, sammle ich die Puzzlesteine des Wissens, die sich nach und nach in mir zusammensetzen und irgendwann das ganze Bild ergeben. Das ganze Bild aus meinen zwei Welten. Keiner meiner alten Lehrer war Schulmediziner, aber sie haben die westliche Medizin geachtet, sie gingen wie alle anderen zum Hausarzt und nahmen Pillen ein. Ich wäre dumm, würde ich mich nur auf eine Seite konzentrieren. Ich will nicht gerissen sein, aber ein bisschen Klugheit möchte ich schon besitzen.

Mein Weg ist: Ich entwickle mich, ich wachse weiter. aber den irdischen, natürlichen Ursprung, wie vielleicht den Baikalsee, darf ich nie vergessen.

Zu diesen Puzzlesteinen des Wissens gehören auch meine Reisen, und damit meine ich nicht die Besuche ein-, zweimal im Jahr bei meinen Lehrern und meiner Familie in der Mongolei. Ich meine die Reisen, für die ich mich nicht ins Flugzeug, ins Auto oder in den Zug setzen kann. Die Transportmittel sind in mir, und meine Ziele nicht auf dieser Welt. Ich reise aus meinem Körper hinaus, ohne Gewicht und ohne Gepäck.

Die Reisen sind dazu da, um mich darin zu stärken, den Menschen und dem Frieden der Erde im Sinne einer höheren Ordnung zu dienen. Es sind die Reisen an die Quellen meines Wissens und meiner Kraft.

Medizinisch gesehen ist, in eine andere Dimension zu gehen, ein hoch psychotischer Zustand, du bist nicht mehr du selbst. Man kann diese transzendentalen Ausflüge vielleicht mit einer Art Traumreise vergleichen. Ich begebe mich in ein neues Feld, eine andere Dimension. Die einen stellen sich das als Paralleluniversum vor, andere fangen mit dem Wort Raum etwas mehr an. In Wahrheit stimmt alles, wenn auch nicht eins zu eins. Es sind Fantasiewelten, die für mich Wirklichkeit sind.

Praktisch lebe ich tagtäglich in mehreren Welten, während ich im irdischen Leben weiterhin Frau Altangerel-Wodnar bin, Ärztin, Mama, Großmutter, Tante, Schwester. Das auch zu bleiben ist wichtig, sonst könnte ich meine Aufgabe nicht erfüllen. Allerdings ist es keine leichte Übung bei dem Hin und Her. Oft sind die Reisen unbewusst, mitunter werde ich abgeholt, eingeladen, mitgenommen. Mittlerweile kann ich selbst steuern, wann ich diese Welt verlassen und in eine andere eintauchen will. Ich kann es jederzeit initiieren, so weit bin ich heute.

Mit meinem Körper bleibe ich natürlich immer auf der Erde, es ist der Geist, der reist. Und die Seele. Trotzdem ist es nicht möglich, gleichzeitig hier und in einer dieser Parallelwelten zu sein. Um nicht durcheinanderzukommen, muss ich mich auch von allem fernhalten, was wir Fantasy nennen. Ich darf weder Bücher dieses Genres lesen noch solche Filme sehen. So seltsam es klingt, da fällt auch Harry Potter hinein, weil es sich dabei um eine andere Schule handelt, wenn man so will. Die Kräfte, die hier am Werk sind, können nicht zwischen Film und Wirklichkeit unterscheiden. Meine Kinder wissen, dass ich so etwas nicht sehen darf. Wenn sie sich einen Harry-Potter-Film anschauen und ich durchs Zimmer will, rufen sie: »Nein, Mami! Achtung! Augen zu! Nicht reinkommen!« Im Fernsehen gibt es für mich nur Krimis oder Politdiskussionen, die sind unverfänglich.

Die Kinder sind die Einzigen, die meine Ortswechsel bemerken. Meistens ziehe ich mich zurück dafür, um niemanden zu verschrecken. Aber oft sind transzendentale Reisen auch unbewusst. Kinder spüren das. »Es ist jemand ganz anderer in ihr drin«, sagten sie oft, manchmal spürten sie jemand Strengeren, manchmal erschien ich ihnen fröhlicher. Kinder sind feinfühlig, und sie haben noch keine Scheu, an mehr zu glauben, als sie sehen.

Diese Barrieren kommen meistens erst später. Allein deshalb spreche ich nicht über meine Aufenthalte, außer mit meinem Mann und meiner jüngsten Tochter, der ich mein Wissen weitergebe. Ihr habe ich einmal erzählt, dass mich eine Reise an die Ufer des Baikalsees, wo sich die Welt der griechischen Mythologie offenbarte, geführt hat. Sie war damals noch sehr jung und hat mit einem Mädchen in der Schule darüber geredet, die es wiederum ihren Eltern gegenüber erwähnt hat. Man kann sich vorstellen, was los war. Es gab Gerede in der ganzen Stadt, dass ich verrückt sei. Meine Tochter hat das sehr verletzt.

Die Welten, die ich auf meinen Reisen kennenlerne, sind alle sehr unterschiedlich und nie dieselben. Sie sind immer neu und immer anders. Sie sind faszinierend, wunderschön, manchmal auch fürchterlich oder gefährlich. Wenn ich dort ankomme, befinde ich mich in einer für mich physisch wahrnehmbaren Welt. Ich laufe herum und treffe fremde Wesen, ich kann alles erkunden und angreifen. Und irgendwann bin ich wieder da. Meistens reise ich nachts und lande in der Früh in meinem Bett neben meinem Mann. Ich bin zurück.

Zurück. Ein wichtiges Stichwort. Denn es gibt eine Angst, die mich auf diesen Reisen begleitet. Die Angst, mich zu verlieren. Als meine Lehrer noch da waren, sich, genauer gesagt, lebend auf diesem Planeten befanden, bin ich mutiger gereist. Ich fürchte mich davor, einmal aus so einer anderen Welt nicht mehr zurückzukommen. Ganz unbegründet ist diese Angst nicht. Viele Schamanen konnten danach nicht mehr in ihren Körper zurückkehren.

Bis jetzt bin ich immer gut wieder in mir gelandet. Das geht auch bei langen Reisen erstaunlich schnell, einfach mit ein paar Tropfen Schnaps. Dabei assistieren mir mein Mann oder eine meiner Töchter, weil ich den Alkohol aus der Kupferschale des alten Dom-Mönchs einnehmen muss.

Es sind also keine Vergnügungstrips, die mich in andere Sphären führen, selbst wenn die Orte noch so schön sind. Sie haben einen Sinn, sie lehren mich. In einem Magazin für transzendentale Touren würde man sie Bildungsreisen nennen. Wenn eine Welt sich mir öffnet, hat sie immer eine Absicht. In einer anderen Dimension kommt man einer anderen Instanz nahe. Und ich habe mich zu fügen. Auf die Art lernte ich zum

Beispiel auch die Sprache des Bittens. Das stünde in dem Magazin dann unter Sprachreisen.

Wie lange ich weg bin, weiß ich vorher nie. Ich muss die Orte, an die es mich zieht, akzeptieren, ebenso wie die Zeit, die ich dort verbringen werde. Die Welt bestimmt, nicht ich. Manchmal wollen die Kräfte, die dort wirken, zwei Stunden bei mir bleiben, manchmal eine Nacht oder einen ganzen Monat.

Mein längster Aufenthalt außerhalb unserer Erde dauerte achtundvierzig Stunden. Ich fand mich in einer berührend schönen Umgebung wieder, einer Art Urwald, alles überdimensional groß, aber ganz lieblich. Es gab keine Menschen, nur affenähnliche Geschöpfe. Ich hatte mich schon als Kind immer gewundert, wieso es früher auf der Erde so riesengroße Tiere gab, von denen heute kein einziges mehr existiert. Und dann begegnete ich dort in einer Art Urwald Riesenlemuren, die in den vergangenen zwei Jahrtausenden ausgestorben sind. Lemuren, was auf Lateinisch übrigens »Schattengeister der Verstorbenen« bedeutet, leben nur auf der Insel Madagaskar. Alles in dieser Welt war riesig, die Bäume, die Blumen, die Blätter, die Blüten und eben die Tiere. Ich sah Mammuts und bezaubernde Rehe, die mit ihnen in der Größe durchaus mithielten. Es war einer der schönsten Plätze, die ich je gesehen habe. Ich ging mit offenen Augen durch den riesenhaften Wald, ich kann die Bilder in meinem Kopf jederzeit abrufen.

Ein anderes Mal landete ich in einer hoch technisierten Welt, in der alles aus Metall war. Es gab Autos, Flugzeuge, Busse, Züge, aber alles auf einem Hightech-Niveau, das wir hier nicht kennen. Menschenähnliche Gestalten trugen Metallkostüme, hypermoderne Rüstungen, wenn man so will. Es war kein angenehmer Aufenthalt. Die Technologie jagte mir einen Schrecken ein, weil ich wieder fürchtete, nicht mehr zurückzukönnen, wenn ich mich damit beschäftigte.

Einmal kam ich aus einer anderen Welt zurück und konnte nicht mehr sehen. Ich erschrak, weil ich an die Studentenzeit dachte, als ich fast blind geworden war. Aber diesmal war es anders, das Problem lag nicht am Sehmechanismus, sondern an den Lidern. Meine beiden Oberlider waren innerhalb weniger Sekunden derart zugeschwollen, dass ich die Augen nicht mehr aufbrachte. Es war wie bei einem allergischen Schock. In dem Fall aber war es ein Schutz, weil ich in einer Gegend war, in der man schwarze Rituale abhielt. Es war ein Schutz gegen die Schwarzmagie, der mich vierundzwanzig Stunden lang davor abschottete.

Damals habe ich verstanden, warum große Heiler oft blind sind und warum es auch mich in diese Richtung zieht. Aber nicht sehen und nicht sehen können sind zweierlei. Bei der Pulsdiagnose ist mein normales Auge auch weg, damit ich eventuelle Krankheiten besser fühlen kann. Ein für alle Mal blind zu sein ist schon noch einmal etwas anderes. Deshalb habe ich meine Lehrerin gebeten, alles dafür zu tun, um mir das Augenlicht mein Leben lang zu erhalten. Wir haben oft daran gearbeitet.

Eine meiner Reisen führte mich zum Baikalsee, an den Ursprung des Schamanismus, es war ein besonderes Ereignis. Es ging um hohe Rituale am See und eine letzte Prüfung.

Sie müssen wissen

Die ersten Prüfungen im Schamanismus sind die Krankheiten, die man auszuhalten hat, und der Verlust nahestehender Menschen, den du zu ertragen hast. Bestehst du diese Prüfungen, ohne seelischen Schaden und ohne psychische Störungen, kannst du deinen Weg weitergehen.

Diese letzte Prüfung sollte nun entscheiden, ob ich in den Kreis der Schamanen aufgenommen würde oder nicht. Das klingt sehr bedeutsam – und ist es auch. Allerdings darf man jetzt kein Szenario wie beim Abitur erwarten. Die Prüfung hört sich in den Ohren eines zeitgenössischen Menschen der westlichen Welt etwas banal an und dauert nicht länger als ein paar Sekunden. Für Schamanen aber ist es eine hoch spannende Angelegenheit. In dem Moment, in dem die Schüler von der Kraft von oben genommen werden, vollführen die Lehrer mit ausgestreckten Armen eine schnelle Drehung und werfen eine mit Milch gefüllte Tasse mit solch einem Drall in die Luft, dass sie sich mehrmals um die eigene Achse dreht, bis sie, ohne dass Milch verschüttet wird, so auf dem Boden landet, als hätte man sie vorsichtig hingestellt. Normalerweise bleibt dabei keine Tropfen Milch mehr in der Schale. Wenn doch, sind die Schüler aufgenommen, dann dürfen sie als Schamanen wirken. Eine Milchmädchenrechnung, die aufgehen kann oder nicht, könnte man jetzt denken. Aber was sollte sie über die Qualifikation der Schüler aussagen, die nicht einmal etwas dazu tun können, weil die Prüfung eigentlich ihre Lehrer ablegen? So etwa wird man es ohne schamanischen Blick wohl sehen. Man könnte es vielleicht ein Gottesurteil nennen.

Es fiel zu meinen Gunsten aus. Und das sogar ziemlich spektakulär. Als meine Lehrerin, meine gute alte Nadja Stepanowa, mit einer Glocke ähnlich wie mit Trommeln Ahnen und Prüfer herbeirufen wollte, ging vor dem dritten und letzten Glockenschlag der Klöppel – wir nennen das Zunge – kaputt. Sie erschrak und schrie auf, aber in dem Moment war ich schon weg, erfasst von den Mächten, die bei so einer Prüfung am Werk sind. Die exakte Landung von Nadjas Tasse Milch holte mich wieder zurück. Seither kann ich in andere Welten switchen, und ich brauche keinen Alkohol und keine Drogen dazu, das ist ein großes Glück für mich.

Danach schickte mich meine Lehrerin zu unser aller Urgroßmutter, wie der Baikalsee genannt wird. Als tiefster und ältester Süßwassersee der Erde birgt der Baikal, so sagt man, die Geheimnisse der Menschheit. Dort ist der Ursprung des schamanischen Wissens. In seinen Tiefen liegen die Reste vom Leben vor der Eiszeit verborgen, nur dort konnten sie die Zeit überdauern. Dieses ungeheure Wissen ist in der Natur, in jedem Stein, in jeder Wurzel gespeichert. Wer den Zugang hat, kann es abrufen. Deshalb gilt der See als allwissende Urmutter aller Menschen und das Wasser als Fruchtwasser der Menschheit. Mit diesem heiligen Wasser sollte ich mich nun waschen. Es war ein schönes Ritual.

Ich hatte auch hier das Glück, mit Nadja eine ganz besondere Lehrerin zu haben. Sie war später Präsidentin der Weltschamanen, ich verdanke ihr viel. Aus Achtung nennt man die Lehrer, die einen auf diesen Reisen begleiten, auch geistige Mütter und Väter. Schamanen sind keine Voodoo-Priester, wie sich das viele, nicht zuletzt von der Schwarzmagie beeinflusst, vorstellen. Schamanen sind Seher und Heiler. Die Übersetzung des Wortes *šaman* aus verschiedenen Sprachen bezeichnet es am genauesten: jemand, der weiß. Schamanen sind Vermittler. Sie vermitteln zwischen den Lebenden und den Toten.

Sie müssen wissen

Die Lebenden sind ein ganz kleiner Teil der kosmischen Energie. Im Vergleich zur überwältigenden Mehrheit der Toten sind sie kaum mehr als ein Grüppchen. Die Toten sind keineswegs verloren. Sie sind da und hören zu. Unser mechanisches Auge kann sie bloß nicht sehen. Ausgenommen Kinderaugen. Bei fast jedem Kind ist das Dritte Auge bis zum fünften Lebensjahr offen. Dieses sublime Energiezentrum liegt in der Mitte der Stirn etwas oberhalb der Augenbrauen. Damit schaut es in andere Welten, sieht Tiere oder einen Freund, den es für andere gar nicht gibt. Oft haben Kinder Angst vor dem, was sie sehen. Wenn es ihnen niemand erklärt, können daraus Neurosen entstehen, die in der Pubertät zu Psychosen werden können.

Heute kann ich sagen, dass alle meine drei toten Brüder in mir lebendig sind. Wenn ich Hilfe brauche, sind sie innerhalb von Sekunden bei mir.

Für mich gehört die Begegnung mit den Toten zum täglichen Handwerk. Es sind die, die in der Ahnenlinie nicht geachtet werden, obwohl sie oft sehr viel gegeben haben. Ich habe in Deutschland gelebt und gearbeitet, jetzt lebe und arbeite ich in der Schweiz und in Österreich. Alles Länder, in denen es sehr viele MS-Patienten gibt. Schulmedizinisch lässt sich das nicht erklären. Vom schamanischen Ansatz her liegt es auf der Hand. Multiple Sklerose kann mit dem Großvater zusammenhängen, und viele dieser Großväter sind im Krieg in Russland gefallen. Die Patienten haben ihn nicht gekannt, oft kennen sie nicht einmal seinen Namen.

Ich war in meinen transzendentalen Reisen oft in Russland, um diese Großväter in mein Herz zu holen: Sie warten dort, dass sie jemand entdeckt. Die Toten müssen Frieden finden und vollständig sterben können (wir kommen noch dazu, zu erklären, was das genau heißt). In Menschen, die nicht beerdigt werden konnten, ist immer noch Leben vorhanden. Auch viele Männer, die etwa in Stalingrad umgekommen sind, haben noch keinen Frieden gefunden. Erst wenn die Toten in Frieden ruhen, wird es auf dieser Erde Frieden geben.

Schamanismus ist eine kunstvolle Philosophie, die uns lehrt, wie wir das Leben auf dieser Erde bewältigen können. Dabei werden keine Unterscheidungen zwischen Mann und Frau gemacht wie beispielsweise im tibetischen Buddhismus, in dem die heiligen Schriften überwiegend patriarchal gedeutet werden. Im Schamanismus gibt es keine Trennung zwischen Mann und Frau, sie sind gleichwertig und -würdig, und sie sind eins. Das ist eine große Kraft.

Es ist vielleicht ein bisschen irreführend, wenn ich von Kräften und Mächten spreche. Die gibt es, aber gelenkt werden wir nur von einer einzigen. Es ist die seelische und geistige Kraft, die immer und ewig da sein wird. Der Körper stirbt, aber es gibt viele Ebenen des Seins. Unsere irdische Entwicklung ist eine der untersten, auf der wir uns immer noch umbringen und das Töten auf der Tagesordnung steht. Es gibt sicher Ebenen, auf denen man schon weiter ist. Mit ihnen werden wir uns verbinden, eines Tages. Es gehört alles zusammen.

Der Schamanismus hinterfragt den Sinn des Lebens nicht. Fragt nicht, wie das Universum aufgebaut ist, ob es einen Urknall gab oder nicht. Das ist nicht wichtig. Wichtig ist die Seele. Ich habe mich einmal mit einem sehr guten Freund unterhalten, einem Herzchirurgen.

»Weißt du«, sagte er, »ich habe es in Hunderten Operationen beobachtet, immer wenn wir den Brustkorb öffnen und das Herz vor uns haben. Es pumpt nicht nur das Blut, es saugt es richtig an und zieht es hinein. Ich glaube nicht, dass so ein Organ das von allein macht.«

»Das ist das Leben«, sagte ich, »das ist die Seele.«

Für mich ist die Seele der eigentliche Vermittler. Sie ist mein Pferd, auf dem ich zwischen den Welten reite, das kleine mongolische, mit dem ich durch die Lüfte fliege, Sie erinnern sich.

Mit einem Bild aus der Physik erklärt, ist die Seele Elektronik, Strom. So etwas wie eine kleine Elektronenbewegung. Kationen und Anionen. Minus und plus. Männlich und weiblich. Wenn jemand den Fluss stört, merkst du, dass es kribbelt. Die Seele fließt durch uns alle durch, weiter zu anderen, in sie hinein. Es ist ein immerwährender Fluss. Wenn der Körper stirbt, geht die Seele dorthin, wo sie hingehört.

Die geistige Welt jedes Einzelnen besteht nur aus den eigenen Ahnen. Sie ist eine Zwischenwelt und hat mit den anderen Welten, in die ich reise, nichts zu tun. Die Ahnen können nicht beeinflussen, wohin es geht, aber sie passen auf, dass du zurückkommst. Wenn du jemanden hast wie ich meinen Uropa, dann gibt er dir die Hand, und dann fliegst du.

Zehn Jahre gehörten die Reisen, die auch Prüfungen sind, zu meiner Ausbildung, die transzendentalen und die in die Mongolei zu meinen Lehrern. Heute habe ich die Ausbildung längst abgeschlossen. Fertig bin ich noch lange nicht. Man lernt immer noch weiter.

»Kind«, hat mir meine große tibetische Lehrerin immer gesagt, »das braucht Jahrzehnte, man beginnt damit, wenn man noch ganz klein ist, und hört nie wieder damit auf.« Dann sah Sodnom mich an und schmunzelte. »Du studierst zwar schon sehr, sehr lange bei mir, aber ich muss dir sagen: Du bist immer noch grünes Gemüse.«

Mein Wollen

Ich wusste ganz genau, was ich nicht wollte: Ich wollte keine Schamanin werden, ich wollte keine Psychiaterin sein, und ich wollte keinen fremden Mann heiraten. Ist mir wunderbar gelungen, alle drei sind eingetreten. Später wollte ich wiederum zu viel: allen Menschen helfen, die zu mir kommen. Ich musste einsehen, dass ich das weder kann noch darf.

Ich war also nicht besonders gut im Wollen. Trotzdem versuche ich es weiter, nicht zuletzt mit diesem Buch. Eigentlich genügen ja zwei Wörter: helfen wollen. Das ist mein Anliegen. Klingt so einfach, und doch kann man so viel dabei falsch machen. Gerade wenn es um die Gesundheit geht.

Meine Oma sagte immer: »Ärzte entscheiden wie ein Gott, aber sie sind nicht Gott. Ein Arzt ist ein Mensch, der zu seinem Beruf auch eine Berufung hat. Wenn nicht, fehlt ihm etwas. Deshalb gehen wir lieber zu einer achtzigjährigen Oma als zu einem jungen Doktor.«

Sie meinte damit nicht nur die Erfahrung, vor allem wollte sie sagen: Der Arztberuf ist ein Dienen. Das gehört zum Schwierigsten, was man in dem Metier zu lernen hat. Darüber steht nichts in den Lehrbüchern, die man sich als Medizinstudent in meterhohen Stapeln reinzieht. Für junge Ärzte mit ihrem Diplom in der Tasche und einem Notendurchschnitt von eins Komma null ist es schwer hinzunehmen, dass diese eins Komma null nicht auch fürs Heilen gilt.

Ich war durch meine Doppelausbildung etwas besser darauf vorbereitet, denn ich wusste: Heilen ist gar nicht mein Part, sondern der der Betroffenen. Trotzdem schoss ich übers Ziel hinaus. Zu viel zu wollen ist menschlich, es ist verständlich, aber es kann auch ein Fehler sein. Mein Fehler war, nicht das gesamte Familiensystem mit einzubeziehen.

Ich erkläre es an einem Beispiel. Eine Frau kam mit Krebs zu mir, überall Metastasen, wenig Hoffnung. Ich behandelte sie, und es ging ihr besser. Nach einem halben Jahr kam sie wieder, erneut überall Metastasen.

»Was ist passiert?«, fragte ich.

»Mein Sohn hatte einen Unfall«, antwortete sie, »man musste sein linkes Bein amputieren.«

Das linke Bein des Sohnes, dachte ich, meine Güte, Ojuna, da hast du nicht aufgepasst. Du warst so auf die Frau konzentriert, dass du den Rest der Sippe ausgeblendet hast. Was für ein Fehler!

Sie müssen wissen

Im Schamanismus geht man davon aus, dass jeder Mensch Teil eines Familiensystems ist, in dem alle wie mit einem unsichtbaren Faden miteinander verbunden sind. In diesem System herrschen zwei Gesetze.

Erstens das Gesetz des gleichen Rechts auf Zugehörigkeit: Alle Mitglieder des Familiensystems haben das gleiche Recht, dem System anzugehören. Das ist die Basis dieser Philosophie.

Zweitens das Gesetz der Rangordnung: Die Eltern sind immer ranghöher als die Kinder. Es zählen alle Nachkommen, auch die unehelichen Kinder und die, die durch Fehlgeburt oder Abtreibung nicht auf die Welt kamen.

Über die Einhaltung dieser Gesetze wacht das Familiengewissen, eine kollektive Instanz, die über jeder Familie schwebt und genau beobachtet, ob jemand in der Ahnenlinie vergessen oder verschwiegen, ausgestoßen oder übergangen wurde und ob sein Platz in der Hierarchie respektiert wird. Selbst wenn es gute Gründe gibt, mit einem Mörder als Vater, mit einer Alkoholikerin als Mutter, mit einem Vergewaltiger als Onkel nichts zu tun haben zu wollen, dürfen diese Gesetze nicht verletzt werden. Man muss die Taten nicht gutheißen, zu seiner Schuld muss jeder selbst stehen. Aber der Vater bleibt trotzdem Vater, die Mutter bleibt weiterhin Mutter, der Onkel bleibt nach wie vor Onkel, und als solche müssen sie respektiert werden. Es zählt nicht, *was* sie sind oder waren, es zählt, *dass* sie sind oder waren.

Diese Gesetze sind streng. Handelt man gegen sie, greift das kollektive Gewissen ein und gibt einen Hinweis. Einen, den man nicht übersehen kann. Das kann eine Krankheit sein, ein Unfall, Kinderlosigkeit, kein Geld, kein Erfolg; die Liste ist endlos.

Diese archaischen Ordnungen sind wie Naturgesetze. Die hat sich niemand ausgedacht, sie sind Erfahrungswerte einer Erfahrungswissenschaft. In der Physik kann man auch keinen Ball vor sich in der Hand halten und sagen: Wenn ich mich jetzt besonders anstrenge, schaffe ich es, dass der Ball, sobald ich ihn loslasse, hinauffällt statt hinunter. Geht nicht. Ohne Ausnahme. Der Ball wird nie nach oben fallen. Die Gesetze des Familiensystems sind ebenso unumstößlich. Um ehrlich zu sein, sie sind gnadenlos. Über welches Mitglied des Systems so ein vom Familiengewissen ausgehendes Unglück hereinbricht, lässt sich nicht vorhersehen. Es trifft die Schwachen, oft Behinderte, meistens Kinder, weil sie unschuldig sind. Sie leiden dann anstelle anderer, sie nehmen deren Schicksal auf sich.

Schamanen sind die Ordnungshüter in diesem System. Wenn ein Verstoß im kosmischen Sinn geahndet wird, ist das Gefüge in Unordnung, selbst wenn nur ein einziger in der Ahnenlinie in seinem Rang in der Hierarchie nicht geachtet wird.

Auf diese Rangordnung schauen wir. Diese Ordnung hüten wir. Es ist eine ernste, verantwortungsvolle Arbeit, denn es herrscht ein Bestreben nach Ausgewogenheit der Kräfte, in das wir eingreifen. Wird diese Ordnung gestört, sucht sie sich anderswo Ausgleich. Die Antwort auf eine solche Einmischung ist sehr streng. Es ist ein schöpferischer Geist, der hinter dem allen steht.

Umgelegt auf meinen damaligen Fall, heißt das: Der krebskranken Mutter war es bestimmt gewesen zu gehen. Indem ich ihr half und ihren Tod hinausschob, mischte ich mich ein. Zum Ausgleich dafür opferte das Kind sein linkes Bein. Durch meine Behandlung war das Gleichgewicht gestört worden. Ich hatte zu viel gewollt und dabei nur auf meine Patientin geschaut.

Damals begriff ich, dass ich schon in der Anamnese darauf achten muss, alle im Familiensystem mit einzubeziehen. Seither frage ich: »Wie viele Kinder haben Sie? Wie viele Enkel? In welcher Partnerschaft leben Sie? In welcher Umgebung?« Vor allem die Jüngeren, also die nächste Generation, muss man schützen, und die Partner. Mein Beitrag zum Heilen darf nie auf Kosten anderer gehen. Der Heilungsweg, der sich mir zeigt, muss zum Wohle aller sein, nach der Ordnung der geistigen Kraft.

Heilen heißt auch Retten. Und Retten hat immer Folgen. Nehmen wir nur all die jungen Sanitäter und Notfallärzte, die mit Hubschraubereinsatz Leben retten. Wenn sie mit dem Christophorus-Helikopter fliegen, um jemanden aus einer Gletscherspalte zu bergen, hat das Auswirkungen. Auch auf sie selbst. Sie gefährden ihr eigenes Leben. Und ein Leben zu retten, indem man das eigene gefährdet oder verliert, stellt ein Ungleichgewicht her. Für uns klingt das nicht ganz logisch, immerhin setzt sich da jemand bis zum Äußersten für das Leben eines anderen ein. Aber das Familiensystem wertet nicht, es gleicht nur aus.

Aus meiner Sicht müssten die Menschen im Einsatzdienst das wissen. Es sollte Lebensrettern – egal, ob in den Ambulanzwagen, bei der Bergwacht oder von der Feuerwehr – bewusst sein, dass sich ihre so sinnvolle und achtbare Arbeit auch auf ihre eigene Familie auswirken kann. Nach der Rettung muss man wieder auf das eigene Leben schauen, man muss wieder in seine Mitte kommen.

Praktisch bedeutet das: Wenn Rettungsärzte nach einem Einsatz heimkommen, sollten sie vor der Haustür kurz innehalten und nicht mehr als Arzt, sondern als Privatperson hineingehen, damit sie mögliche Auswirkungen der Rettung nicht mit in ihr Privatleben nehmen. Den Beruf vor der Tür zu lassen ist aber im Grunde ganz leicht. Es genügt eine Geste: eine Handbewegung, mit der sie sich das Erlebte links und rechts von der Schulter abstreifen. Wisch und weg. Dann sind sie wieder Eheleute oder Eltern und können ihr Haus betreten, ohne jemanden zu gefährden.

Sie müssen wissen

Der Schamanismus denkt über die Rettung eines Einzelnen hinaus. Es sind immer andere Menschen von den Folgen betroffen. Und es sind auch andere Menschen an der Rettung beteiligt. Denn es sind nicht die Einsatzkräfte, die retten, es sind die Mütter der Patienten. Die Heilkraft von oben geht immer von der Mutter aus und auf ihr Kind über. Nur eine Mutter kommt gegen den Tod an.

In einem heilenden Beruf entscheidet man also nicht über Leben und Tod, wie man allgemein annimmt. Eigentlich entscheidet man überhaupt nichts. Und schon gar nicht allein. Wie ein unsichtbarer Oberarzt steht einem die Mutter des Betroffenen bei. Man selbst ist, wenn ich mir den Vergleich gestatten darf, nur Assistenzarzt, sie ist die Chefärztin. Denn sie ist die eigentliche Heilerin, die dann die Selbstheilung in Kraft setzt. Egal, ob sie noch lebt oder schon gestorben ist.

Das mag im westlichen Verständnis der konventionellen Medizin unsinnig klingen, wenn nicht empörend, weil das Bild der Götter in Weiß immer noch sehr verbreitet ist. Im Grunde klingt es sogar verrückt. In Wahrheit ist es aber eher tröstlich, denn es heißt: Man ist nie nur auf sich gestellt. Man hat Hilfe, jederzeit und überall. Und dazu muss man kein Schamane sein. Diese Hilfe in Anspruch zu nehmen steht jedem offen.

Es ist einfach nur eine Frage der Haltung, der Einstellung, der Akzeptanz. Ein Bewusstmachen, dass man die Mütter hinter sich hat. Eine kleine Bitte in der Früh, bevor man zum Dienst geht, genügt. Die Bitte um Hilfe der Mütter. Diese Bitte zu denken dauert nur ein paar Sekunden, aber der Beistand, den man damit von den Müttern bekommt, kann tatsächlich über Leben und Tod entscheiden. Diese paar Sekunden wünsche ich mir. Auch das gehört zu meinem Wollen.

Ich selbst habe schmerzlich lernen müssen, wann ich helfen darf. »Es gibt Menschen, die durch dich gerettet und geheilt werden können«, sagte meine große Lehrerin. »Es gibt aber auch Menschen, die durch deine Kollegen, die Chirurgen, die Internisten, die Kardiologen und so weiter gerettet werden müssen. Horch in dich hinein, und handle danach.« Sie machte eine Pause. »Glaub mir, ich weiß, wovon ich rede.« Und dann erzählte sie mir von ihrem großen Fehler.

Sie war zu einem dreijährigen Jungen mit Verbrennungen dritten Grades gerufen worden und konnte sein Schicksal über Nacht umkehren. Er war über den Berg. Aber niemand hatte währenddessen auf den fünfjährigen Bruder geachtet. Er hatte in der Nähe des 800-Liter-Kanisters gespielt, der in den Jurten als Trinkwasservorrat steht. Er war hineingefallen und ertrunken.

»Das war mein Fehler«, sagte meine Lehrerin. »So alt und erfahren ich damals schon war, das habe ich nicht gesehen, weil ich nur mit dem anderen Jungen beschäftigt war. Zu diesem Fehler muss ich stehen.« Was hatte sie angerichtet? Das verbrannte Kind lebt, ist aber behindert, das gesunde ist tot.

Ich hatte einmal eine Patientin, eine siebenfache Mutter, die ganz ihren Kindern diente. Sie kochte ihr Essen nicht nur täglich selbst, sondern stellte es für jeden Einzelnen warm. Nie verlor sie die Uhr aus den Augen, damit sie auch jedem Kind rechtzeitig seine warme Mahlzeit servieren konnte. Wenn sie auf diese Uhr sah, hatte sie durch das Küchenfenster immer auch einen Baum im Garten im Blick. Eines Mittags, es war fünf vor zwölf, schaute sie wieder auf die Uhr und hinaus in den Garten. An dem Baum hing ein Junge an einem Seil. Es war einer ihrer Söhne, der gespielt und sich dabei erhängt hatte. Wie das Pendel einer Uhr schwang er hin und her.

Ich war noch jung und wollte der armen Frau in ihrem schrecklichen Verlust helfen. Sie war mit schwerer Neurodermitis zu mir gekommen. Nach drei Sitzungen ging es ihr besser, bei der vierten sagte sie, sie werde die Behandlung abbrechen, sonst würde sie verrückt werden. Mit jeder weiteren Behandlung sehe sie nur wieder diese Uhr und den im Baum hängenden Sohn. Höflich bat sie mich, ich solle nicht gekränkt sein, wenn sie sich zurückziehe. Ich war nicht gekränkt. Krankheit gehört nicht dem Arzt, sondern dem Patienten, er ist es, der darüber bestimmt.

Baikal-Schamanen, die die Krankheit nicht als das Böse sehen, wissen, dass Heilen beschränkt ist. Sie hätten mir gesagt, ich solle die Seele des Jungen ins Herz der Mutter zurückholen, damit sie für die lebenden Kinder da sein kann, statt nachts immer zu ihrem toten Sohn hinübergehen zu müssen. Es war ein großer Lernprozess für mich.

Jeder macht Fehler. Wichtig ist, ihn zu erkennen und die Verantwortung dafür zu übernehmen. Das gilt auch in der Schulmedizin, wo Kunstfehler ein besonders heikles Thema sind, weil sie Geld kosten und mit einem Verlust an Reputation einhergehen können. Sie zu verschweigen und zu vertuschen hat aber weit gravierendere Auswirkungen. Ein Kunstfehler haftet dem Arzt an. Meine Oma hätte gesagt: »Wenn du ein Bein abschneidest, bleibt das bei dir, bei deiner Familie – erst wenn du dazu stehst, löst es sich.«

Man muss immer mehr sehen, als man vor Augen hat. »Als Schamanin musst du wie eine Kriegerin handeln«, sagte meine Lehrerin. »Du musst stark und gerissen sein. Du musst oben, wie auf einer Anhöhe, sitzen, nie unten. Denn nur von oben kannst du immer alle sehen.«

Immer alle sehen, das galt letztlich auch für meine Familie. Das Kind meines Vaters, das er uns verschwiegen hatte, war lange nicht sichtbar gewesen. Und das, obwohl das kollektive Gewissen mit dem Tod von drei meiner Brüder dramatisch darauf hingewiesen hatte, dass in der Familienhierarchie eine Lücke klaffte. Mit meinem Entschluss, meine Berufung anzunehmen, übernahm ich auch die Rolle der Familienschamanin, die die Verpflichtung hat, die Ordnung in der Sippe herzustellen und zu erhalten.

Um als Heilerin, Psychologin, Schamanin zu dienen, muss man über seine eigene Herkunft Bescheid wissen, man muss Herrin über sein Leben sein. Als eine Voraussetzung, um

Schamane zu werden, ist es deshalb nötig, erst einmal die eigene geistige Welt mit den eigenen Ahnen aufzubauen. So gesehen ist die Frage, ob Menschen, die infolge einer Flucht oder Adoption ihre leibliche Familie gar nicht kennen, im Pflegeberuf überhaupt richtig sind. Es gibt zwar so etwas wie ein Urwissen. Aber die irdische Stärke und Kraft, den Menschen zu dienen, ist schwer aufzubringen, wenn man nichts über seine Abstammung weiß und die Ordnung im eigenen System nicht herstellen kann. Fehlt jemand, muss man schließlich nach ihm suchen.

Mein Vater hat diese Suche lange verboten. Als ich es endlich mit harter Konsequenz geschafft hatte, unsere (Halb)schwester zu finden, hörte das Sterben unter den Geschwistern auf. Die Ordnung war wiederhergestellt. Die schöpferische Kraft des Ausgleichs hat seine Wirkung gezeigt, niemandem darf das Recht seiner Zugehörigkeit zum Familiensystem verwehrt sein.

Sie müssen wissen

Im Schamanismus gibt es kein alleingelassenes Kind. Die vergessenen, verlorenen Kinder müssen ihren Platz im Herzen bekommen.

Genau das ist der Großteil meiner Arbeit. Den Vergessenen ihren Platz in den Herzen zurückgeben, das mache ich für andere. Ich vermittle. Ich bin der Steg, über den die Toten ins Herz der Lebenden gelangen, um ihren Frieden zu finden. Wir müssen den Toten von hier aus helfen, umgekehrt geht es nicht.

Wenn ich erkenne, dass eine Krankheit auf eine nötige Versöhnung zum Beispiel mit dem Vater hinweist, der Patient aber dazu nicht bereit ist, weil er seinen Vater hasst, kann ich schwer helfen. Der Hass mag gute Gründe haben oder nicht, einer Heilung steht er im Weg. Ich habe akzeptiert, dass ich mich dann zurückziehen muss. Manchmal bekomme ich auch Hilfe von meinem Ururgroßvater, der mir sagt, wann ich die Finger von etwas lassen muss. Die Regeln sind da sehr streng.

Etwas anderes ist es mit Kindern nach einer Abtreibung, die von der Mutter vergessen, verschwiegen oder abgelehnt werden. Diese Kinder nehme ich in mein Herz. Alle. Um mein Haus und meine Ordination in Walzenhausen am Bodensee fliegen Tausende kleine Herzen herum, die mir Küsschen schicken.

Um seine Ahnen in seinem Familiensystem zu versammeln, braucht man nicht unbedingt jemanden wie mich. Mit dem Wissen, dass jeder von uns über solch eine eigene geistige Welt verfügt, kann man selbst dafür sorgen, dass sämtliche Vorfahren darin geachtet werden. Sie alle ins Herz nehmen, das ist die beste Gesundheitsvorsorge, die es gibt. Man braucht dazu keine Ausbildung, nicht einmal eine Anleitung. Es ist einmal mehr eine Frage der Haltung, Einstellung, der Akzeptanz, des Vertrauens und der Ehrlichkeit. Alles Arzneien, die jeder von uns in sich hat.

Es geht ums Zulassen und Fühlen. Genau das ist es, was man selbst dazu tun kann: die Krankheit zulassen. Nicht zudecken, nicht zurückpeitschen. Die Krankheit ist gut für mich, das ist ein neuer Gedanke. Sie ist kein Unglück, auch wenn sie noch so schmerzhaft, deprimierend oder fordernd ist – sie hat einen Sinn.

Mein Wollen ist, dass auch die konventionelle Medizin diese Grundregeln des Schamanismus im Auge hat. Dass meine Kooperationen mit Haus- und Kinderärzten Schule machen. Dass wir bald in Gemeinschaftspraxen zusammenarbeiten. In dieser Beziehung kann ich gar nicht zu viel wollen.

Mein Können

Mein Können basiert auf dem Ausspruch des griechischen Philosophen Sokrates »Ich weiß, dass ich nicht weiß«. Ich zitiere das bewusst in der ursprünglichen Übersetzung, aus dem *nicht* ist nämlich erst im Laufe der Zeit ein *nichts* geworden. Dieses kleine »s« macht einen großen Unterschied.

Denn *nichts* zu wissen ist flächendeckend, es ist Unwissen, komplett, umfassend, man hat vom Großen und Ganzen keinen blassen Schimmer. *Nicht* zu wissen ist dagegen nur ein Mangel, ein Fehlen von Information. Hat man sie bekommen, kann man sich das Große und Ganze zusammensetzen. Sehr philosophisch, aber das ist die Heilung. Um Arzt zu werden, muss man nicht religiös sein, man muss ein Philosoph sein.

Übertragen auf meine Arbeit, heißt das: Meine Patienten wissen, wenn auch unbewusst, viel mehr über ihre Krankheiten als ich. Sie sagen es mir, ich höre zu, und dann ist es mir gegeben, das Feld zu öffnen, das mich im Geiste hinter die Krankheit schauen und das Große und Ganze erkennen lässt. Diesem Geist gebe ich mich hin. Darin besteht mein Können, das wie ein Geschenk zu mir kam.

Sie müssen wissen

Bevor du Schamane bist, bist du erst einmal Dolmetscher. Auf Mongolisch heißt das *Tolmasch*.

Ich bin also bloß ein *Tolmasch*. Ich kann sehen, was die Ursachen und Hintergründe von Symptomen sind, und ich kann es dem Patienten übersetzen. Der Rest ist Erfahrung.

Ich werde bei meinen Behandlungen oft gefragt: »Woher wissen Sie, wie die Dinge zusammenhängen?«

»Es ist empirisches Wissen«, antworte ich.

»Ja«, sagen meine Patienten, »aber woher kommt dieses empirische Wissen?«

Die Antwort ist banaler als erwartet. In meiner Zeit, die ich nun als Ärztin, Schamanin und Heilerin arbeite, sind Tausende Patienten durch meine Hände gegangen. Jeder Fall hat mir etwas gezeigt, da kommt schon was zusammen im Laufe der Jahrzehnte.

Außerdem möchte ich in dem Zusammenhang noch einen meiner großen Lehrer nachreichen, den deutschen Psychoanalytiker und Familientherapeuten Bert Hellinger. Man kennt ihn weithin als den Begründer der Familienaufstellungen, er starb im September 2019. Ich wollte ihn nicht in einem Atemzug mit meinen schamanischen Lehrern erwähnen, weil er kein Schamane war. Aber er verstand das schamanische Grundprinzip, er verstand es über die Seele und übersetzte es in die deutsche Sprache.

Hellinger brachte damit etwas zustande, was vielen der genialsten Schamanen oft so gar nicht liegt: Sie können das Große und Ganze nicht auf den Punkt bringen, nicht erklären, was hinter allem steht und wie die Seele wirkt. Hellinger schaffte das. Meine Verbindung zu ihm verdanke ich übrigens meiner großen Lehrerin Sodnom, sie hat ihn für mich gefunden. Man braucht das Wissen, *was* den Menschen hilft, und man braucht das Wissen, *wie* man ihnen hilft. Dieses Wie kam zu einem guten Teil von Bert Hellinger, und das möchte ich hier würdigen.

Sie müssen wissen

Die wahre Medizin ist die eigene Seele. Dort fließen die Seelen der Ahnen hinein, die Energien unserer ganzen Welt, aller Parallelwelten, des gesamten Kosmos. In meinem Können bin ich nur ein Medium, ein bloßer Kanal, ich gebe meinen Körper hin, durch ihn fließen die Kräfte, über die Heilung kommt. Das ist das Was.

In meiner Therapie bin ich mehr als nur ein Medium. Auf Basis von Tan-Dom verknüpfe ich systemische Ordnungen mit Medizin in Form von homöopathischen Mitteln. Das ist das Wie.

Ich arbeite mit Homöopathie, aber ich bin da nicht dogmatisch – das möchte ich gleich einmal vorausschicken. Wenn jemand lieber chemischen Pharmazeutika vertraut, steige ich nicht auf die Barrikaden. Ich verschreibe sie selbst, wenn es nötig ist, und ich will ganz sicher niemanden erziehen. Jeder kann seinen Arzt behalten, morgens meditieren und abends in einen Yogakurs gehen, das alles hat seinen Sinn. Und genau solch einen Sinn muss es haben, wenn jemand zu mir kommen will.

Ich halte mich an ein altes schamanisches Sprichwort: An dem Ort, von dem die Krankheit herkommt, gibt es auch die Medizin dagegen. Wenn ich hier in Mitteleuropa etwas aus der mongolischen Steppe verordne, dann hilft es den Menschen nichts. Man muss sich auf die regionalen Mittel konzentrieren, und das ist hierzulande die Homöopathie.

Sie müssen wissen

Das Wort Homöopathie ist gebildet aus den griechischen Wörtern *homoĩos* für gleich, ähnlich und *páthos* für Leiden und steht für die Devise Ähnliches möge durch Ähnliches geheilt werden. Lateinisch: Similia similibus curentur. Nach dieser Ähnlichkeits- oder Simile-Regel werden beim Kranken in potenzierter, das heißt stark verdünnter und verschüttelter Form Substanzen eingesetzt, die bei Gesunden ähnliche Symptome hervorrufen. Begründer der Homöopathie ist Samuel Hahnemann (1755–1843), ein in Meißen geborener Arzt, Apotheker und Chemiker, der seine Vorstellungen ab 1796 veröffentlichte. In sein Weltbild der humanen Medizin passten keine radikalen Heilmethoden, er glaubte an die Selbstheilungskräfte, die es zu erwecken gilt. Die Frage war: Wie stark muss ein Stoff verdünnt werden, damit er noch wirkt, aber keine Nebenwirkungen hervorruft? Hahnemann suchte die Antwort in Selbstversuchen an sich, seiner Frau und seinen Kindern.

So halte auch ich es. Ich teste Globuli – das sind Streukügelchen aus Zucker, also Saccharose, die mit dem homöopathisch potenzierten Wirkstoff oder -komplex imprägniert sind – und ihre Potenzierungen an mir aus, ich schmiere und spritze mir alles, was meinen Patienten helfen könnte. Das ist ein Unterschied zur Schulmedizin, in der man Arzneien verabreicht, die man selbst nicht kennt. Welcher Arzt hat schon eine Chemotherapie an sich selbst probiert, ohne dass er eine gebraucht hätte? Ich teste alles an mir aus. Und wenn ich selbst krank bin, frage ich meinen Körper genauso ab, wie ich es bei meinen Patienten mache. Meine Lehrer stehen hinter mir, mein Körper informiert mich, meine Muskeln geben mir Auskunft. Schließlich behandle ich mich mit Globuli und Eigenblutspritzen. Ich muss an die Arznei, die ich verabreiche, glauben, ich muss von ihr begeistert sein. Be-geistert – ein schönes Wort, in dem allein schon so viel Geist wohnt!

Wie in allem gehe ich auch auf der Suche nach der richtigen Arznei immer zurück zum Ursprung. Wie oft am Tag bitte ich Samuel Hahnemann, dass er mich bei der Behandlung begleiten möge. Auch bei Hans-Heinrich Reckeweg (1905–1985) klopfe ich an. Er war der deutsche Arzt, der die Homöopathie zur Homotoxikologie weiterentwickelte, zur Lehre vom Kampf des Körpers gegen Giftstoffe, und die verfeinerten Mittel auch in Spritzenform brachte.

Ich habe mit meinen Lehrern viel an diesen Zugängen gearbeitet. Heute darf ich diese großen Ärzte, Forscher und ihre Schüler einladen, wann immer ich sie brauche, und sie stehen hinter mir. Selbst Paracelsus darf ich um Hilfe bitten. Bitten, Sie erinnern sich?

Da ist kein Zufall und kein Hokuspokus im Spiel, das bin dann einfach nicht mehr ich. Der Kanal zu sein, das ist meine von Gott gegebene Gabe, mein Können, für das ich zutiefst dankbar bin.

Dass Homöopathie angefeindet wird, ist dabei keine Neuheit. Wobei *angefeindet* gar nicht das richtige Wort ist, man macht sich eher lustig darüber, dass Menschen auf kleine weiße Kügelchen »hereinfallen«, die angeblich absolut nichts bewirken. (Dabei wirken Homöopathika energetisch, nicht chemisch.) Derzeit kursieren gerade wissenschaftliche Studien, die keinen Nachweis der Heilung erbringen konnten, weshalb kein Heilversprechen abgegeben werden darf. Der Bedarf besteht dennoch weiterhin.

Auch dazu habe ich meinen schamanischen Zugang. Nur wer Hahnemann wirklich im Herzen hat, kann seine Arznei so einsetzen, dass sie wirkt. Glaubst du nicht daran, verkaufst du nur Zuckerbällchen. Meine Lehrer hatten dafür eine bildhaftere Sprache: In den Globuli ist der zähmende Tiger drin und der wilde Hengst, da musst du als Therapeut reiten können wie für den Zirkus. Medikament heißt ja immer auch Gift, die Homöopathie ist sozusagen ein *geistiges* Gift, das man beherrschen muss. Für mich sind Homöopathika göttliche Mittel.

Wenn ich behandle, bin ich nicht allein mit dem Patienten. Ich habe einen Tross an Mitstreitern, die mir wie bei einer ärztlichen Visite zur Seite stehen. Ich habe meine Eltern und Vorfahren hinter mir, meine Lehrer, mein ganzes früheres Leben, und dann brauche ich noch einen Apotheker, der sich auskennt.

Die zweite Arznei, von der ich be-geistert bin, sind die Eigenblutspritzen, die ich zur Selbstaktivierung der Heilkräfte anwende. In diesen Ampullen ist auch Wasser, energetisch angereichert mit homöopathischen Mitteln. So weit die einfache Erklärung, denn für mich ist es natürlich mehr. Es sind nicht nur die Energien verschiedener Pflanzen und Substanzen gebündelt enthalten, über das Blut gebe ich auch meine Bitten mit. Ich glaube, Blut und Seele fließen eng verbunden, und in denselben Bahnen fließen die Heilkräfte mit.

Wer jemals von Masaru Emoto (1943–2014) gehört hat, weiß, wovon ich spreche. Der japanische Alternativmediziner und Parawissenschaftler beschäftigte sich mit der Erforschung von Wasser. Seine These: Wasser könne Einflüsse von Gedanken und Gefühlen aufnehmen und speichern. Er beschriftete Flaschen mit positiv und negativ konnotierten Botschaften wie *Dank* oder *Krieg*, fror das Wasser ein und fotografierte das Eis. Es wies, um es vereinfacht auszudrücken, unterschiedlich geformte Kristalle auf. Die Eiskristalle des Wassers aus der *Danke*-Flasche waren nach ästhetisch-morphologischen

Gesichtspunkten sozusagen *vollkommen*, die Kristalle aus der *Krieg*-Flasche waren ausgerissen und quasi *unvollkommen*. So ähnlich kann man sich das mit dem Blut und der Seelenbotschaft vorstellen.

Ein anderes Duo, auf das mein Können baut, sind Herz und Hirn. Im Deutschen haben sie beide denselben Artikel. Das Herz, das Hirn. Das mag grammatisch richtig sein, für mich muss es aber *der* Herz und *die* Hirn heißen.

Sie müssen wissen

Jeder Mensch hat ein komplettes Krankenhaus in seinem Inneren, mit sämtlichen Fachärzten und Krankenschwestern, dazu ein ganzes Pharmaunternehmen samt Biochemikern und Apothekern. *Der* Herz ist der Chefarzt dieses Krankenhauses, *die* Hirn seine Verwaltungschefin. *Der* Herz ist großzügig, der väterliche Geist, der heilt. *Die* Hirn ist seine Dienerin, hat aber in der Administration das letzte Wort.

In der Praxis bedeutet das: Ich lasse mein Können möglichst unbehelligt wirken. Ich erkläre wenig, damit *die* Hirn nicht dazwischenfunkt. Je mehr wir wissen, desto mehr Kontrollzwang sind wir ausgesetzt, das liegt in der Natur des Menschen. Ich bin grundsätzlich sehr dafür, den Verstand zu gebrauchen, aber es gibt Bereiche, wo sein Einfluss nicht von Vorteil ist. Man soll nicht verstehen, sondern begreifen. Be-greifen. *Die* Hirn denkt, die Hand spürt. Die Heilkraft ergreift uns.

Heilung und Krankheit kommen von außen aufgrund einer Regulatorik, um auf etwas aufmerksam zu machen. Die Krankheit ist, wie wir schon wissen, nicht dazu da, einen Menschen in den Sarg, sondern etwas in Ordnung zu bringen. Es ist das

Signal aus dem Familiensystem: Hallo, hier ist jemand vergessen, da ist wer ausgeschlossen. Ich bin der Schlichter in diesem System, ich betreibe Versöhnungsmedizin. Durch das Schwarz-Weiße in mir, das meine Lehrerin einst erkannte, kann ich Mörder und Opfer aussöhnen. Ich dachte nie, dass ich so weit kommen würde. Denn diese Arbeit ist nicht ungefährlich, an ihr scheitern viele Schamanen und werden psychotisch.

Ich habe viel gelesen, von Freud bis C.G. Jung, um hinter diese Psychose zu kommen. Bert Hellinger schließlich konnte es mir erklären. Verrückt werden, sagte er, heiße: Die Seelen von Mörder und Opfer stürmen von außen auf dich ein, die eine bringt dich zur Manie, die andere macht dich depressiv, jedenfalls zerreißt es dich. Sie zu versöhnen ist gefährlich, weil das der Körper verkraften muss.

Versöhnungsarbeit ist ein großer Teil meines Könnens. Für die Patienten ist sie schwer zu verstehen. Allein der Gedanke, Mörder und Opfer in der Ahnenreihe zu haben, ist eine Hürde, die einem das Herz nicht aufgehen lässt. Man wehrt sich gegen die Aufgabe, jemandem, der misshandelt, verletzt, getötet hat, nun auch noch verzeihen zu müssen. Aber das ist auch gar nicht nötig, denn Schuld und Versöhnung sind zweierlei. Das ist das Erste, was man be-greifen muss. Versöhnen ist kein Gutheißen, es bedeutet nur, die Hierarchie zu respektieren. Und das ist das Heilsame daran.

Ich hatte einen Jungen in der Praxis – keine Schule, keine Ausbildung, kein Geld. Ich hatte die Eingebung, ihn zu fragen: »Wie viele Menschen würdest du umbringen?«

Und er sagte: »Mindestens zwei.«

So viel Wut war in ihm. Auf dem Boden des Zorns können Mordgedanken wachsen.

Ich begab mich auf die Suche und fand eine Tante, die vor der Geburt des Jungen zwei eigene Söhne mit dreiundzwanzig

Messerstichen ermordet hatte. Ihr Psychiater sagte, sie könne nichts dafür, sie sei schizophren gewesen. Niemand erwähnte jemals in der Gegenwart des Jungen, dass seine Tante eine Mörderin war, man sprach immer als eine kranke Frau von ihr. Ich führte ein Ritual mit ihm aus, danach kam er nie wieder. Allerdings hörte ich, dass er in das Haus dieser Tante gezogen und nach ihr und seinem Onkel geschaut hat. So weit hatte das Dom ihm einmal geholfen. Die Heilung liegt letztlich an ihm.

Sie müssen wissen

Im Schamanismus gilt: Man muss sich selbst heilen, aber man darf sich nicht selbst behandeln.

Ein Beispiel dazu: Eine Witwe kam zu mir mit Husten und Nierenschmerzen. Ich fühlte, es hatte etwas mit ihrem Mann zu tun, also fragte ich, woran er gestorben war. Sie wollte nicht darüber sprechen, aber es war unumgänglich, also bohrte ich nach, ob sie nicht gewusst habe, wie schlecht es ihm ging. Doch, sagte sie, als er am Morgen seines Todestages aus dem Haus gegangen war, habe sie auch gewusst, dass er nicht mehr zurückkommen würde. Man hat es als Unfall deklariert, tatsächlich aber hatte er sich vor einen Zug geworfen, man fand ihn mit abgetrenntem Kopf.

»Er hat Ärzte abgelehnt«, sagte seine Witwe.

Er war Handwerker, selbst wenn er sich verletzt hatte, behandelte er sich selbst. Einmal hat er sich eine Wunde auf der eigenen Hand eigenhändig genäht.

Das ist nicht im Sinne der Ordnung und hat daher Folgen. Im Schamanismus bleibt nichts unausgeglichen. Es ist eine Heilmethode mit sehr strengen Regeln und Prüfungen.

Es ist zum Beispiel auch heikel, durch Verlängerung eines Lebens ins Schicksal einzugreifen. Das scheint allem zu widersprechen, was die Medizin ausmacht. Den Tod abzuwenden ist ja nichts anderes, als das Leben zu verlängern. Der feine Unterschied in unserer Anschauung ist, was genau mit Leben gemeint ist: das endliche Dasein im Körper oder das unbegrenzte Leben der Seele. Dem Körper darf man zu einem längeren Aufenthalt auf der Erde verhelfen. Seele und Leben zu prolongieren liegt nicht in unserer Macht.

Die strengste Regel von allen aber ist: Als Tan-Dom-Mediziner bist du nur Begleiter, das aber bis zum Tod. In alten Zeiten hatte man eine sehr drastische Lektion, einem beizubringen, was ein Kunstfehler bedeutet. Eine meine Lehrerinnen erzählte mir von dieser höchsten Beurteilung.

Die Prüfung fand bei ihr daheim statt, ihr Lehrer kam extra angereist, ihre ganze Familie war anwesend, samt einem Schaf und einer Ziege. Ihre Aufgabe war es, die Ziege in Trance zu versetzen. Ob sie bestanden hatte, entschied nicht der Lehrer, er war nur der Wissensvermittler. Die größten Prüfer im Schamanismus waren immer die Raubvögel, hier entschied der höchste unter ihnen: der Mönchsgeier. In der Mongolei erreicht der Kondor eine immense Flügelspannweite, er ist so groß wie ein Mensch. Sein Urteil braucht keine langen Deutungen: Wenn du alles richtig machst, nimmt er die Ziege mit, wenn nicht, nimmt er dich mit.

Das Signal war unmissverständlich: Wenn du als Heiler letale Fehler machst, gehst du mit dem Patienten mit in den Tod. Das gibt es sonst in keiner anderen Heilkunst, man kann sich vorstellen, dass das den Zulauf an Arztanwärtern etwas hemmte. Nicht zuletzt ist es auch eine Erklärung dafür, dass Schamanen sich nicht aktiv für den Beruf entschieden, sondern ausgewählt wurden, so wie ich. Um die Kondor-Methode zu erlernen, war meine Lehrerin, die die Prüfung übrigens bestanden hatte, schon mit acht Jahren aus der Familie gerissen und zu diesem Lehrer gebracht worden. Weil es wegen der politischen Verfolgung der Schamanen verboten war, das Wissen weiterzugeben, musste man zu solchen Mitteln greifen.

Obwohl es kaum eine ganzheitlichere Medizin geben kann, sieht Tan-Dom einen Menschen nie als ein Stück, sondern als Stückwerk. Er ist eine Art dreidimensionales Mosaik oder Puzzle. Anatomisch gesehen, sind seine Teilchen Zellen, darüber hinaus aber glauben wir an Seelenanteile, die den Menschen zu dem machen, was er ist. Gehen solche Anteile verloren, hinterlassen sie eine Lücke, eher noch ein Vakuum, in das etwas anderes eindringen und sich festsetzen kann. Man ist von etwas beseelt, was nicht zu einem gehört, mitunter ist es wirklich eine Art Besessenheit. Mitten in einem modernen Europa hört sich das stark nach Mittelalter oder Horrorfilm an, gemeint ist eher: Man ist nicht man selbst.

Als Hauch, griechisch *psyché*, ist die Seele sehr filigran, zerbrechlich, verletzlich, feinfühlig und letztlich auch schreckhaft. Seelenanteile verliert man bei einem Schock, wozu weder Folgetonhorn noch Defibrillator nötig sind. Die Seele unterscheidet nicht zwischen Reanimation und Kinderspiel. Wird sie von jemandem, der hinter einer Tür lauert und »Buh!« schreit, erschreckt, kann ein Seelenanteil ebenso verloren gehen wie bei einem Schockzustand nach einem Unfall. Und man verliert Anteile, wenn man von jemandem verlassen wird. Geht die erste Liebe in die Brüche, findet man oft gar nicht mehr zurück.

Was uns mitten hineinführt in die zwischenmenschlichste aller Beziehungen: die mit den Sexualpartnern. Je promiskuitiver man lebt, desto mehr Seelenanteile kommen abhanden. Deutlicher gesagt: Ständiger Partnerwechsel schadet der Seele.

Der Grund ist allem voran eine chemische Reaktion. Mit jedem Auseinandergehen nach dem Sex verliert der Mensch etwas von sich selbst. Man kommt zusammen, man trennt sich, aber die Chemie wirkt weiter. Für die Schulmedizin liegt der Ursprung des Lebens allein in der Befruchtung der Ei- durch die Samenzelle. Nach Tan-Dom-Medizin sehe ich die körperliche Vereinigung auf einer höheren Ebene. Außer Spermien gelangt auch etwas Geistiges durch die Scheide in die Gebärmutter, und das passiert schon vor der Befruchtung.

Ich hatte eine Klientin in der Praxis, die mit zweihundert Männern geschlafen hat. Das hat eine enorme Unordnung in ihr angerichtet, das Spinnennetz an Verbundenheit auf der Seelenebene musste man erst einmal entwirren. Zum Familiensystem gehören ja auch alle früheren und aktuellen Partner, bei dieser Anzahl war überhaupt keine Rangordnung mehr zu erkennen.

Was die meisten erstaunt: Männer verlieren sich durch Sexualität noch mehr als Frauen, weil sie Lebenssaft abgeben. Der Mann ist der gebende, die Frau der nehmende Teil. Männer wollen schenken, aus dem, was sie geben, kann man den schönsten Diamanten machen.

Tan-Dom holt die verlorenen Seelenanteile zurück, auch das gehört zu meinem Können als Heilerin. Als Schamanin verlasse ich meinen Körper und reise, um die fehlenden Steinchen des Mosaiks Mensch wieder einzusammeln. Das mache ich während der Behandlung, während ich den Patienten gegenübersitze, es geht ganz schnell.

Sie müssen wissen

Behandeln kann man über Jahre. Heilung braucht oft nur Sekunden.

Eigene Seelenanteile selbst wieder zurückzuholen ist nicht möglich. Manchmal hilft es, an den Heimatort zurückzugehen. Oder zur Mutter. In Tibet und der Mongolei betrachtet man die Brüste der Mutter als die größten Heiler. Das dazugehörige Ritual, das allerdings nur Mongolinnen erlaubt ist, ist wunderschön. Noch im Morgengrauen, bevor die Sonne aufgeht, nimmt die Mutter das Kind an die rechte Brust, sagt dreimal seinen Namen und bittet: Komm zurück zur Mama. Stammt man nicht aus der Mongolei, lässt man das Morgengrauen außen vor und holt sein Kind *ins* Herz.

Ähnlich den Lücken, die verlorene Seelenanteile reißen, ist es mit den blinden Flecken, die Geheimnisse im Leben hinterlassen. Der Fall eines dreijährigen Mädchens zeigt, was das auf der Seelenebene anrichten kann. Sie kam mit einem Lymphknotenabszess, der schon einige Male operiert worden war. Die Kleine hatte einen unglaublichen Heilungswillen, am liebsten hätte sie sich selbst die Spritzen gegeben. Ich orientiere mich bei Krankheiten auch nach Farben, und diese Färbung ließ mich vermuten, dass wir es mit bösartigen Zellen zu tun hatten. Ich sah, dass alles auf den Vater zurückging, und ein Geheimnis.

Mit Tan-Dom kann ich Geheimnisse lüften, aber nur mit dem Einverständnis der Geheimnisträger, die natürlich meistens nicht daran interessiert sind. Der Vater des Mädchens war ein helles Licht in der Filmbranche, bei dem noch die Angst vor einem Skandal dazukam, wenn er sich zur Wahrheit entschlösse. Was er verschwieg, hatte mit Affären zu tun, er betrog seine Frau ziemlich exzessiv.

Ich diene in solchen Fällen den Kindern, die die Geheimnisse der anderen hüten wollen. Die Schicksale, die sie auf sich nehmen, gehen bis zu Krebs oder psychiatrischen Psychosen. Man kann sich das so vorstellen, als würden mindestens zwei fremde Seelen in jemandem gegeneinander kämpfen.

Erwartungsgemäß wollte der Vater der Kleinen nicht kommen, die Frau kannte zwar sein Geheimnis, wollte aber nicht darüber reden. Wenn die Dinge so liegen, nehme ich mir die Freiheit, dem Kind ohne Zutun der Eltern zu helfen. In nur zwei Sitzungen konnten ich den Prozess stoppen, die Seele dieses Kinds war so reif, dass sie mir Heilung erlaubte.

In meinem Können ist auch die Sprache mit der Seele verankert. Ich kann mit ihr kommunizieren. Es ist nichts Verbales, auch wenn mir die Seele viel erzählt. Es ist eine andere Art des Hörens, eine Art inneres Aufnehmen. Auf einmal ist das Wissen in mir.

Nach zehn Jahren kam übrigens dann die Mutter des kleinen Mädchens noch einmal allein zu mir, ihre Ehe war mittlerweile gescheitert. Sie liebte ihren Mann, musste sich aber scheiden lassen, weil er sie immer wieder betrog. Es war ein einziges Vor und Zurück, in einer der Hoffnungsphasen war damals auch ihre kleine Tochter entstanden. Nun war es genug, bevor noch alle drei Kinder langsam zerstört wurden. Ein Junge war sogar mit offenen Genitalien zur Welt gekommen.

Kinder brauchen nicht nachvollziehen zu können, was die sexuelle Untreue des Vaters bedeutet. Sie müssen das Geheimnis nicht einmal kennen, sie wissen unbewusst um das Leid. Ihre Krankheiten sind das Symptom der Unordnung in dieser Ehe, mit dem sie die Mutter retten wollen, bevor sie an Kummer zugrunde geht.

Ich riet der Frau, die Ehe zu trennen, aber die Elternschaft aufrechtzuerhalten. Der Verstand verzeiht vielleicht, doch die

Seele vergibt nicht. Sie ist nicht rachsüchtig, trotzdem handelt sie im Sinne der Ordnung »Aug um Aug und Zahn um Zahn«. Der Mann meiner Klientin war kein erfolgreicher Ehemann, aber er war ein erfolgreicher Vater. Er würde sich immer mit anderen Frauen einlassen, er konnte nicht anders, bei kreativen Menschen ist das oft so. Das wäre nur zu stoppen, wenn er es über seine Mutter auflöste.

Krankheiten entstehen oft durch krankhafte Beziehungen. Eigentlich ist die gesamte Psychosomatik eine Beziehungsmedizin, und einer ihrer entscheidendsten Eckpfeiler ist die Angst. Menschen haben Angst vor Verlust, Angst vor Gefühlen, Angst vor dem Tod, Angst vor dem Leben. Die Angst hat unglaubliche Kräfte und funktioniert wie ein Magnet. Sie zieht genau das an, wovor man sich fürchtet. Sorgen zu haben wirkt wie ein Fluch, man braucht sehr großes Urvertrauen. Die Angst ist der größte Krankheitsauslöser überhaupt.

Ich versuche mit meinem Können, Angst in Mut umzuwandeln. Ich versöhne die Menschen mit ihrer Angst und helfe damit der Person, auf die sie aufmerksam gemacht hat, auf ihren Platz im System zurück. Wenn das gelingt, kann aus einem Gläschen Angst ein Becher Mut werden.

Ich begegne der Angst tagtäglich in unterschiedlichster Form. Sie kommt mit den Patienten zur Praxistür herein und setzt sich mit ihnen ins Wartezimmer. Letztlich ist das auch der Grund, warum ich so streng zwischen Diagnose und Krankheit trenne. Letztlich hat das eine mit dem anderen nämlich nichts zu tun. Es gibt unzählige Diagnosen, aber nur eine Handvoll Krankheiten.

Die Leute kommen mit einer Diagnose zu mir, wissen aber nicht, welche Krankheit sie haben. Doch allein die Diagnose beeinflusst sie schon. Sie beginnen, danach zu googeln, und schon hat die Krankheit den Stempel einer Diagnose drauf, mit der sie vermutlich gar nichts zu tun hat. Ich schaue hinter die Symptome, genauso wie ich als Nomadin hinter den nächsten Hügel geschaut habe, ob irgendwo ein Wolf lauert.

Diagnosen sind von Menschen erstellt, Krankheiten sind gottgegeben. Wenn es nach mir ginge, würde ich gar keine Diagnosen stellen, das mache ich nur zur Dokumentation, weil unser Gesundheitssystem es verlangt. Für mich ist die Diagnose unerheblich, für die Betroffenen verstörend, furchterregend und, wenn sie beginnen, auf eigene Faust im Internet zu recherchieren, auch irreführend.

Mit jeder Diagnose beginnt für die Patienten eine Krankheit. Wenn ich ihnen sage, sie haben möglicherweise Krebs, löse ich damit einen Schockzustand bei ihnen aus, der die Zellen durcheinanderbringt und Angst macht. Mit dieser Angst an ihrer Seite halten sie der Krankheit dann regelrecht die Tür auf, sie ziehen den unerwünschten Gast eigenhändig am Ärmel herein.

Studien belegen, dass Menschen, die Angst vor Krebs haben, öfter daran erkranken als die, die sich nicht davor fürchten. Sind oder waren in der Familie Mitglieder an Krebs erkrankt, ist ein mulmiges Gefühl durchaus verständlich. Aber der Körper speichert diese Angst, und letztlich kann sie sogar einen Tumor auslösen.

Ich erlebe es immer wieder. Wenn ich die Patienten mit einschlägiger Anamnese frage, ob sie Angst haben, auch Krebs zu bekommen wie die Eltern, schütteln sie zuerst den Kopf, um gleich danach zu nicken. »Nein«, sagen sie und gleich darauf: »Aber eigentlich schon.«

Es ist wichtig, die Menschen mit dem Krebs in der Familie zu konfrontieren, um diese Angst zu lösen. Ich mache das gemäß Tan-Dom, ich verlasse mich auf ... *den* Herz.

Eigentlich liegt es so nahe. Haben Sie sich noch nie gefragt, warum wir nie jemanden mit »Herzkrebs« treffen?

In der konventionellen Medizin gilt der Krebs als das Böse, das man umbringen muss. Und dabei geht man rigoros vor, es herrscht eine brutale Kriegsmedizin. Ich bin mir nicht sicher, ob dabei wirklich nur die Zellen oder der ganze Mensch getötet werden.

Ich sehe den Krebs nicht als etwas Tragisch-Schwarzes, das einen überfällt und in den Tod zerrt. Ich habe bei vielen Menschen erlebt, dass der Krebs während der Therapie eine Umwandlung von Lebensstil, Gewohnheiten und Beziehungen bewirkte, die sehr krankhaft waren. Ich habe Krebs durchaus als etwas Liebevolles kennengelernt oder als eine nicht geachtete Person unter den Ahnen oder Mitmenschen, die durch ihn zu uns zurückkommt.

Sie müssen wissen

Auf Körperebene fressen verrückt gewordene Zellen andere gesunde Zellen auf. Doch die Steuerung kommt von außen. Durch eine Seele, die mit der des Betroffenen nicht in Schwingung ist. Der Mensch lebt auf mehreren Ebenen, die letzte davon ist der Körper. Der Körper ist Sklave der Seele und des Geistes, er ist verdichtete Energie von den höheren Schichten.

Mit der Schulmedizin bewege ich mich quasi auf der Sklavenebene, mit Tan-Dom gehe ich darüber hinaus. Das ist die Kombination von der einen Methode, die repariert, was kaputt ist, und der anderen Methode, die sich dafür interessiert, warum überhaupt etwas kaputtgehen kann.

Ärzte arbeiten am Körper. Heiler wirken in einem Gewebe, das unerforscht zwischen den Zellen liegt. Wir nennen das unsere Aura-Schichten, die unglaubliche mediale Aufgaben haben und Körper und Seele mit dem geistigen Heil verbinden. Jeder Mensch hat von Geburt an acht solche Aura-Schichten, sie sind eine grundgöttliche ätherische Hülle um uns herum, ohne die wir nicht existieren können.

Man darf sich die acht Schichten allerdings nicht wie einen ätherischen Zwiebellook vorstellen, sie sind ein Gesamtes. Die Aura verbindet uns mit unseren Ahnen, der gesamten Sippe, sie verbindet die Familie untereinander.

Schamanen arbeiten als Medium in diesen Schichten, um sie zu korrigieren und so zu stärken, dass möglichst wenig hindurchdringen kann. Stellen Sie sich einen gesunden Apfel vor, durch den sich so leicht kein Wurm mehr durchfressen kann. Die Seele wiederum kann man nicht korrigieren, nur aus der Verstrickung lösen.

Die Natur strahlt in vielen Farben, genauso die Aura. Es gibt fototechnische Verfahren, um das Leuchten der Aura sichtbar zu machen. Man kann sogar über die Aura operieren, in Südostasien machte man das, als es noch keine Narkose gab. Ich brauche keine Kamera, wenn ich bewusst schaue, erkenne ich die Aura. Aber eigentlich ist es eher ein Fühlen, das übrigens jeder kennt. Die Intuition, ob man jemanden mag oder nicht, geht oft über die Aura.

Die Aura-Schichten kreuzen einander, wenn Menschen sich näherkommen. Vereinigen sich Mann und Frau in Liebe, gibt es sechzehn solche Kreuzungen. Sie sind es, an denen Kinder entstehen. So sagt es eine mongolische Weisheit. Deshalb sind die besten medizinisch heilenden Felder für Kinder auch die Aura-Schichten der Eltern.

Umgekehrt kann die Aura auch eine Gefahr für die Kinder sein, weil sie durch sie alles aufnehmen, was um sie herum vorgeht. Was gesagt, ja selbst, was gedacht wird. Wir glauben immer, kleine Kinder verstehen von manchen Dingen nichts, zum Beispiel von der Sexualität, der höchsten Liebe der Eltern. Ein heiliger Akt, weil neues Leben daraus entstehen kann. Verkauft sich eine Mutter als Prostituierte, wird daraus etwas Billiges, das Kind kann die Schande fühlen. Solche Kinder lieben ihre Mütter und schämen sich gleichzeitig für sie. Oft resultiert daraus die Selbstbestrafung als Sühne für die Schuld der Mutter und das Gefühl, sie seien es nicht wert zu leben.

Mit der beginnenden Pubertät ist die Aura besonders verletzlich. Bis elf, zwölf befinden sich Kinder noch in der Aura von Vater, Mutter und der Sippe, dann stehen sie mit beiden Beinen allein da. Die Aura folgt ungefähr einem Zwölfjahrestakt. Von der Zeugung bis zum elften Lebensjahr werden die Schichten immer dünner, bis sie mit elf, zwölf beginnen, sich wieder zu erneuern, und die nächsten zwölf Jahre immer widerstandsfähiger werden. Ab vierundzwanzig nehmen sie wieder ab – und so weiter. In diesen Intervallen sind wir besonders anfällig für Krankheiten, wir werden darauf noch näher eingehen. Wenn man das alles so liest und erstmals mit den Gesetzen des Familiensystems auf Tuchfühlung geht, könnte man fast den Eindruck bekommen, Krankheit sei etwas willkürlich Verordnetes. Eine Art Gesellschaftsspiel in der Familienvilla, die alle Ahnen unter ihrem Dach vereint. Ein Flaschendrehen, mit dem sie sich die Ewigkeit vertreiben. Das Schicksal jongliert mit Befindlichkeiten der Vorfahren, zufällig plumpst ihm dabei hier und da ein Ball auf die Erde, trifft ein unschuldiges Kind, dem das Familiengewissen ein Unheil aufbürdet, für das es überhaupt nichts kann.

So könnte man es auf den ersten Blick auffassen, bevor man genauer hinschaut und sich der unendliche, alles umfassende Plan dahinter zu erkennen gibt.

Und auf einmal versteht man auch, was das praktisch für uns alle heißt. Gesundheit ist nicht zwingend das Gegenteil von Krankheit. Wir sind nicht nur glücklich, wenn wir körperlich gesund sind. Krankheit gehört zum Leben, ohne sie gibt es gar keine Gesundheit.

Ein neuer Blickwinkel, eine neue Perspektive.

Wir sind heute in der Lage, länger und leichter mit Krebs zu leben denn je. Man muss ihn nicht unbedingt vernichten. Vielleicht ist Tan-Dom in der westlichen Welt leichter zu verstehen als Pendant zu dem Spruch »Wenn du den Feind nicht besiegen kannst, dann schließe ihn in deine Arme«. Ich begleite die Menschen, damit sie mit ihrer Krankheit auskommen können. Genau das ist die Kunst der Heiler, das ist mein Können. Als Heiler bin ich auch Künstler.

Sie müssen wissen

Man muss kein Schamane sein, um die Ordnung, die wir hüten, zu achten und zu respektieren. Man braucht dazu keine göttliche Gabe, man muss kein Medium sein. Es genügt das Wissen um die Zusammenhänge mit der Ahnenreihe und eine respektvolle Haltung den Gesetzen des Familiensystems gegenüber.

Mit dieser Einstellung kann es gelingen, meinem Appell, den dieses Buch darstellt, zu folgen: selbst so zu leben, dass man anderen möglichst keine Bürde überträgt; und denen, die so eine Bürde tragen, zu helfen, ihren eigenen Heilungsprozess in Gang zu setzen.

Dann wäre es nicht mehr nur mein Können.

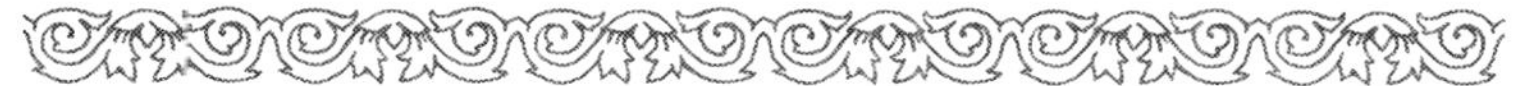

Teil 2

Meine Erkenntnisse

Erkenntnisse werden nicht bestellt und geliefert, sie kommen nicht mit der Post, nicht mit dem Fahrradboten, und sie sind manchmal so verpackt, dass man sie nicht gleich erkennt. Erkenntnisse haben ihren eigenen Kopf, und sie lassen sich Zeit, bevor sie sich in ihrer ganzen Pracht entfalten. Aber wenn sie dann da sind, ist es immer ein großer Moment, weil sie gesetzmäßige Bewegungen auf der Seelenebene zeigen.

Ich hatte viele solche Momente. An ihnen wuchs ich weiter in meiner Entwicklung, sie gehören auch zu den Stufen der Schule des Lebens, in die ich vom Schicksal geschickt wurde. Viele meiner Erkenntnisse sind Ihnen in diesem Buch schon begegnet, ohne solche Erkenntnisse gäbe es kein Wissen, kein Wollen und kein Können.

Deshalb konzentriere ich mich hier auf die Bereiche, die mir in unserer heutigen Gesellschaft als die wesentlichsten erscheinen: Depression, Gewichtsprobleme, Kopfweh, Rückenschmerzen und Krebserkrankungen. Diese und weitere Krankheiten finden Sie im Kapitel »Meine Fälle«. Fast jeder von uns hat mit einem dieser Fälle zu tun, manche kennen sie alle.

Psychiater, Fachärzte oder Psychotherapeuten werden zu diesen großen Themen andere Erklärungen haben als ich.

Aber das sind nur Herangehensweisen. Im Endeffekt wollen wir alle dasselbe: Heilung finden.

Die Depression stelle ich an die erste Stelle dieses Rankings, weil sie der Motor hinter einer ganzen Reihe von Beschwerden und Erkrankungen ist, die sie im Schlepptau hinter sich herzieht. Seltsam eigentlich, dass ein Zustand, den viele als Antriebslosigkeit beschreiben, die Zugkraft hat, so viele Symptome nachzuschleifen: Freudlosigkeit, Desinteresse, Schlafstörungen und sexuelle Unlust sind da nur die bekanntesten.

Für mich ist Depression ein physikalischer Zustand, man ist leer im Herzen, leer an Lebenskraft. Das Gegenteil von Leere ist die Fülle. Und diese Fülle ist es, die ein Mensch, der unter Depression leidet, nicht spüren kann. Oft lassen sich solche Herzen auch nicht füllen, wenn man sie mit sauerstoffreichem Blut versorgt.

Sie müssen wissen

Depression ist der Knotenpunkt. Von ihr aus werden die Weichen gestellt. Unter vielem anderen für Gewichtsprobleme. Die einen gehen in Richtung Anorexie (Appetitlosigkeit), die anderen in Richtung Adipositas (Fettleibigkeit). Anorexie hat mehr mit Vaterfülle zu tun, Adipositas mit Mutterfülle.

Oft verwechseln wir Depression mit Trauer, aber das eine hat mit dem anderen gar nichts zu tun. Trauer ist vielmehr das Zündholz für die Freude. Sie ist eine notwendige Phase, um einen Verlust zu verarbeiten, danach dem Leben wieder in die Augen zu schauen und zu sagen: Danke, dass ich wieder da bin, die Welt ist ja doch schön.

Manchmal tritt die Depression plötzlich auf, darauf gehe ich später in einem meiner Fälle ein. Aber die Leere muss keinen akuten Auslöser haben. Leere ist nicht von einem Moment zum anderen da. Sie wächst langsam, während wir zu schnell leben. Das Außen saust in einem derart rasanten Tempo dahin, dass es uns keinen Rastplatz mehr bietet, um nach innen zu schauen. Und wenn du einmal keuchend am Wegrand stehen bleibst und in dich hineinschaust, siehst du ... nichts mehr. Von der Freude, die ja die innere Fülle vor allem ausmacht, ist nichts mehr zu sehen. Die Leere hat sie verschluckt.

Umgekehrt aber lässt sich die Leere von außen fühlen, ich erkenne sie bei der Pulsdiagnose. Wie in der Traditionellen Chinesischen Medizin arbeiten auch Tibeter und Schamanen mit dieser Methode.

Mit Liebe und mit Kraft lässt sich dieser Tank wieder auffüllen. Die Frage ist nur, woher der Nachschub kommen kann. Ich würde bei den Behandlungen gern etwas aus meinem eigenen Tank abzweigen, doch dann wäre mein Vorrat rasch aufgebraucht. Die Hilfe sprudelt aber ohnehin aus einer höheren Quelle: immer vom Ursprung, immer aus der Urquelle.

Liebe und Kraft kommen von den Eltern. Dieser Fluss muss fließen. Wenn er nicht mehr fließt, können Tausende Bakterien und Viren, können Depression, Anorexie und Fettsucht wachsen.

Anorexie bedeutet Appetitlosigkeit und ist ein Allgemeinsymptom, das, schulmedizinisch gedacht, viele Ursachen haben kann. Die Magersucht, Anorexia nervosa, ist eine psychisch bedingte Sonderform davon, ebenso wie die Bulimie, die Ess-Brech-Sucht. Beides sind Essstörungen, die sich mittlerweile zu einem weltweiten Trend aufgeblasen haben, der durch die Selfie-Manie noch wild befeuert wird und immer öfter in Cybermobbing ausartet.

Die Medien sprechen gern von einem Schönheitswahn, und diesmal ist die Schlagzeile nicht weit von der Wahrheit entfernt. Es steckt tatsächlich eine Wahnidee dahinter, die man durchaus wörtlich nehmen kann: Wer überzeugt ist, nicht schlank genug und damit nicht schön genug zu sein, ist auf dem besten Weg, verrückt zu werden. Die Wahrnehmung des eigenen Körpers ist gestört. Schauen diese jungen Menschen in den Spiegel, sehen sie dort nicht mehr sich selbst, sondern jemanden, der dem herrschenden Schönheitsideal nicht entspricht. Sie sehen jemand anderen, und damit liegt ein psychiatrischer Fall vor.

Jetzt sind wir Menschen aber Körper mit Seele und Geist, und das alles noch umhüllt von acht Schichten der Aura. Sie dienen unserem Schutz, sind aber keine Panzerwände. Mit Handy-Selfies verletzen wir unsere Aura-Schichten und machen uns damit selbst verletzlich.

Mein erster Rat ist deshalb, möglichst wenige Fotos von sich selbst zu machen. Dahinter steht die Erkenntnis: Zu perfekt sein zu wollen zieht oft ein Unglück an. Aber das ist lange noch nicht das ganze Problem. Die eigentliche Erkenntnis hinter der Anorexie ist richtig schwerwiegend.

Sie müssen wissen

Anorexia heißt: Bevor du stirbst, gehe ich für dich. Man will für jemand anderen den Tod auf sich nehmen.

Für mich ist es auffällig, dass es meistens Mädchen sind, die so Schweres wie lebensbedrohliche Krankheiten, Unfälle oder selbstmörderische Suchterkrankungen des Vaters auf sich nehmen wollen. Ich erlebe das oft genug bei Patienten, die wegen Magersucht oder Bulimie zu mir kommen. Irgendwann hatte ich den Impuls zu fragen: »Du willst sterben, nicht wahr?« Und stach damit in die eigentliche Wunde.

Die Antwort ist immer dieselbe. »Woher wissen Sie das?« Und dann kommt für gewöhnlich alles heraus, was so lange verborgen wurde.

Manchmal wollen Kinder und Jugendliche ihr Leben für jemanden geben, den sie nicht einmal kennen. Ich habe viele, mitunter sehr junge Kinder und häufig aus sehr wohlhabenden Verhältnissen, die sich solidarisch fühlen mit Gleichaltrigen in Afrika, die zu verhungern drohen. Das klingt sehr plakativ, wird aber logisch, wenn man ein bisschen hinter die Dinge schaut.

Sie müssen wissen

Wir Menschen sind weltweit miteinander verbunden, über unsere Seelen und unseren Geist, die übrigens immer gesund sind. Der Begriff »Geistheiler« ist also irreführend. Eine Seele kann sich über weite Strecken, quer über den Erdball, mit einer anderen Seele verbunden fühlen. Seelen überwinden Zeit und Raum.

Oft verbindet dieses globale Seelennetz Gleichaltrige. Es kann also ein fünfjähriges Mädchen in einem Nobelbezirk in Wien mit einer Fünfjährigen in den Straßen von Mogadischu mitfühlen, als wären die beiden Nachbarinnen. Von oben betrachtet, sind sie das ja. Auch wenn die junge Wienerin jederzeit mehr als genug zu essen hat, um sich den Bauch vollzuschlagen, während die kleine Somali am Horn von Afrika in einem der ärmsten Länder südlich der Sahara weniger bis gar nichts in den Magen bekommt. Die Seele sucht den Ausgleich, das Mädchen aus Wien will aus Solidarität sterben und isst kaum noch.

Meine Erfahrung ist es, dass anorektische Kinder ihre Väter wachrütteln wollen. Wie in einem Klischee kristallisiert sich immer wieder dasselbe Bild heraus: Die Väter sind durchwegs erfolgreich, Geschäftsmänner aus dem Finanzbereich, Manager in den Chefetagen, sie arbeiten viel und verdienen gut. Ihre Kinder wollen ihnen mit ihrer Krankheit und dem dahinterstehenden Wunsch zu sterben die Augen öffnen.

Wieder ist es eine Haltung, die angesprochen ist. Die Einstellung, die nötig wäre, um die Welt zu verändern: Schauen wir nicht nur auf uns, denken wir an alle.

Der Appell an die Väter lautet: Mach dir Gedanken, Papa.

Aber auch die Mütter haben ihre Aufgaben bei diesem Thema. Ich hatte einen Fall, bei dem es um zwei Schwestern ging, die von sich aus zu mir kamen. Der Vater war im Finanzwesen tätig, die Mutter eine wunderschöne Frau im Modelbusiness, gewöhnt an einen gewissen Lebensstil. Um seiner Familie diesen Standard bieten zu können, arbeitete der Vater wie besessen. Und um den Druck auszuhalten, suchte er Beistand bei Drogen. Beide Töchter hatten sich unbewusst in die Magersucht geflüchtet, um den Vater davon wegzubringen.

Ich bat auch die Mutter zu mir, um ihr den Hintergrund zu erklären. Nachdem ich hörte, dass die Ehe von ihr aus schon am Ende sei, bestärkte ich sie: »Du kannst nicht des Geldes wegen mit einem drogenabhängigen, schwer kranken Mann zusammenbleiben. Das halten deine Töchter nicht aus, sie wollen sterben mit der Hoffnung, dass das den Vater aufrüttelt.« Es sei nun an ihr, die Töchter zu retten.

Jetzt kann man natürlich einwerfen, dass es vom Modelumfeld in die Magersucht kein halsbrecherisch weiter Sprung sei, womöglich ginge das Ganze ja schlicht davon aus. Meine Erkenntnis sagt etwas anderes. Sobald eine Miss Schönheitskönigin Kinder bekommt, ist sie nur noch eine Miss Mutter. Die Frau nahm die Warnung jedenfalls ernst und ließ sich von dem Mann scheiden. Die Schwestern erholten sich. Die Mutter heiratete ein zweites Mal und bekam noch ein Baby. Den Töchtern empfahl ich: »Der Papa bleibt der Beste und der Einzige und verdient für immer euren Respekt.«

Sie müssen wissen

Anorexie hat nicht nur oft mit dem Vater zu tun, sondern ist auch meistens über die Hilfe des Vaters zu heilen. Wenn er nicht mithelfen kann oder will, ist die Mutter gefragt. Ist sie stark genug, ihn loszulassen, ihn aber weiterhin zu achten, kann er seinen Weg gehen, und die Kinder wenden sich wieder dem Leben zu. Die Heilung der Anorektiker vollzieht sich, wenn die Mutter sagen kann: »Ich halte deinen Vater am Leben fest, weil du dafür zu klein bist; damit bist du jetzt frei. In dir liebe ich deinen Vater immer und ewig weiter.«

Das Beispiel zeigt aber auch sehr deutlich, dass die Welt mit einer einzigen Lösung nicht für alle wieder in Ordnung ist. Meine Therapie galt den Mädchen, und für sie war sie auch erfolgreich. Der Vater müsste in einer eigenen Therapie schauen, was hinter seiner Krankheit steckt.

Mein Appell an die Mütter lautet: Gebt euren Töchtern mit, dass es schön ist, wenn sie in der Pubertät zunehmen und der Körper Rundungen bekommt. Das hat die Natur so eingerichtet. Das Östrogen, das in der Zeit gebildet wird, bewirkt nun einmal, dass sich Fettzellen einlagern. Diesen Vorrat braucht der weibliche Körper, um später schwanger werden zu können, um die neun Monate durchstehen und das Kind gut ernähren und gesund auf die Welt bringen zu können.

Was den Menschen, die sich in ihrer Wahrnehmungsstörung für zu dick halten, am meisten fehlt, ist Selbstvertrauen. Nur auf diesem Boden kann Liebe wachsen, zu dir selbst und zu anderen. Für mich ist ein Mensch mit hohem Selbstvertrauen jemand, der sich von seiner Seele führen lässt. Selbstvertrauen heißt: sich seiner Seele bewusst zu sein.

Zustimmung zum eigenen Körper ist eine schwierige Übung. Und dabei ist es völlig egal, für wie schön einen die anderen halten. In Wahrheit geht es gar nicht wirklich um die Schönheit. Zustimmung zum eigenen Körper bedeutet vielmehr, tief in der Seele anzuerkennen, so von den Eltern geboren worden zu sein: So und nicht anders haben mich meine Eltern geschaffen. Das voll und ganz und gern zu akzeptieren gelingt jungen Leuten, besonders in der Pubertät, heute nur schwer. So einen sanften Blick auf sich selbst hat man nämlich nicht mit dem Auge, sondern nur mit dem Herzen.

Wann immer ich mich im Spiegel anschaue, sehe ich meine Eltern. Sie waren auch im rein biologischen Sinn schöne Menschen, aber darauf kommt es gar nicht an. Ausschlaggebend ist, dass ich sie in meinem Herzen trage. Nur deshalb finde ich auch mich schön. Es ist jeden Tag dasselbe Ritual. Ich sehe die beiden im Spiegel, und ich verneige mich vor ihnen.

»Ach, bist du heute Morgen schön«, sage ich dann zu mir. Das ist meine Begrüßung. Meine Würdigung dafür, dass sie mir das Leben geschenkt haben. Man kann ohne Lupe sicher tausend Fehler an mir finden, aber ich bin zufrieden und glücklich mit diesem Körper, mit diesem Aussehen. Das versuche ich meinen Kindern vorzuleben, so wie ich es vorgelebt bekommen habe.

Aber das allein ist noch nicht genug. An der Zufriedenheit mit sich selbst muss man vierundzwanzig Stunden am Tag arbeiten. Stets aufs Neue, sonst verfliegt sie. Und diese Zufriedenheit beschränkt sich nicht allein auf den Körper. Ich finde auch unsere Erde schön, und unzählige junge Männer haben in so vielen Kriegen immer wieder ihr Leben dafür gegeben, dass sie es auch bleiben kann.

Sie müssen wissen

Heilung und Frieden für Mutter Erde fängt bei den Müttern an. Wenn die Toten Frieden finden, kehrt auch der Frieden auf den Planeten Erde zurück. In vorderster Front müssen die Mütter der Soldaten stehen, die den Müttern der Feinde die Hand reichen und sagen: Wir Mütter müssen aufhören, es zuzulassen, dass unsere Söhne zu kriegerischen Soldaten ausgebildet werden.

Im Spiegel bedanke ich mich jeden Morgen auch dafür, dass ich keine Bomben explodieren höre, dass mein Frühstückstisch reich gedeckt ist, ich danke meinen Eltern, meinen Großeltern, meinem Mann, diesem Land, meinem Leben. Dann bin ich zufrieden, und dann kann ich anderen helfen.

Eine Übung für Fortgeschrittene ist danach die Demut. Wie man sie übt, bringe ich den Klienten bei, die nicht zu mir kommen, weil sie krank sind, sondern weil sie sich weiterentwickeln wollen. Heilung auf einer anderen Ebene, wenn man so will. Damit bin ich ein Stück weit auch für sie eine Mutter und muss als solche ein Vorbild sein. Wenn du erst einmal gelernt hast, dich zu verneigen, setzt das einen großen Prozess in Gang, denn dann kannst du auch danken, und das wiederum ist die Voraussetzung, um lieben zu können. Das ist eine meiner schönsten Erkenntnisse. Verneigen hat viele Grade, nicht nur vor der Person, sondern auch vor der Erde. Deshalb macht man bei uns nicht einfach nur einen Diener oder einen Knicks. Man geht in die Knie, stützt sich mit den Händen ab und sinkt Gelenk für Gelenk, Wirbel für Wirbel ab, bis man flach auf dem Boden liegt, die Stirn auf der Erde, um mit ihr eins zu werden.

Ein großartiges Beispiel dafür ist der berühmte Kniefall von Altkanzler Willy Brandt am 7. Dezember 1970 vor dem Ehrenmal für die ermordeten Juden des Warschauer Gettos. Eine Demutsgeste, die die ganze Welt berührte. Es war eine Verneigung im Namen des deutschen Volkes, aber letztlich sehr viel weitreichender, es war eine Verneigung im Namen aller Völker der Erde.

Um zu solch einer Demut fähig zu sein, braucht man Vertrauen, egal, ob auf der Bühne der Weltpolitik oder im Kreis der Familie. Man braucht Vertrauen zu sich selbst. Und wieder: Selbstvertrauen beginnt mit den Eltern. Wenn du sie anerkennen kannst, so wie sie sind, kannst du dich annehmen, so wie du bist.

Ich erlebe immer wieder, wie schwer diese Botschaft zu verstehen ist. Es sind einfache Worte, aber was sie tatsächlich aussagen, gibt oft große Rätsel auf. Ich habe mittlerweile herausgefunden, dass es an dem Begriff des Annehmens liegt. Auch das war eine Erkenntnis. Was genau heißt annehmen? Und wie geht das?

Wie oft höre ich von Patienten, sie hätten ein wirklich gutes Verhältnis zu ihren Eltern, sie verstünden sich, liebten einander. All das gehört dazu, aber es ist nicht genug. Annehmen bedeutet mehr. Es betrifft auch alle Fehler des anderen, alles, was man ändern würde, was einem auf die Nerven geht, was man anders sieht oder einfach nur nicht versteht. Annehmen heißt, bedingungslos zu lieben – ohne Abstriche, ohne irgendein »Aber«, ohne das kleinste »Wenn nur«, ohne einen Anflug von »Allerdings«. Der eigene Blick auf die Dinge zählt hier nicht, die Perspektive geht von ihnen aus. Sie sehen es anders, und damit gut. Es ist kein Verständnis vonnöten, kein Gutheißen und schon gar kein Verzeihenmüssen. Nicht einmal ein Denken ist nötig. Grob gesagt, ist es schon die Seele eines Neugeborenen, das die Seele der Mutter annehmen muss und umgekehrt. Leicht erklärt, physikalisch nicht beweisbar, in den Folgen unübersehbar.

Und damit sind wir mittendrin in den Erkenntnissen zum Thema Übergewicht. Dahinter steckt oft Angst, vor allem vor der Mutter. Kinder ängstigen sich, wenn ihre Mutter viele Abtreibungen hinter sich hat. Wir irren uns, wenn wir glauben, so etwas von Kindern fernhalten zu können. Selbst wenn sie noch viel zu klein sind, um es zu verstehen, wissen Kinder Bescheid; denn sie können die toten Geschwister sehen. Ich weiß das aus eigener Erfahrung. Meine Mutter hatte sieben Abtreibungen, ich sah diese sieben ungeborenen Kinder und hatte Angst vor meiner Mama, obwohl sie so eine liebe, weiche und schöne Frau war.

Wer diese Zusammenhänge in unserer Gesellschaft zum ersten Mal hört, hat einen ganz schönen Brocken zu schlucken, wir kommen dazu später noch genauer. Fazit ist jedenfalls: Zum Schutz zieht sich das Kind einen Mantel aus Fett an.

Adipositas ist Anfang oder Folge vieler Krankheiten. Wenn sich im Bauchraum Fett sammelt, ist etwas nicht gesund, meistens die Leber. Eine Fettleber kann auf unbewusste Wut hindeuten und auf Selbsthass. Sagt man sich vor dem Spiegel bloß vor: »Ich liebe mich selbst«, ist das nur ein Mantra. Es wird nichts nützen, wenn es nicht ehrlich gemeint ist.

Solange man nicht in der Seele sagen kann: »Ich erkenne und nehme meine Mutter an, so wie sie ist«, wird das immer ins Gewicht fallen. Sobald die Seele sagen kann: »So, wie meine Mutter aussieht, ist sie schön«, kann man jeden Tag fünf Scheiben Weißbrot zum Frühstück essen, und man wird nicht zunehmen.

Sie müssen wissen

Die Prophylaxe, um lebende Kinder vor Übergewicht zu bewahren, liegt in den Händen der Mütter. Sie müssen die ausgeschlossenen, abgetriebenen Kinder um Vergebung bittend ins Herz nehmen und sie im Kreis der Familie wieder aufnehmen. Am besten gemeinsam mit den lebenden Kindern, denn auch sie müssen ihre ausgeschlossenen Geschwister ins Herz nehmen. Und sie haben kein Recht, dabei Richter zu spielen. Der Schamanismus wertet nicht, er verbindet nur, was um der Ordnung willen nicht getrennt sein sollte.

Die Verbindung mit der Mutter ist mit einem gewaltigen Schockerlebnis verknüpft: der Geburt, die aus dem Mongolischen übersetzt »Trennung zweier Knochen« heißt. Sie ist der Schnitt, der die Seele des Kindes von der Seele der Mutter kurzzeitig trennt. Ich erkläre das gern am Beispiel von Tieren, das ist anschaulicher, und so habe auch ich es gelernt: Wenn ein Junges in einem Rudel oder einer Herde geboren wird, weiß es in der ersten Sekunde nicht mehr, zu wem es gehört. Es ist gerade auf eine andere Welt geplumpst und muss sich erst darin zurechtfinden. Wer ist wer? Gehöre ich zu der gescheckten Mama hier oder zu der weißen dort drüben?

Die Nomaden lösen die Verwirrung mit schamanischen Gesängen, die sie nach der Geburt von Fohlen, Kalb, Kamel, Kitz oder Lamm singen. Manchmal werden neugeborene Tiere auch mit der Pferdekopfgeige – einer mit dem Bogen gestrichenen zweisaitigen Kastenspießlaute – und mongolischen Liedern zur Mutter gelenkt. Die Klänge treiben die Tiere zueinander. Musik hat eine gewaltige Macht, sie ist eine gute Seelentherapie. Bei Fohlen ist es am schwierigsten, sie durch Gesang zur Mutter zurückzuholen. Kamele reagieren gut darauf. Eine Tigermutter braucht gar keine Hilfe, sie ist die grandioseste Mutter der Welt; sie nimmt ihr Kind immer an, egal, in welchem Zustand. Von ihr können wir uns ordentlich etwas abschauen. Wir sollten alle Tigermütter werden.

Auch Menschenmütter erleben die Trennung der Seelen bei der Geburt, genauer gesagt: Sie erleben sie nicht. Denn während die Mutter ihr Kind durch die Scheide gebiert, kann es sein, dass Seelenteile von ihr diese Welt für kurze Zeit verlassen. Das ist auch der Grund, warum Mütter für den Tod stehen: weil sie während der Wehen ins Totenreich switchen können. Manchmal für Minuten oder Stunden, es können aber auch Jahre oder Jahrzehnte sein, mitunter kommen sie gar nicht wieder.

Es war stets Aufgabe und Kunst der Hebamme, sie aus dem Jenseits zurückzuholen. Im Mongolischen bedeutet der Beruf der Hebamme deswegen *die Mutter am Leben festhalten*. Im Kreißsaal sind außerdem die Mutter der Wöchnerin und der Vater des Kindes lebenswichtig, wobei die Mutter auch nur geistig anwesend sein kann, der Vater dagegen sollte physisch dabei sein. Vollkommen vollzogen ist die Geburt erst dann, wenn die Brustwarze der Mutter völlig vom Mund des Säuglings umschlossen wird. Auch dabei hilft die Hebamme.

Hebammen sollten tatsächlich Frauen sein, auch wenn ich mir damit jetzt einen Rüffel aus der Gender-Gemeinde einfange. Für manche Dinge braucht man die Wahrnehmung, die Erfahrung, das Fühlen einer Frau. Man muss das, wobei man hilft, selbst kennen und erlebt haben. Diese Kultur der

Heiler ist verloren gegangen und damit zum Teil auch die Verbindung zur Mutter.

Für Mongolen gibt es zwei Mütter, die leibliche, die uns neun Monate getragen und dann geboren hat, und die Hebamme, die uns auf die Welt holt. Meine Mutter sagte mir immer, dass ich besonderes Glück hätte, weil ich von allen Kindern die flinkste, fleißigste, beste und wissendste Hebamme hatte, denn so würde auch mein Leben verlaufen.

Sie müssen wissen

Wenn die Seelen getrennt bleiben, ist es schwierig, die Mutter auf Seelenebene anzunehmen. Deshalb ist die Arbeit der Hebamme so wichtig. Sie ist Heilerin, und ihre höchste Kunst besteht darin, Tod und Leben zusammenzuführen, sozusagen an einem neutralen Nullpunkt zu fesseln. Dann trennt sie die Toten von den Lebenden und bringt die Seele des Kindes zur Mutter hin. Das ist der berühmte »Popoklatsch« bei Neugeborenen. Gelingt das nicht, liegt dort der Ursprung aller Probleme mit Übergewicht, bei Frauen wie bei Männern. Die Mutter muss im Herzen sein, nicht im Magen.

Sowohl Anorexie als auch Adipositas sind Süchte und spielen sich im Geheimen ab. Sie sind Krankheiten, bei denen man nach den Mahlzeiten vorgibt, satt zu sein. Bei Magersucht, bei der die Annahme der Mutter völlig verweigert wird, ist Nahrungsverweigerung eine Möglichkeit, Kontrolle über seinen Körper auszuüben. Man stochert im Essen herum und befördert dabei eher versehentlich etwas in den Magen. Bei Bulimie, bei der die Mutter angenommen und wieder ausgespuckt wird, blufft man sich über gemeinsame Mahlzeiten drüber und stopft in heimlichen Heißhungeranfällen Unmengen von Essen in sich

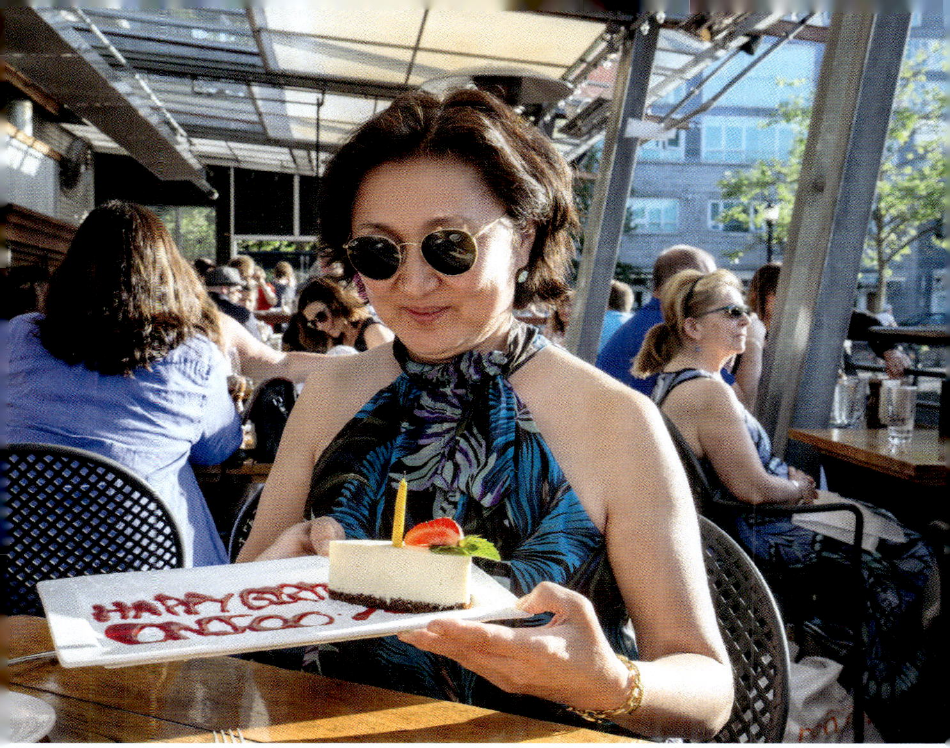

Geburtstag in Vancouver.
Wir feierten bei meiner Nichte in Kanada. Im Hafen von Vancouver bekam ich meine Geburtstagstorte. Eine Kerze für 54 Jahre.

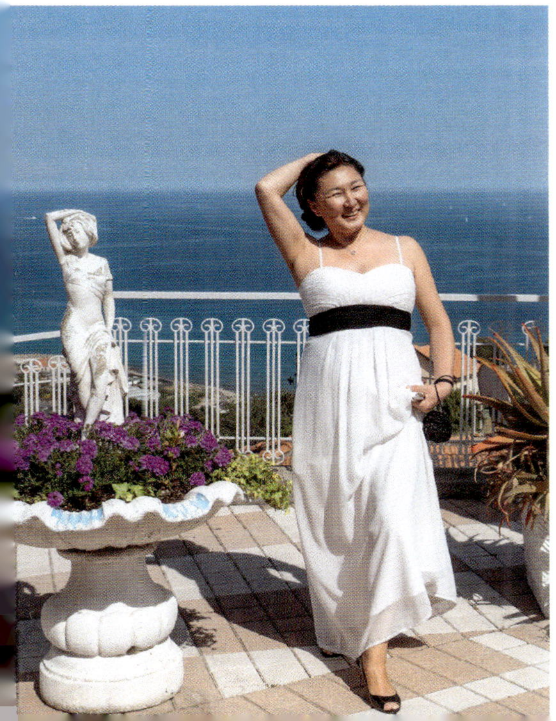

Hochzeit in San Remo.
Ich trug Weiß, aber ich war nicht die Braut. Freunde aus Deutschland luden uns als eine Art Ehrengäste zur Vermählung ihrer Kinder ein.

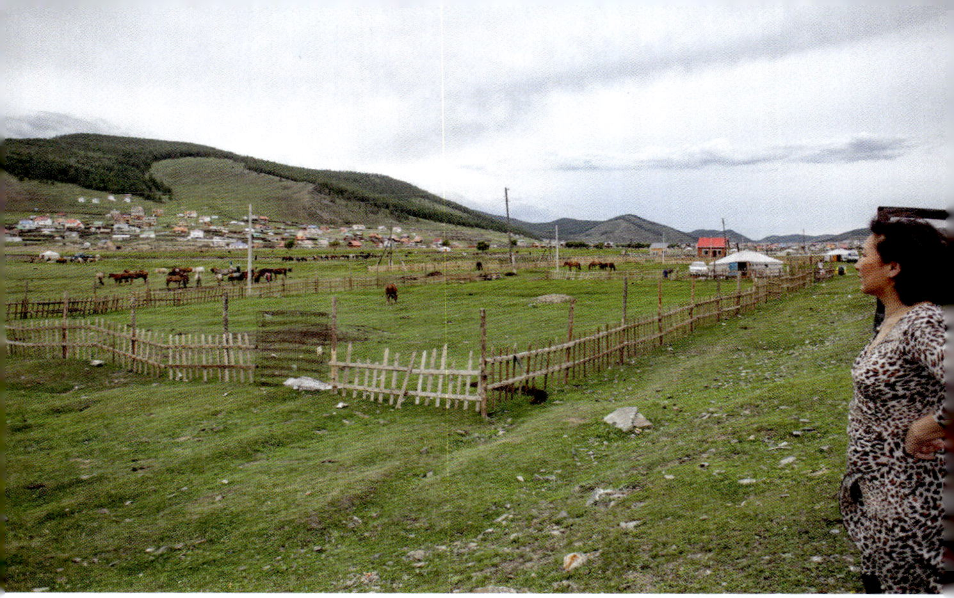

Große Reise in die Heimat.
Im Sommer 2011 fuhren wir nach langer Zeit wieder in die Mongolei. Bei einem Zwischenstopp kurz vor Ulaanbaatar stieg ich aus, um Luft zu schnappen. Heimatluft.

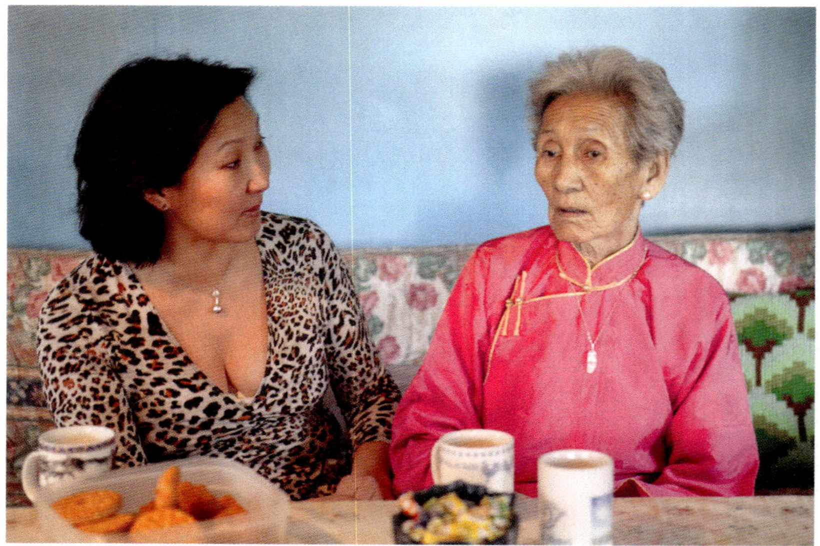

Teetratsch mit Mami.
Anlass der großen Mongolei-Reise war eine Art Familien-Wallfahrt. Meine 78-jährige Mutter sollte nach 72 Jahren ihren Geburtsort wiedersehen. Es war eine Pilgerfahrt zurück zum Ursprung. In ihrer Datscha sprach sie von der Beerdigung meines Vaters, zu der ich nicht hatte kommen können. Sie erzählte mir, wie der Geist seinen Körper verlassen hatte. Es war ein schönes Gespräch.

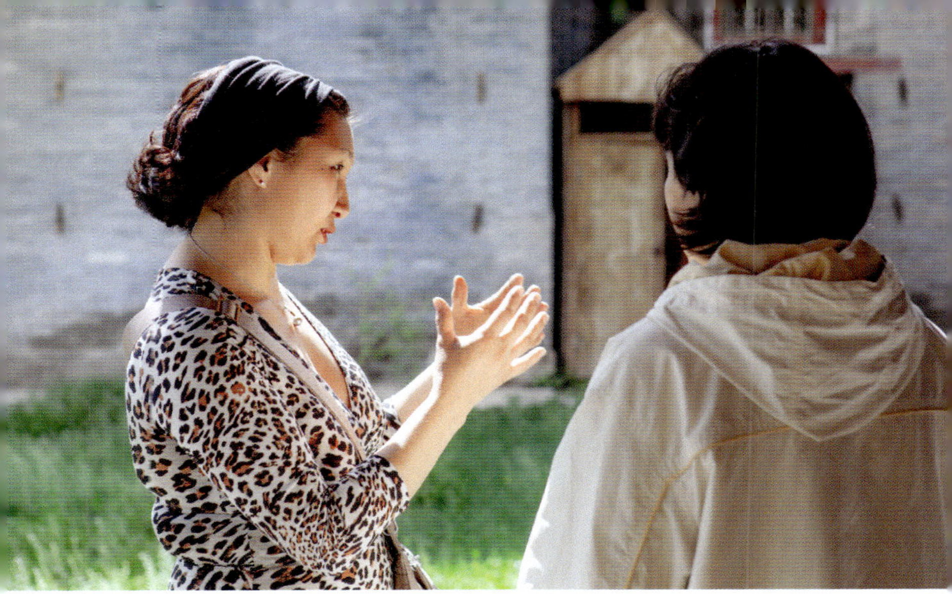

Austausch über die Wiedergeburt.
Das Museum Choishin Lama in Ulaanbaatar ist für mich der beste Platz, um Energie zu tanken. Der Lama war Schamane beim letzten Kaiser Bogdu Khan und hatte vor hundert Jahren eine Botschaft hinterlassen: Wenn er energetisch wieder zurückkehre, werden auf dem Boden, wo seine Jurte stand, grüne Gräser wachsen. Ich fiel exakt dort in Trance. Genau darauf hatte eine Anthropologin des Museums immer gewartet. Sie sprach mich an, und wir wurden Freundinnen.

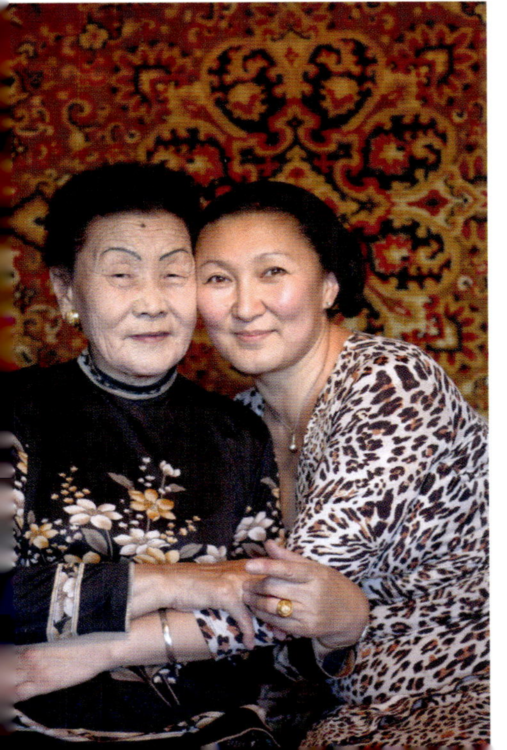

Liebe zur geistigen Mama Sodnom.
Sodnom war meine große schamanische Lehrerin, die mich am längsten von all meinen Lehrern begleitete. Zu ihr hatte ich das innigste Verhältnis, sie war eine Mutter für mich. Die Tibeterin war Buddhistin und Schamanin, außerdem Journalistin und Schauspielerin. Sie brachte mir die Ansätze von tibetischer Astrologie bei und die mathematischen Formeln, auf denen alles basiert. Von ihr habe ich einen großen Teil meines Wissens.

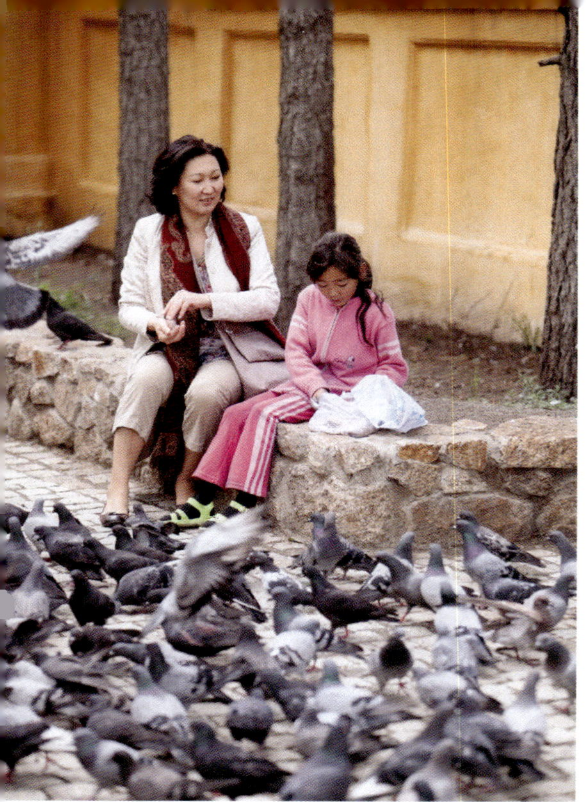

Erinnerung an die Kindheit. Das Kloster Gandan in Ulaanbaatar ist das einzige Kloster, das im Kommunismus überlebt hat. Für mich ist es fast wie mein Kindergarten. Früher lebten dort wirkliche Mönche, die wunderschöne Rituale abhielten. Heute bevölkern Obdachlose und Alkoholkranke das Gebäude, die Straßenkinder zum Betteln ausschicken, weil sie annehmen, dass ein Kloster vor allem von weichherzigen Touristen besucht wird.

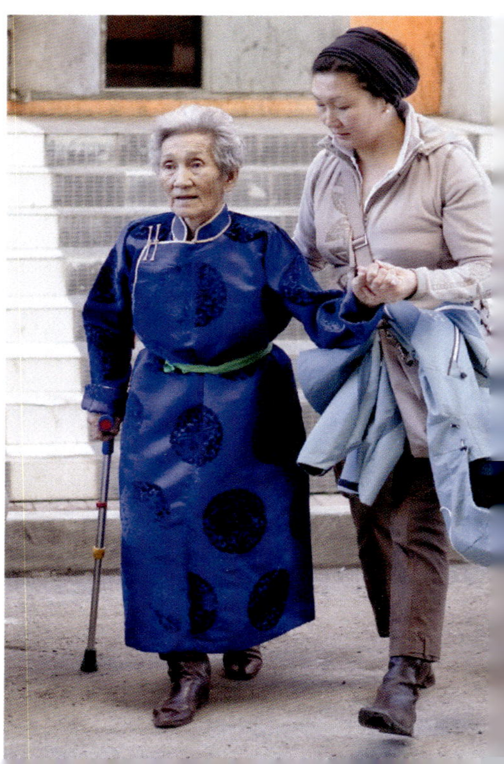

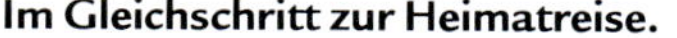

Im Gleichschritt zur Heimatreise. Die Reise zum Ort ihrer Geburt ist ein tröstendes Geschenk für Eltern. Meine Mutter empfand es so. Insbesondere, weil sie von ihrer gesamten Familie begleitet worden war. Wir hatten einen Bus gemietet, damit alle Kinder, Schwiegerkinder, Cousins und Cousinen, Neffen und Nichten Platz hatten.

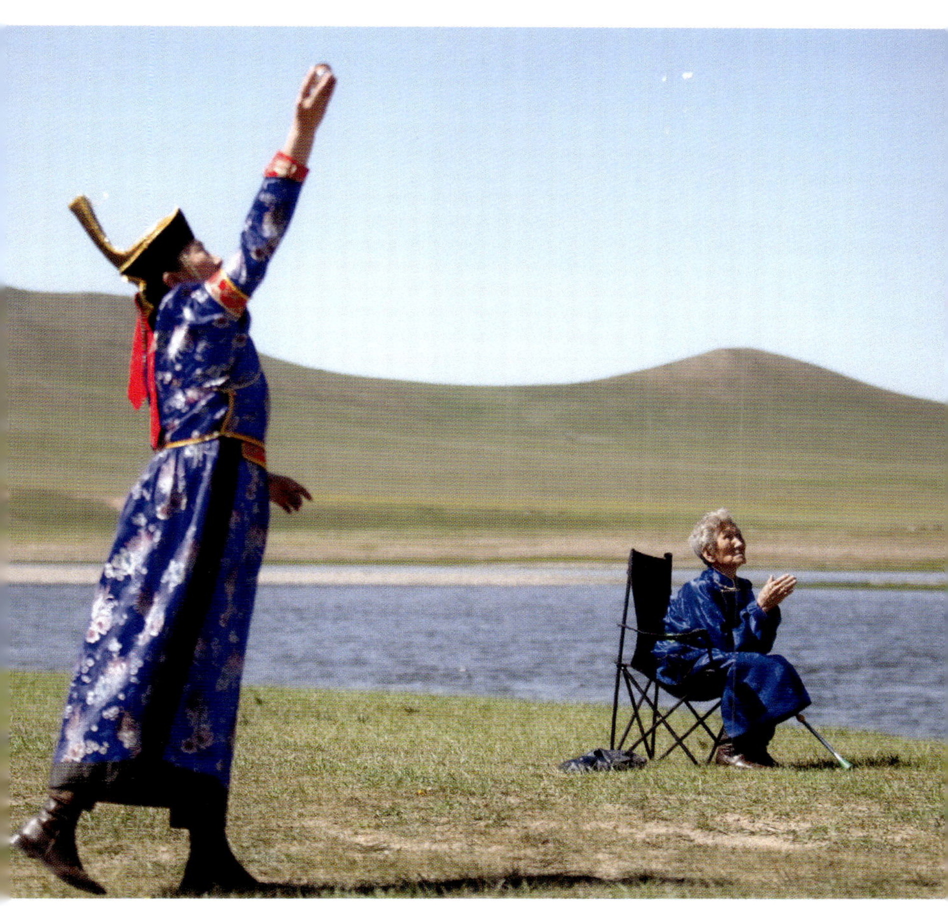

Rufe zu den Ahnen am Fluss Onon.
Am Fluss Onon ist mein Ziel erreicht. Auch das Geburtsdorf meiner Mutter liegt am Onon. Ich nehme Verbindung zu meinen Ahnen auf. Mein Vater hatte immer gesagt: »Am Onon ist Dschingis Khan geboren und meine schöne Frau.«

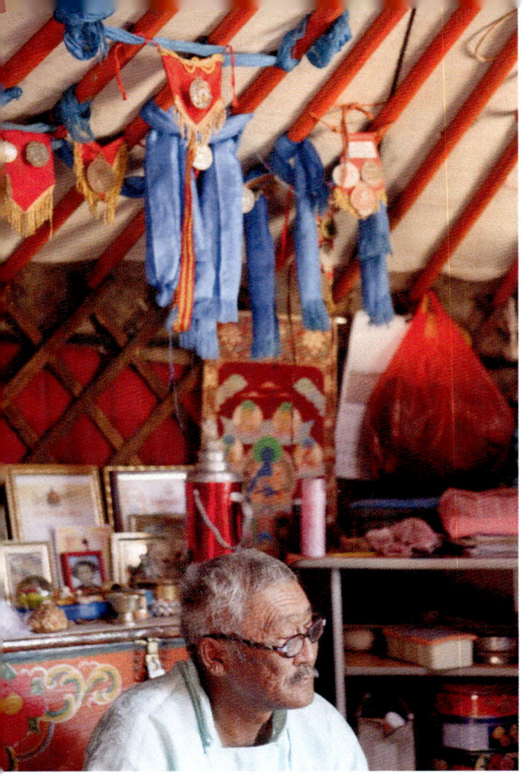

Ein waschechter Nomade.
In den 45 Jahren, in denen ich nicht mehr in der Steppe war, waren alle weißen Pferde unserer Familie verkauft worden. Eines habe ich von diesem Nomaden vom Stamm meiner Oma zurückgekauft. Er war der Gewinner vieler Reiterspiele, seine Jurte ist voll von seinen Trophäen.

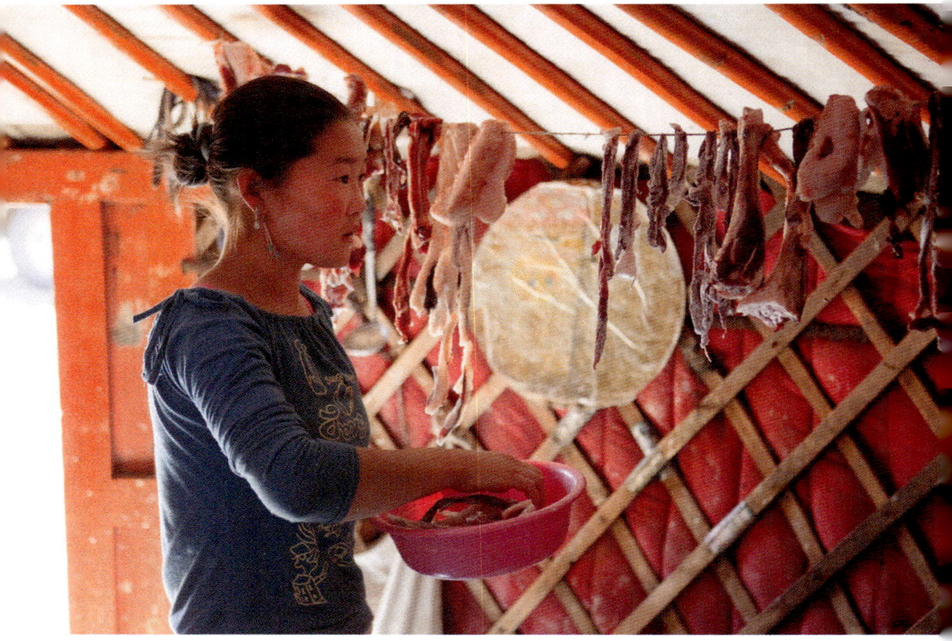

Vorrat auf Nomadenart.
In der Jurte gibt es keine Möglichkeit, Essen zu kühlen. Hammel auf der Wäscheleine ist der Kühlschrank der Nomaden. Das Fleisch wird aufgehängt und getrocknet. Die Arbeit erledigt die Enkelin des waschechten Nomaden.

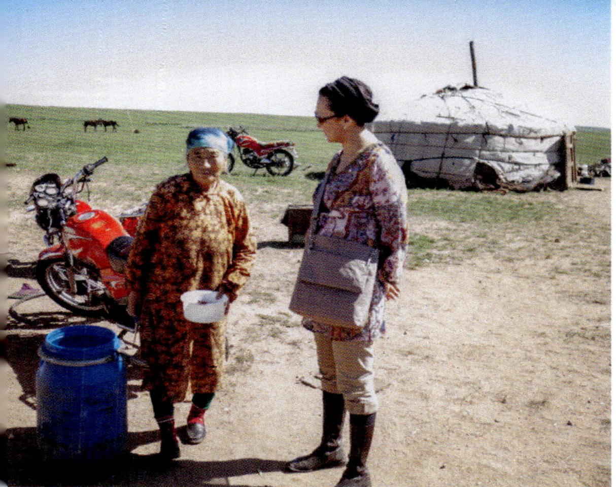

Von Hausfrau zu Hausfrau. Die Ehefrau des waschechten Nomaden lebt wie damals meine Oma. Nur die Motorräder waren früher noch eine Seltenheit. So besonders wie ein Porsche in der Steppe.

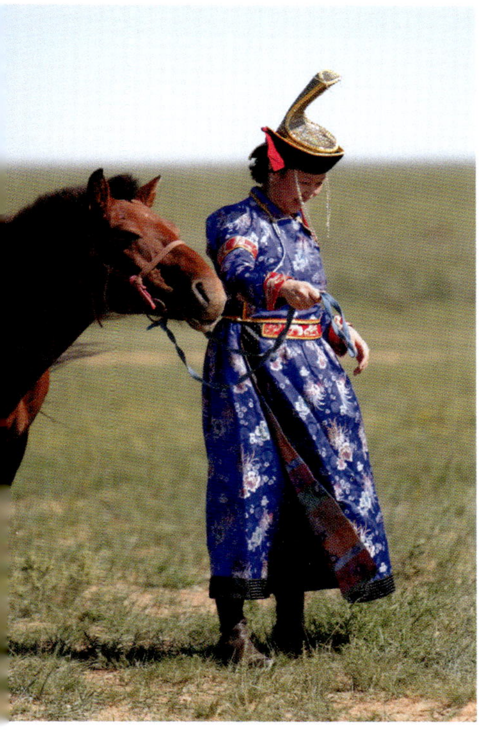

Der Braune und die Heimaterde. Die burjatische Tracht vom Stamm meines Vaters am Baikalsee passt eigentlich nicht in die Steppe, in der ich bei meiner Oma aufwuchs. Ich habe sie bewusst angezogen, um Himmel und Erde zusammenzubringen. Mein Begleiter erinnert mich an meinen Braunen, das Lieblingspferd aus meiner Kindheit.

Vorbereitung fürs Mittagessen. Um in der Jurte kochen zu können, braucht man guten Brennstoff. Das beste Feuer bekommt man mit Argaltuuch, dem Dung der Tiere in der Steppe. Die Technik des Einsammelns ist schwierig. Mit der Gabel spießt man ihn auf und wirft ihn nach hinten in den Korb. Im Gegensatz zu heute war ich als Kind darin unschlagbar. Für meine Oma war es eine große Erheiterung, mir dabei zuzuschauen.

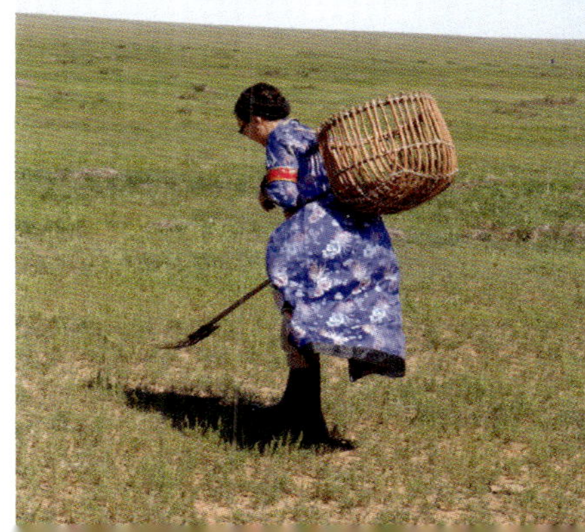

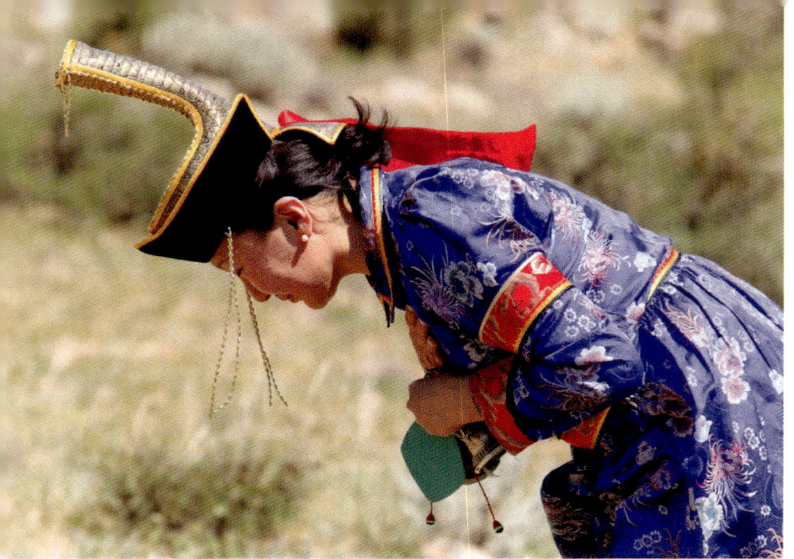

Zuneigung zu Mutter Erde.
Es ist eine alte Demutsübung. Bei Schamanen heißt es: Wir schreien nicht in den Himmel, wir verneigen uns zur Erde. Dahinter steckt ein nährender Gedanke.

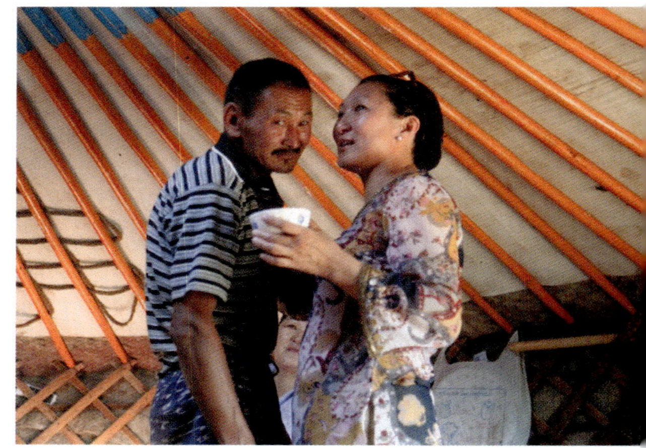

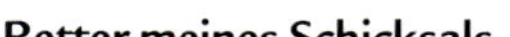

Retter meines Schicksals.
Wäre er nicht zur Welt gekommen, hätte seine Familie mich adoptiert. Das passiert oft, wenn sonst die Linie aussterben würde. Im letzten Moment wurde Ojunbaatar geboren. Mein Held, mein Retter.

Fangenspielen in der Steppe.
Will man eine Stute melken, muss man zuerst das Fohlen einfangen. Die Prozedur heißt Unaga Barich und ist oft nicht einfach. Mitunter sind die jungen Pferde so wild, dass drei erwachsene Männer nötig sind.

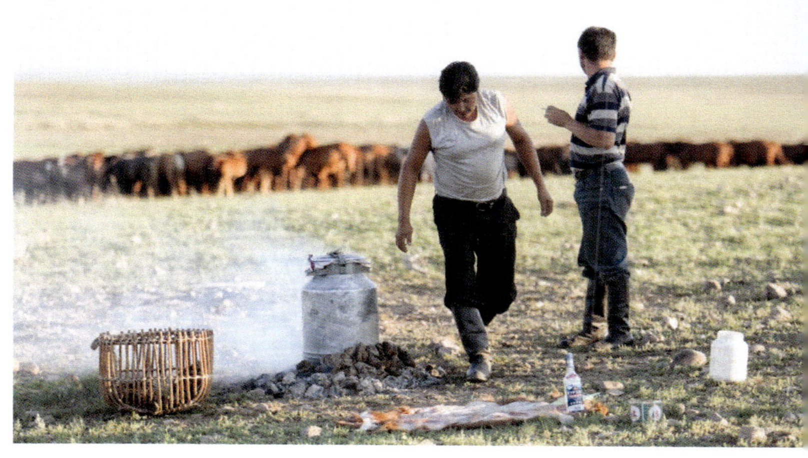

Das leckerste Mittagsmahl aller Zeiten.
In der alten Milchkanne gart Ziegenschmor. Das Fleisch köchelt mit Kräutern und Salz stundenlang vor sich hin. Heiße Steine innen und außen sorgen ebenso für den besonderen Geschmack wie das Feuer.

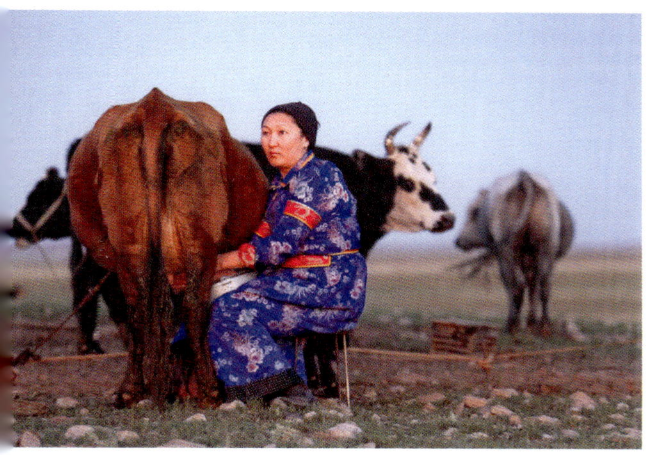

Eine Art Milchmädchenrechnung.
Wie war das doch gleich? Melkstunde nach 45 Jahren. Als Kind war ich die schnellste Melkerin im Stamm, als Erwachsene bin ich die letzte. Ich musste es erst wieder neu lernen.

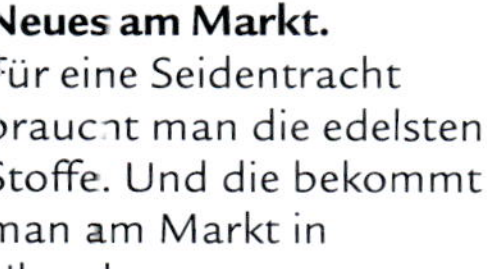

Neues am Markt.
Für eine Seidentracht braucht man die edelsten Stoffe. Und die bekommt man am Markt in Ulaanbaatar.

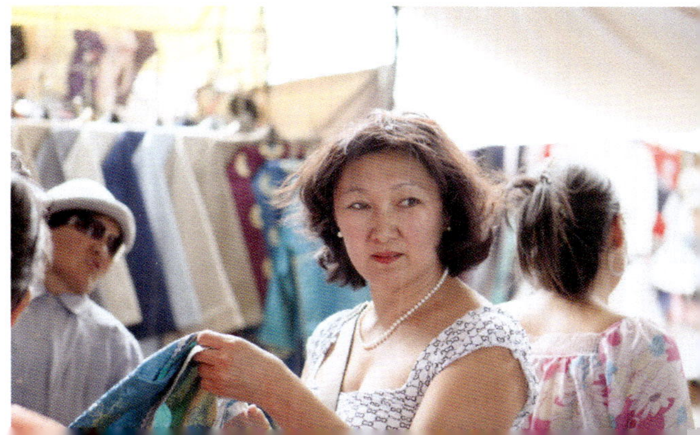

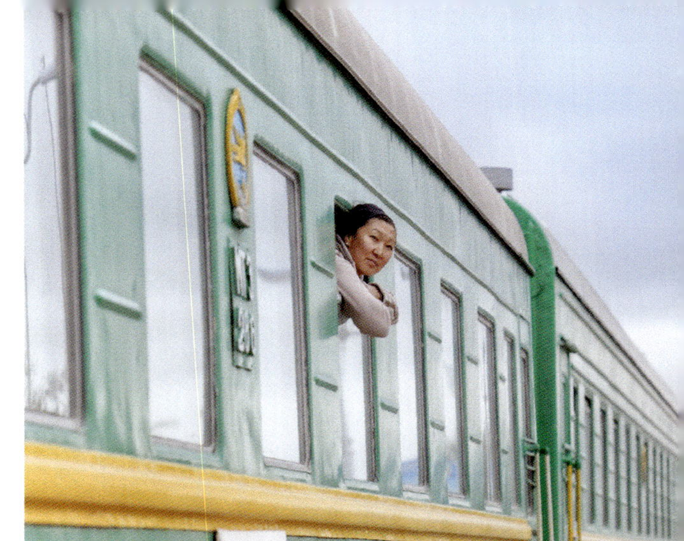

Abfahrt Richtung Gobi.
Wenn man sich selbst in die Wüste schickt, nimmt man am besten die transsibirische Eisenbahn. Ein paar Stationen weiter ist dann China.

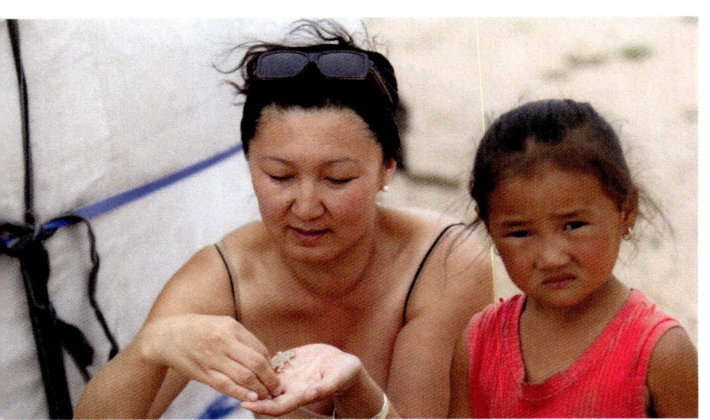

Der Fluch der Wüste.
Wenn man in der Wüste Gobi einen Salamander in der Hand hat, kann man sich schon einmal fragen, wer er vorher war. Sagt jedenfalls ein altes Nomadenmärchen.

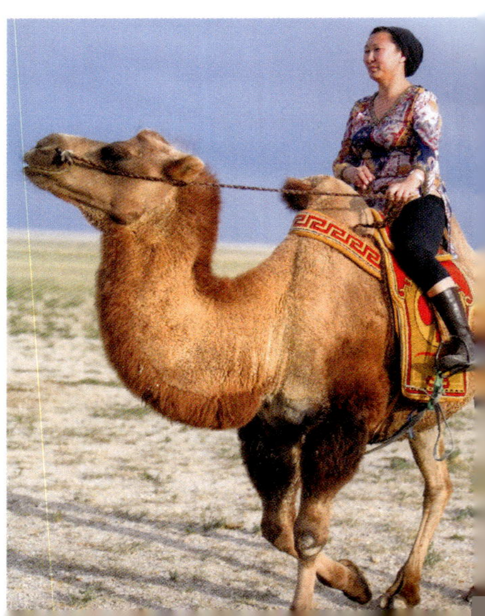

Stolze Kamelreiterin.
»Die Geschichte vom weinenden Kamel« ist ein deutscher Film einer mongolischen Regisseurin, in der eine Kamelmutter ihr Junges verstößt. Durch das Ritual mit der Pferdekopfgeige nimmt sie es doch an. Genau, wie ich es als Kind erlebt habe. Der Junge, der in dem Film mitspielte, verleiht nun Kamele, auf einem davon sitze ich.

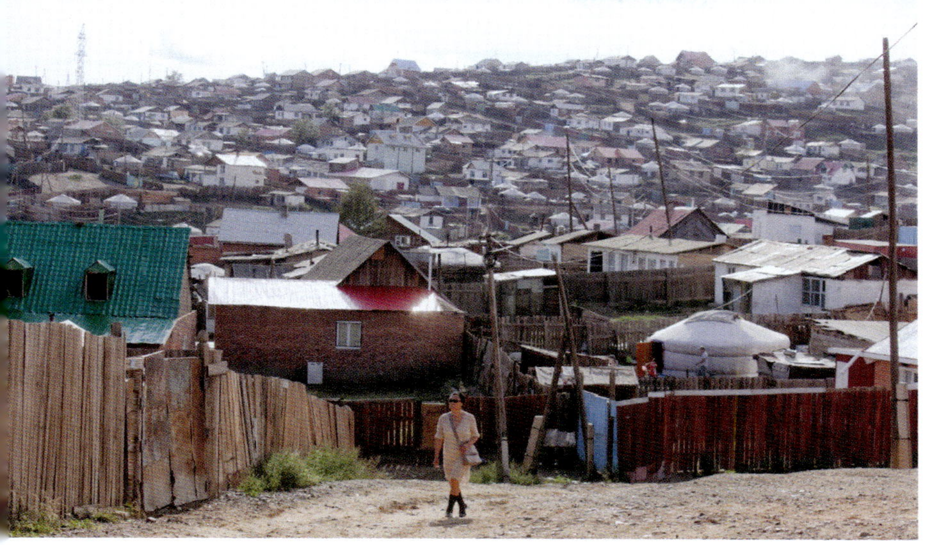

Nomaden in der Stadt.
Am Rande von Ulaanbataar entstehen immer größere Siedlungen, in denen sich Nomaden niederlassen. Die Klimaerwärmung hat sich auch in der Steppe bemerkbar gemacht. Es gibt selten Regen, kaum noch Schnee, die Menschen wandern ab in die Stadt.

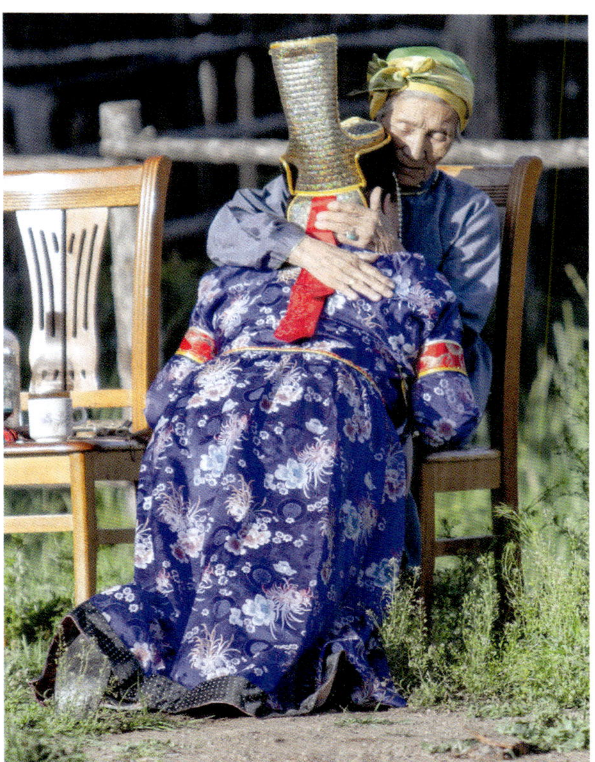

Abschied von Mama.
Es war die letzte Verabschiedung von meiner Mutter, ein inniges Erlebnis. Das Bild sagt mehr als alle Worte.

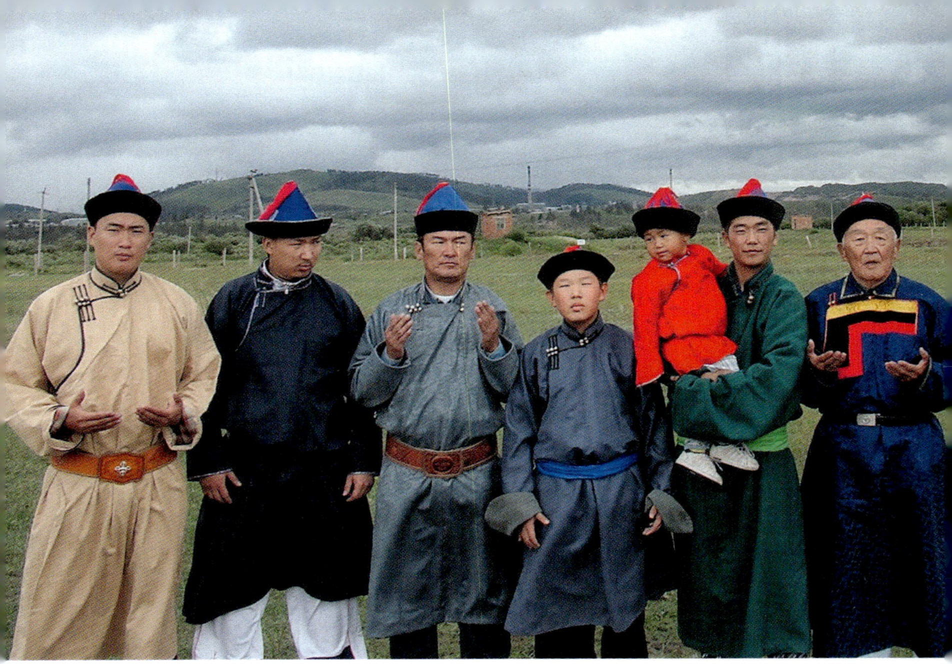

Männerrunde auf Burjatisch.
Die Männer der Familie am Baikalsee, der Heimat des burjatischen Stammes meines Vaters, ganz rechts. Der dritte von links ist sein einziger überlebender Sohn, er war wegadoptiert worden.

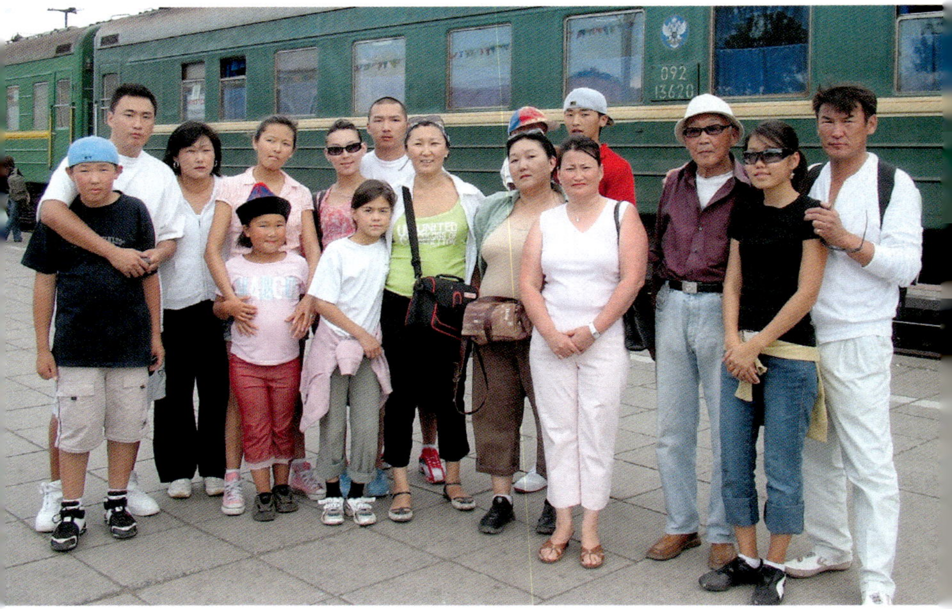

Großfamilie am Bahnhof.
Vor der Abfahrt zum Baikalsee versammelt sich die Familie beim Zug. Wir brauchen fast den ganzen Bahnsteig. Mein Vater Altangerel, meine Schwestern Ojungerel und Ogo, mein Bruder Mend, meine Töchter und meine Neffen und Nichten.

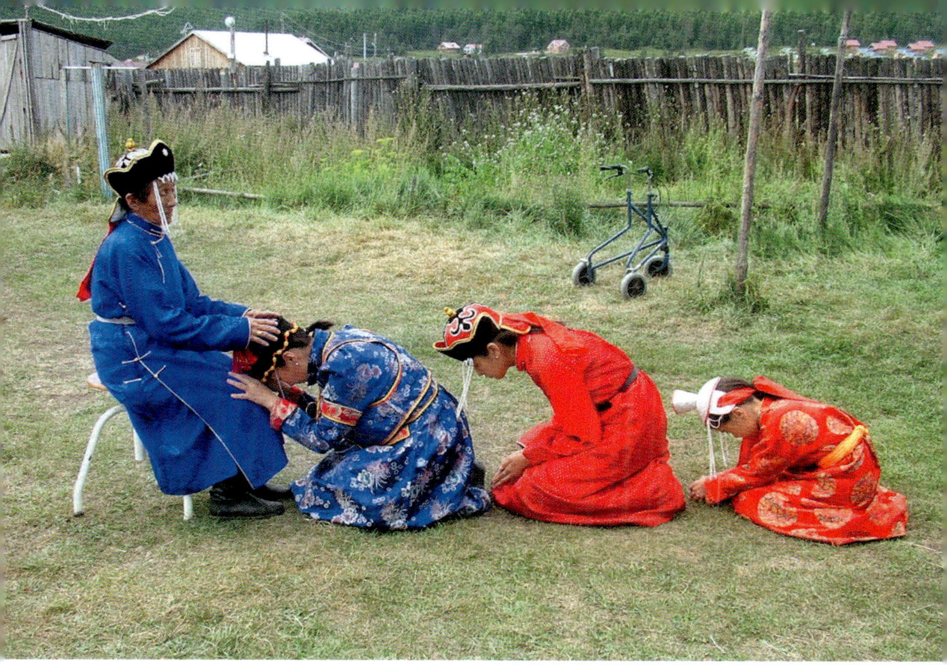

Die große Verbeugung.
Wenn du dich verneigen kannst, kannst du danken, wenn du danken kannst, kannst du lieben. Sich vor der Mutter zu verneigen ist eine wichtige Übung. Hier verneigen sich zwei Generationen vor meiner Mutter, hinter mir meine zwei Töchter. Die Farbe der Tracht folgt dem Alter, es gilt: je jünger, desto mehr Rot.

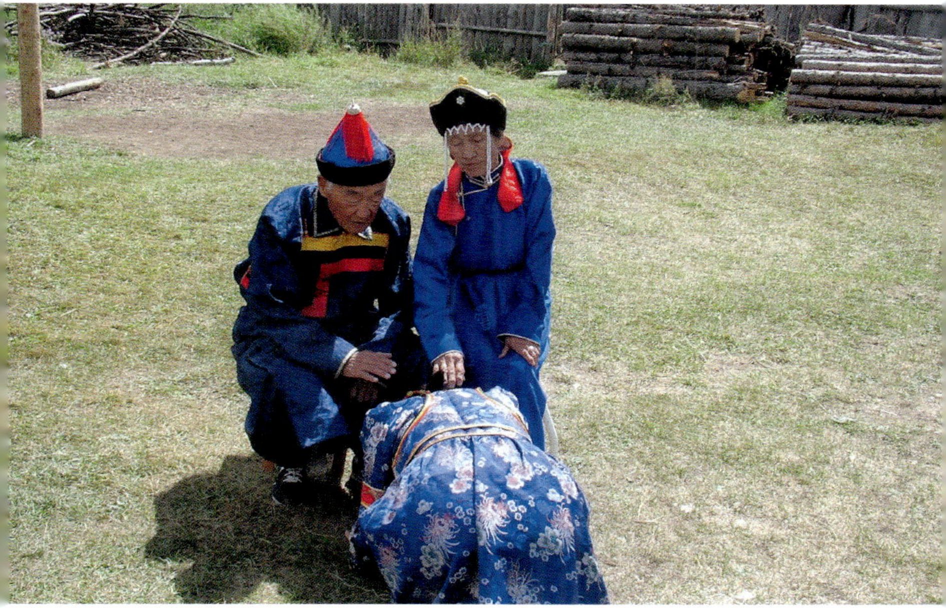

Der Segen der Eltern.
»Was für ein Geschenk, Mama«, haben meine Kinder gesagt, »du wirst gleich von beiden Eltern gesegnet.« Die Hand am Nacken ist das Zeichen des Segens.

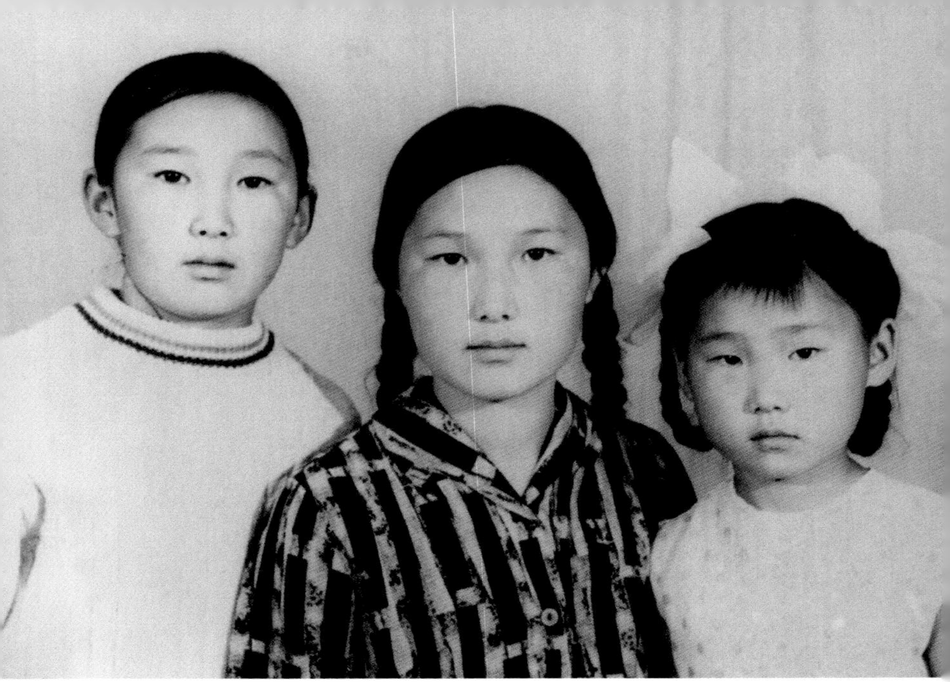

Drei Schwestern.
Unsere älteste Schwester fehlt. Sie war das verheimlichte Kind meines Vaters und musste erst gefunden werden.

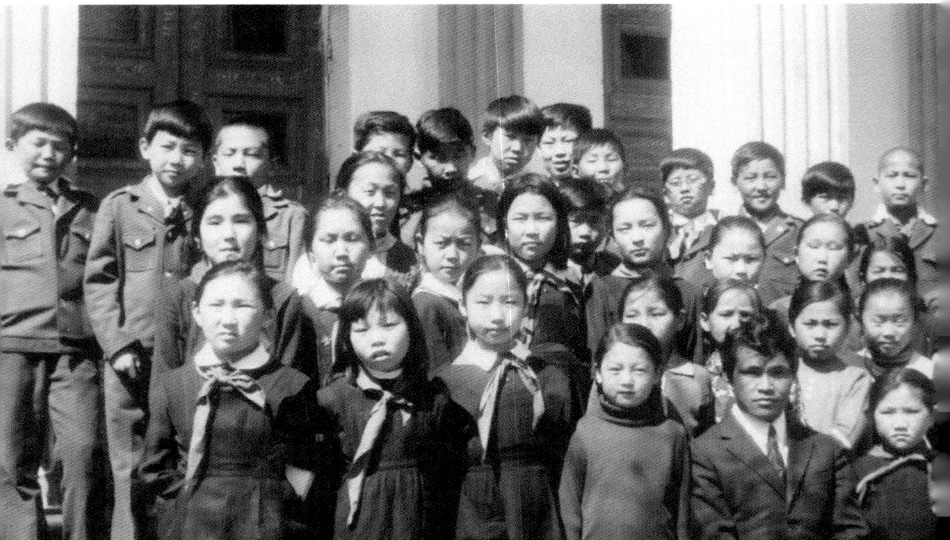

Die Klassenstreberin.
Frau Superschülerin mit dem grimmigen Gesichtsausdruck. Ich nahm die Schule ernst, von der Volksschule an. Meine Oma sagte immer: »Du brauchst nicht herumzustolzieren und zu zeigen, wie toll du bist. Frag deinen Lehrer.« Er hätte mir das beste Zeugnis ausgestellt. Immerhin schenkte er mir auch ein kleines Wörterbuch, Deutsch-Russisch, Russisch-Deutsch.

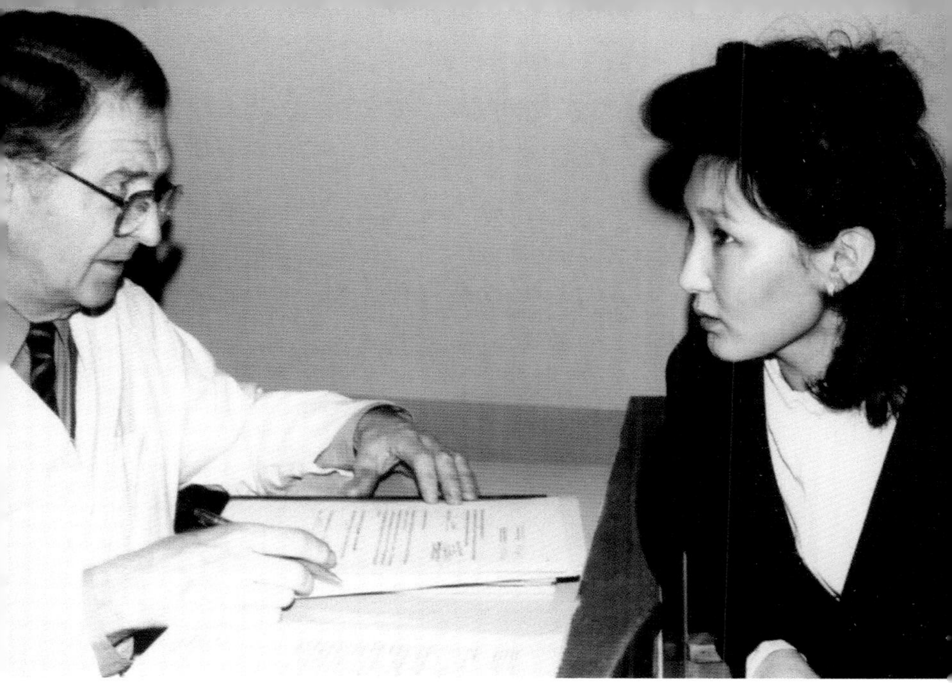

Medizinstudium in Deutschland.
Mein Diplomvater in Halle an der Saale war mein Lieblingsprofessor. Er hat noch an meinem Arbeitsplatz im Krankenhaus angerufen, ob sie auch wirklich gut auf mich schauen.

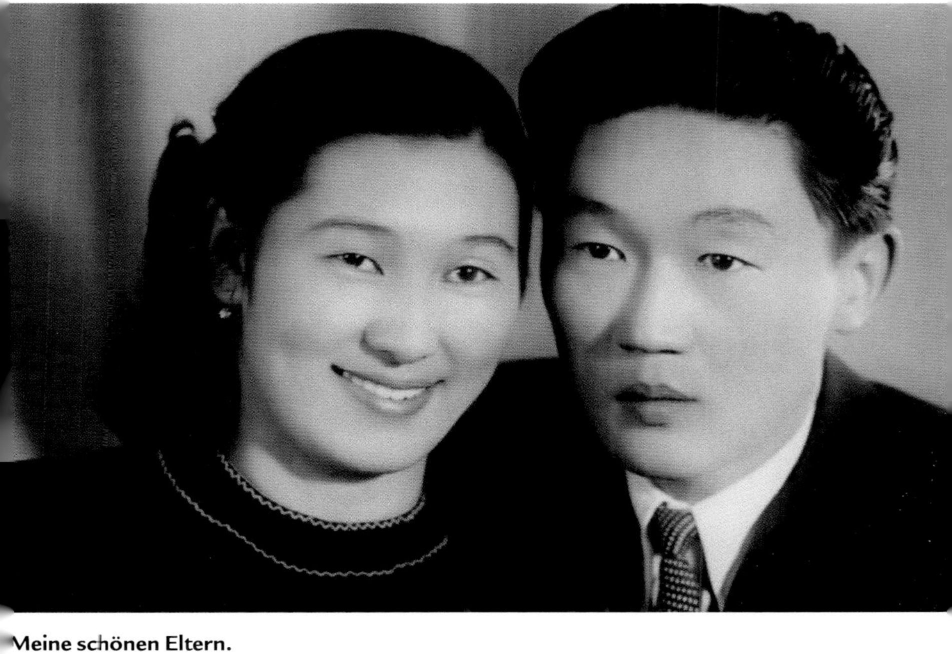

Meine schönen Eltern.
Burnaa und Altangerel. Den Menschen, die einem das Leben schenken, muss man ewig dankbar sein. Ich habe sie in meinem Herzen und bedanke mich noch heute jeden Tag bei ihnen.

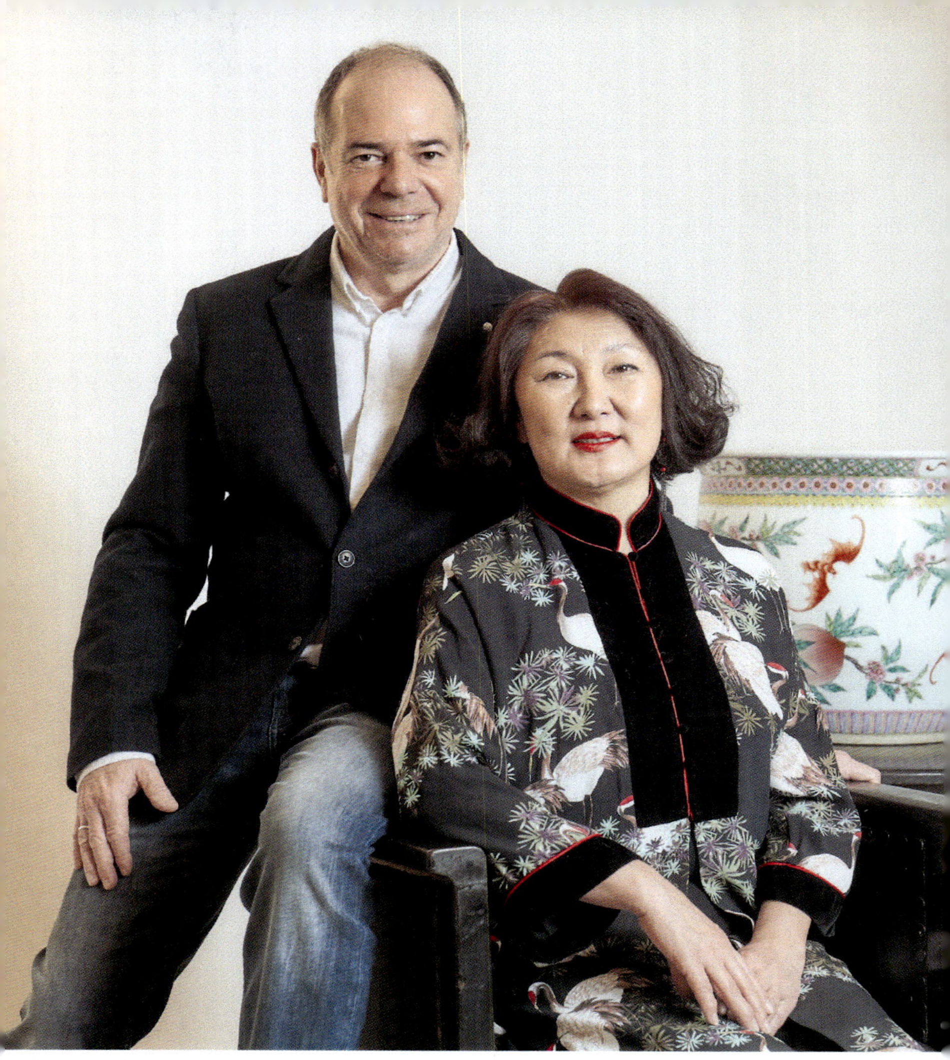

Michael und Ojuna Altangerel-Wodnar

hinein, um es dann ebenso heimlich wieder loszuwerden. Bei Fettsucht, bei der nicht die Mutter im Herzen, sondern bloß der Magen gefüttert wird, beherrscht man sich vor den anderen und versucht, wie ein Mäuschen zu essen, schleicht sich aber später unbemerkt zum Kühlschrank, den man halb leer futtert.

Mager- wie Fettsucht haben mit dem Magen zu tun. Was für eine Überraschung, könnte man sich jetzt denken, und dann verblüfft die Erkenntnis meistens doch. Denn ich meine damit nicht das Essen, das der Magen im Laufe eines Lebens abbekommt. Ich rede von der allerersten Nahrung, die man im Leben zu sich nimmt: den ersten Schluck Fruchtwasser noch im Bauch der Mutter und den ersten Schluck Muttermilch, nachdem man ihn verlassen hat. Auf ihn kommt es an. Mit ihm wird die Richtung festgelegt.

Eigentlich ist es ein grandioses Können, das hinter dieser ersten Mahlzeit steht. Mütter bringen da etwas fertig, was bislang keine Industrie nachmachen konnte. Muttermilch ist einzigartig, dafür gibt es keine Fachleute, die Produktion ist nicht in Lizenz zu vergeben.

Leider haben wir verlernt, mit dem besten Nahrungsmittel der Welt angemessen umzugehen. Wie man die Herstellung ankurbelt und wie man die Abgabe handhabt, ist uraltes Wissen, das von Generation zu Generation von der Mutter auf die Tochter weitergegeben werden muss. In den Industrieländern steht Stillen zwar wieder hoch im Kurs, aber wir haben vollkommen vergessen, wie man das richtig macht. Wenn wir es nicht wieder lernen, gehen wir an den Gewichtsproblemen der Welt irgendwann zugrunde.

Muttermilch ist ausschlaggebend für Übergewicht. Gestillte Kinder neigen als Erwachsene weniger zum Zunehmen, das ist in wissenschaftlichen Studien erwiesen. Viele Magenstörungen gehen auf das Fehlen der Muttermilch zurück, und der Magen, dessen ist man sich nicht so bewusst, beginnt bei der Lippe und endet beim Zwerchfell.

Anzunehmen, dass Stillen einfach so von selbst funktioniert, ist verbreitet, wenn auch nicht ganz richtig. Denn sich im Schnellverfahren nach der Geburt von der Säuglingsschwester eine Bedienungsanleitung verpassen zu lassen und sich ein paar Wochen lang als mobile Kantine überall, wo es gerade nötig ist, in aller Öffentlichkeit hinzusetzen und das Baby satt zu machen, während man mit Freundinnen tratscht, ist nicht der wahre Sinn der Sache. Das ist bloßes Füttern, kein Nahrunggeben. Die mütterliche Brustdrüse ist kein ödes, fettiges Drüsengewebe, sondern ein Lebensbrunnen für das Kind, aus dem Lebensfreude sprudelt.

Sie müssen wissen

Muttermilch ist Nahrung für Leib und Seele, sie nährt den Menschen von der Geburt bis ins hohe Alter.

Die Brust zu bekommen ist die erste Hinbewegung des Kindes zur Mutter, nachdem es den Bauch verlassen hat. Und dabei muss man es unterstützen wie ein Tierjunges. Vielleicht nicht mit Gesängen und der Pferdekopfgeige. Aber was uns heute fehlt, ist nicht so weit davon entfernt. Es ist der Geist, mit dem alles reibungslos funktioniert. Zeitgemäßer ausgedrückt: die Software. Und die muss man bereits in der Schwangerschaft installieren. Schon in dieser Zeit muss sich die Brustwarze entwickeln, damit sie auch tatsächlich nach außen gestülpt ist. Nach innen geschlüpfte Brustwarzen ersetzt man oft durch eine Plastikhaube, aber solch ein Ersatz kommt an das Natürliche nie heran. Die Brust ist unersetzlich.

Es waren sehr frühe Erkenntnisse, die mir heute gute Dienste leisten. Mongolen wissen um die Bedeutung des Stillens und verwenden sehr viel Sorgfalt und Mühe darauf. In der Steppe bringt man schon den kleinen Mädchen bei, worauf es ankommt. Da waren die Männer draußen, die Frauen drinnen, es wurden Umschläge gemacht, es wurde Tee gekocht, gesungen und massiert.

Nichts anderes hören und sehen, das war die Hauptsache. Sich völlig auf die eine Sache konzentrieren. Meine Mutter hat extra einen Schemel für jedes von uns Kindern anfertigen lassen, auf den sie einen Fuß draufstellen konnte, um das Baby in der richtigen Stellung zu halten: genau unterhalb der Brust, die mit ihrer ganzen Masse von oben auf das Kleine herunterhängt.

»Augen und Finger müssen dabei sein«, hat sie immer gesagt.

Dann muss man so lange warten, bis das Kind die Brustspitze mit dem Mund völlig umhüllt, damit nicht gleich zu viel Luft mit hineinkommt. Dieser Prozess heißt im Mongolischen *amluulach* und bedeutet *die Mama vollkommen durch den Mund aufnehmen*. Die Luft schlucken die Säuglinge erst beim Trinken, weil das für sie ein regelrechter Kampf ist, deswegen haben sie nachher Blähungen und müssen ihr Bäuerchen machen. Das Ganze ist eine Zeremonie. Es ist der Anfang der lebenslangen Ernährung und der gesunden Entwicklung der Kiefer, der Zähne und der Zunge, die wir als die Blume des Herzens verstehen.

Die Umstellung auf andere Milch spielt eine große Rolle im Leben. Heutzutage basiert das meiste, was nach dem Stillen kommt, auf Kuhmilch, und die ist eigentlich zu stark für ein Kind. Kuhmilcheiweiß ist sehr schwer zu zersetzen. Das Kalb hat die Enzyme dazu, der Mensch nicht. Die ersten Schwierigkeiten treten schon bei der Schleimhautänderung auf, der Magen muss die Nahrung gut vorbearbeiten, damit sie in den Zwölffingerdarm kommt. Galle, Leber und Bauchspeicheldrüse schuften hart. Kuhmilch muss man achtungsvoll einsetzen, sodass sie vom Körper gut verdaut werden kann.

Meine Großmutter hat das sehr klug gemacht. Wir hatten durch Kreuzungen immer besonders große Kühe, die im Vergleich zu den reinrassigen, aber kleineren mongolischen Tieren sehr viel Milch gaben. Wenn ein Kalb kam, war die erste Milch fast gelblich, reines Eiweiß. Oma hat täglich Rituale abgehalten, die Euter eingecremt und massiert, und vor dem Melken gab es stets eine Bitte, vorgetragen in opernartigem Gesang: »Liebes Kälbchen, gib uns bitte von deiner Milch. Wir wissen, sie gehört nur dir, aber dürfen meine Kinder auch davon trinken?« Die Nährstoffe waren wichtig, vor allem gegen Durchfall. Sie ließ uns zuschauen, wie das Kalb glücklich saugte und soff.

»Schaut, wie gut es ihm schmeckt«, sagte sie, »und wie es die Mama lieb hat.«

Dieses friedliche, seelenvolle Stillen hat uns gezeigt, wie liebevoll sogar Tiere miteinander umgehen.

»Jetzt ist es genug«, teilte sie dem Kalb nach der Hälfte der Menge mit, das konnte sie genau abschätzen. »Dürfen wir jetzt den Rest haben?«

Nach uns kam noch einmal das Kalb dran, damit wir gleich auch lernten, nicht gierig und nicht geizig zu sein. Aus dem Rest der Milch machte sie leckeren Kuchen. Selbst davon durften wir nicht zu viel essen, weil das immer noch zu schwer war.

Ich wollte jedes Mal, dass wir die Milch für getrockneten Joghurt verwenden, der im Winter gegessen wurde. »Du freche Göre«, sagte sie in ihrer unverblümten Art, »im Winter wirst du ohne die Milch auskommen, du trinkst, wenn das

Kalb trinkt, wenn es für das Kalb keine Milch gibt, gibt es für dich auch keine.« So lernte ich auch noch, was Wertschätzung bedeutet.

Alte Geschichten, kann man jetzt sagen. Aber sie haben ihren Grund. Auf ihnen gedeihen die Erkenntnisse wie schöne Blumen. Sie sind wie die Hausmittelrezepte der hiesigen Großmütter, die ebenso viel Weisheit in sich tragen. In der Mongolei war ein dickes Kind damals eine Attraktion wie aus dem Zoo.

Immer wenn ich stillende Mütter in einem Lokal sitzen sehe, mit dem Handy mehr beschäftigt als mit ihrem Kind, fallen mir die alten Regeln von daheim ein. Stillende Mütter dürfen nicht gestört und schon gar nicht erschreckt werden. Sie dürfen weder zu Beerdigungen noch zu Hochzeiten gehen, damit sich keine andere Nahrung in die Milch mischt, geistig oder materiell. Sieben mal sieben Tage lang darf niemand zu Besuch kommen, nicht einmal Geschenke sind erlaubt, weil sie Erwartungen auslösen. Eine stillende Mutter reagiert extrem sensibel, und allein so eine Vorfreude wirkt sich schon auf die Brustdrüsen aus. Wärme ist gut, Wind nicht, also mussten die Fenster geschlossen bleiben. Brustentzündungen müssen sehr umsichtig behandelt werden, und man darf sie nicht ignorieren. Im Mongolischen sagt man: Eine unbehandelte Mastitis der Wöchnerin kann ein Herd für künftige Krebsarten sein. Was sind da schon neunundvierzig Tage für ein gesundes Kind ohne Gewichtsprobleme?

So wie man mit den Nahrungszeremonien des Kindes umgeht, so wird die Nahrungstradition weitergehen. Bei Mongolen werden Wöchnerinnen extra bekocht und bekommen ein eigens auf ihre Bedürfnisse abgestimmtes Menü, quasi eine gesunde Extrawurst für Mutter und Kind. Behandelt man Essen als etwas Nebensächliches, werden mehr Fettzellen genährt, und das führt zu Übergewicht. Zeit in die Anfänge zu investieren ist nicht nur gesund, es hält den Nachwuchs auch schlank.

Nahrung nicht nur über den Körper, sondern auch mit der Seele weiterzugeben würde uns eine Menge an überschüssigen Kilos ersparen. Es wäre aber auch die erste und einfachste Stufe der Vorsorge. Wie viel man isst, fällt dabei nicht einmal so sehr ins Gewicht. Mehr Qualität, Lebensmittel aus der Region, gemeinsame Mahlzeiten um den Familientisch als regelmäßige Rituale und dabei gut kauen. Das wär's schon. Leuchtet ein, dass das gesünder ist, als neben einem Zeichentrickfilm gedankenlos Junkfood hineinzustopfen. Diese Erkenntnis teile ich wohl mit der gesamten Schulmedizin und allen Ernährungsberatern, Köchen und Müttern.

In unserer Familie wird ständig gekocht. Die hochwangige Mongolin, die ich ja immer bleibe, steht gern am Herd. Unsere Familie ist groß, und meistens haben wir auch noch Besuch im Haus. Als meine Tochter uns die Eltern ihres Freundes vorstellen wollte, gingen wir nicht ins Restaurant, wir luden sie zu uns ein. Es gibt keinen besseren Ort, um jemandem näherzukommen, als den Esstisch daheim. Ich serviere dann auch mongolische Spezialitäten, denn mit dem Geschmack hat man noch einen Sinn mehr, um einander kennenzulernen.

Im normalen Essensalltag sind diätische Anleihen bei fremden Esskulturen aber gar nicht nötig. Die Fünf-Elemente-Küche wird bei Mitteleuropäern gar nicht wirken können, sie sind keine Chinesen. Man kann es auch mit Wodka und Schweinespeck probieren, das hat die Russen durch den Zweiten Weltkrieg gebracht. Und wir in der Mongolei lebten im Sommer von Milchprodukten und viel Fleisch im Winter.

Viele meiner Patienten fragen mich: »Frau Doktor, Sie ernähren sich sicher nur vegan, nicht wahr?«

»Ganz und gar nicht«, sage ich dann, »ich bin ein fleischfressender Hase.«

Ich lebe und arbeite in Österreich und der Schweiz, wo relativ viele Kühe frei herumlaufen. Ich denke, unter solchen Voraussetzungen kann ich ihr Fleisch schon essen. Weil Nomaden nie sesshaft waren, ist ihnen Getreide fremd, ich kannte in meiner Kindheit kein Mehl. Heute kaufe ich Vollkornmehl im Bioladen. Nur bei Weizen bin ich vorsichtig. Gluten wirkt im Körper tatsächlich wie ein Kleber, trotzdem hat es die Menschen über sehr lange Zeit gut ernährt. Es kommt eben drauf an, wie man es herstellt.

Moden sind Milliardengeschäfte. Allgemeine Wertungen bringen gar nichts. Das gute Alte ist auf einmal von gestern und schlecht, dafür gibt es heute das neue Gute, das morgen schon wieder zum guten Alten geworden sein wird. Ein ungesunder Kreislauf. Ich bin wirklich kein Gegner des Fortschritts, der Mensch befindet sich in permanenter Weiterentwicklung. Ich erinnere nur daran, immer auch den Ursprung zu achten.

Die Regionalität der Nahrung hängt nicht nur mit der Frische der Lebensmittel zusammen, sie hat auch viel mit Heimat zu tun. Ich empfehle allen Menschen, die mit Gewichtsproblemen zu kämpfen haben, sich so zu ernähren, wie ihre Mutter sie ernährt hat, sofern sie auf gesunde Ernährung achten konnte. In dieser Kost sind alle Zutaten enthalten, sie ist Seelennahrung vom Ursprung. So kann der Magen wirklich arbeiten.

Zusätzlich arbeite ich in Gruppen mit Meditation. Ich führe die Menschen sozusagen zurück an die Brust der Mutter und lehre sie die Wertschätzung dafür. Egal, wie mütterlich die Mütter waren, ob sie nicht stillen wollten oder nicht konnten. Es muss nicht zwingend Absicht gewesen sein, die Mütter hatten ja ihrerseits Mütter, die ihrerseits wieder Mütter hatten. Die Kettenreaktion hat nirgends ihren Anfang. In Studien stellte man fest, dass auch Kaiserschnittkinder später oft an Übergewicht zu tragen haben. Mit der Meditation bewege ich die Magenseele der Kinder wieder zur Magenseele der Mutter hin.

Wenn kein gröberer Konflikt vorliegt, der meine Dienste als schamanische Ordnungshüterin braucht, kann man das übrigens auch allein machen. Man stellt sich einfach vor, wie man gestillt wurde, was das für ein Gefühl war, die enge Verbindung von Mutter und Kind. Allein schon darüber nachzudenken setzt etwas in Gang. Man bewegt sich hin zur Mutter. Die eigene Mutter braucht man dabei nicht, vor allem nicht, wenn sie schon älter ist. Eine achtzigjährige Dame, die ihr Leben lang nach bestem Wissen und Gewissen gehandelt hat, muss man damit nicht belasten.

Meine Erkenntnis ist: Die jungen Mütter müssen ihr eigenes Leben, ihren eigenen ganzen Körper, ihren eigenen Magen schätzen lernen, nur so können sie das an die künftigen Mütter weitergeben. Mmmh, jetzt koche ich mir selbst eine gute Suppe, dann still ich dich. Diese Kultur muss da sein.

Das größte Unglück für einen Menschen ist es, früh die Mutter zu verlieren. Auch in diesem Zusammenhang. Ich hole solche Mütter zurück aus dem Jenseits, oft noch nach dreißig, vierzig Jahren, damit ihre übergewichtigen Kinder die Last nicht mehr tragen müssen. Das sind sehr glückliche Momente. Für mich, für die Toten, für die Lebenden. Himmel und Erde kommen zusammen. Was diese Halbwaisen und ihre Väter meistens nicht wissen: Die Seele einer Mutter ist und bleibt immer im Kind, selbst wenn sie früh verstarb.

Ist die Verbindung zur Mutter hergestellt und intakt, ist das der Initialschritt zum Normalgewicht, dann kann man jede Therapie machen. Bewegung, Ernährungsumstellung, Trennkost. Erstmals wird man damit auch wirklich abnehmen, ohne Hungern, ohne Qual.

Eine Erkenntnis führte mich von Gewichtsproblemen direkt in die Zweierbeziehung. Kein Weitsprung, ich weiß. Jede Frau, die ein paar Kilos zu viel hat, kennt den kleinen Stich, wenn der Partner einer Schlanken nachschaut. Erstaunlich ist das nicht, es ist menschlich. Erstaunlich ist eher, warum er es tut. Nämlich nicht, weil ihm die andere Frau lieber wäre, nicht einmal, weil sie ihm besser gefällt. Ich habe begriffen, dass er sich nach ihr umdrehen *muss*. Denn sie signalisiert, dass sie die eigene Mutter angenommen hat. Das ist es, was jeder Mann an einer Frau liebt.

Sie müssen wissen

Männer verlieben sich nicht in Frauen, weil sie schlank sind. Sie können einer Frau dann nicht widerstehen, wenn sie mit ihrer Mutter auf der Seelenebene im Reinen ist. Dann kann sie jeden erobern, den sie will.

Als ich nach dem Studium nach Berlin gegangen bin, hätte ich Eroberungen am laufenden Band machen können, und das, obwohl die Praxis, in der ich damals arbeitete, voll war von hübschen Mitarbeiterinnen, auch meine Chefin war eine richtige Schönheit. »Und trotzdem will jeder zweite Mann, der zur Tür hereinkommt, Ojuna zum Abendessen mitnehmen«, sagte eine Kollegin oft.

Damals fehlte mir noch die Erkenntnis, was wirklich dahintersteckte. Heute weiß ich: Der Grund, warum ich so anziehend wirkte, lag darin, dass ich meine Eltern fleischlich und seelisch vollkommen angenommen habe. Mein Geschenk dafür von oben ist: Kleidergröße achtunddreißig auf Lebenszeit.

Damit bin ich übrigens die Einzige in der Familie, die Geschichte dahinter ist ein gutes Beispiel für die Zusammenhänge. Wir sind vier Mädchen von zwei verschiedenen Müttern, die älteste war ja Papas verheimlichtes Kind. Außer mir haben alle ständig Gewichtsprobleme.

Meine drei Schwestern essen zwar viel kleinere Portionen als ich, naschen dafür aber gern Süßes. Trotzdem stimmt da etwas nicht, dachte ich. Dann verfolgte ich unsere mütterliche Linie zurück und kam dahinter. Meine Großmutter war auch übergewichtig gewesen, krankhafte Adipositas. Als Baby hatte sie ihre Mutter, also meine Urgroßmutter, verloren, sie war noch im Kindbett gestorben. Das ist der Ursprung. Wenn dich die Mutter so früh verlässt und dich mit einem hilflosen Vater zurücklässt, hat das bei jedem Kind ein Trauma zur Folge. Man ist böse und wütend, und das schlägt später oft in Selbsthass um. Bei meiner Großmutter zeigte sich das ganz deutlich. Als Mädchen war sie beinah anorektisch, und dann ging das in Adipositas über.

Dieser Wendepunkt kam etwa mit fünfzehn. Sie war kurz davor mit meinem Großvater verheiratet worden, einem wunderschönen Mann mit einer künstlerischen Ader und dazu auch noch wohlhabend. Eigentlich alles perfekt. Sie wurde schwanger, brachte ein ebenso schönes Kind auf die Welt und musste zusehen, wie es mit achtzehn Monaten starb. Wann immer sie sich danach im Spiegel sah, hasste sie sich. Es war nichts mehr übrig geblieben von ihr, sie war mit der Tochter in den Tod gegangen, sie war leer. Da ist sie wieder, die Depression. Die Fülle bestand nicht aus Freude, sondern nur aus überschüssigem Fett. Meine Mama kam danach als Trost und Antidepressivum für meine Oma auf diese Erde.

Bei meinen Schwestern wirken diese Schicksale nach. Ich konnte sie durch mein Wissen ausgleichen. Meine Erkenntnis dazu war: Es gibt Kummerspeck in unserer Familie, weil außer mir keine meiner Schwestern die Urgroßmutter mit ihrer Liebe und Fürsorge, ihrem Leid und ihren Sorgen gesehen, geschweige denn gefühlt und gewürdigt hat.

Sie müssen wissen

Heilen heißt zusammenbringen.

Eine gestörte Beziehung zur Mutter liegt vielen Krankheiten zugrunde, zum Beispiel auch linksseitigem Brustkrebs. Ich habe das über Jahrzehnte hinweg beobachtet, und die weltweiten Statistiken unterstützen meine Erkenntnis. Im Gegensatz zu westlichen Frauen erkranken Asiatinnen eher selten an Brustkrebs. Für mich ist der Zusammenhang klar: Sie haben eine ganz andere Tradition in der Verehrung der Eltern, sie sind in der Kultur verhaftet und im Buddhismus rituell verankert. Westliche Wissenschaftler sehen den Grund oft in der Sojabohne, wobei die aber in der Mongolei gar nicht wächst.

Etwas Ähnliches lässt sich meiner Meinung nach auch global erkennen, wenn man die sogenannte Erste und die Dritte Welt vergleicht. In einer Umgebung, in der ein milderes Klima herrscht, wo man mehr auf die Umwelt schaut, wo die ärztliche Versorgung funktioniert, wo regelmäßig Impfungen stattfinden, wo Vorsorge und Gesunden-Untersuchungen geregelt sind und wo es noch dazu bessere Ernährung, Vitaminzufuhr und Kleidung gibt, ist die Krebsrate dennoch höher.

Ich denke, die Antwort liegt auf der Beziehungsebene. Abgesehen vom lieblosen Umgang mit Brustdrüsen vor und nach dem Stillen, fällt auch großes Gewicht auf die lange Einnahme der Antibabypille und von Hormonen in den Wechseljahren.

Das nächste riesige Thema in unserer Gesellschaft sind Kopfschmerzen, es gibt fast niemanden, der nicht ab und zu darunter zu leiden hat. Selbst Kinder klagen immer öfter über Kopfweh. Zu mir kommen sehr viele Menschen, die schon alles probiert haben, die bei unzähligen Ärzten waren und, wie mir eine Patientin sagte, eine Haushälfte und einen Mercedes für Therapien bezahlt haben.

Als Individualmedizin ist Tan-Dom für solche Suchenden grundsätzlich prädestiniert, weil »individuell« auch heißt, dass der Patient die Führung haben muss, nicht der Arzt. Patienten, die ihre Runden in der konventionellen Medizin gedreht haben und mir berichten, was Herr oder Frau Doktor gemeint hatten, schauen dabei meistens nach oben. Darauf reagiere ich mit einer Standardfrage, die die Menschen schnell aufrüttelt: »Gehen Herr und Frau Doktor mit Ihnen mit, wenn Sie sterben? Ich springe nicht mit Ihnen in den Sarg.« Ein paar fühlen sich angegriffen, die meisten verstehen sofort und lachen.

Ich will damit überhaupt nicht auf die Schulmedizin einhacken, das will ich generell nicht. Im Gegenteil, ich gehöre ihr ja auch an und verstehe die Schwierigkeit. Wenn ein Patient den Schmerz spürt und Pillen dagegen nehmen will, ist er da. Aber man sieht ihn nicht. Keine bildgebende Technik kann Kopfweh und seine Ursache sichtbar machen. Bei Schmerzen im Kopf versagen alle hoch spezialisierten Geräte von CT bis MRT. Die Ergebnisse sagen: alles gesund, keine Gründe für den Schmerz zu finden. Man hat eine Diagnose, aber keine Krankheit und damit auch keine Schablone zum Handeln. Und schon wird das Problem auf die Psyche abgewälzt.

Kopfweh ist ein komplexes Thema. Allein schon deshalb, weil im Kopf so ziemlich alles drinnen ist, was den Körper lenkt und steuert. Dort kommen alle fünf Sinne zusammen, dort wohnt das große menschliche Organ, das Hirn. Trotzdem reden wir immer nur von Kopfweh oder Migräne, in Wahrheit gibt es aber Tausende verschiedene Arten davon. Niemand unterscheidet, was genau wehtut. Sind es Hirnschmerzen, Hirnnervenschmerzen, Hirnhautschmerzen, Kopfknochenschmerzen, Kopfhautschmerzen, Haaransatzschmerzen, geht der Schmerz vom Ohr aus nach oben, betrifft er nur eine Hirnhälfte, schmerzt der Kopf auf Seelenebene? Und so weiter. Die Liste ist lang, und hinter jedem dieser Schmerzen steht etwas anderes.

Kaum jemand schaut zum Beispiel bei Kopfschmerzen auf das Rückenmark. Ob es in jungen Jahren verletzt wurde oder ob die Rückenmarkshaut entzündet ist. Oft kann dieses Wissen sogar vor Multipler Sklerose und Erkrankung im Zentralnervensystem schützen. Hirn und Rückenmark sollte man in der Diagnose auch nicht von den Bandscheiben trennen.

Bandscheiben sind für mich ein geistiges Organ, umgeben von Wasserkissen. Eigentlich sind sie selbst Wasserkissen, die tagsüber zusammengedrückt werden und sich nachts wieder auffüllen sollen. Diesen Mechanismus muss man aufrechterhalten, damit die Kissen nicht auf den Wirbeln reiben. Die Bandscheiben sind in Verbindung mit der Atmung wellenartig in Bewegung, und das sollen sie so lange wie möglich bleiben.

Bei unserer westlichen Lebensweise mit unnatürlich ausgiebigem Sitzen, wenig Bewegung, mit viel hartem Asphalt und so gut wie keinem weichem Waldboden unter den Füßen ist das leicht gesagt. Deshalb muss das Wasserkissen auch richtig genährt werden. Hirn und Rückenmark brauchen ungesättigte Fettsäuren, damit das Material stabil bleibt und nicht dünner und härter wird. Ich sehe Hirn, Rückenmark und Bandscheiben als ein ganzes Organ. Ich bringe sie zusammen, für Heilung sorgt die Seele der Betroffenen. Meine Armee aus Ahnen und Lehrern hinter mir hilft mir dabei oft, wie ein Scanner Hirn, Rücken, Bandscheiben, Wirbel und Knorpel zu durchleuchten.

Der Kopfschmerz von Migränepatienten hat physisch häufig eine virale Herkunft. Schon ein bisschen Grippe, ein bisschen Schnupfen kann immense Störungen im Kopfbereich auslösen. Oft ist eine übergangene Grippe noch am Werk, auch eine Hirnhautentzündung (Enzephalitis) oder Entzündung der Hirn- und Rückenmarkshäute (Meningitis) kann unbemerkt weiterlaufen. Grippeimpfungen verhindern zwar möglicherweise eine Grippe, hinterlassen aber mitunter auch Migräneschmerzen. So weit die medizinischen Ursachen. Allgemein erfolgreiche Therapien gibt es keine.

Als Ärztin beziehe natürlich auch ich diese Ursachen mit ein. Man versteht es gut an dem Beispiel einer 23 Jahre jungen Frau, die mich wegen derart schlimmer Schmerzen konsultierte, dass sie hätte schreien können. »Irgendetwas explodiert«, erklärte sie mir. Die Ärzte fanden nichts und verwiesen auf die Psyche. Aber es war eine klassische Hirnhautentzündung, die sie seit ihrem fünften Lebensjahr mit sich herumschleppte, das ist übrigens das Alter, in dem Erkrankungen sehr oft ihren Anfang nehmen. Bei ihr war Eiter vom Mittelohr ins Gehirn gelangt. Wir dankten dem Schmerz, der so ausdauernd darauf hingewiesen hatte, in einer gemeinsamen Therapiereise.

Ein paar Tage später war die Patientin wieder da, mit einer Riesenbeule voller Eiter an der Halswirbelsäule am Übergang zum Hirn. Es hatte sich also etwas gelöst. Ich verwies sie an einen Chirurgen, und nach der OP war der Kopfschmerz passé.

So weit die schulmedizinische Krankengeschichte, zu meiner Arbeit komme ich gleich noch.

Die Frage ist: Will man den Kopfschmerz physisch, seelisch oder geistig erfassen?

Sie müssen wissen

Kopfschmerz ist nur eine Symptombezeichnung aus der Warte der Betroffenen. Hinter einem Kopfschmerz können sich Tausende Gründe verbergen. Oft sind seelische Schockzustände Auslöser für Schmerzen.

Ich höre in den ersten zwei Sätzen, worum es sich handelt. Häufig rührt der Schmerz daher, dass die Liebe nicht zu der vom System ausgeschlossenen Zielperson fließen kann. Ich behebe den Stau. Oft kommt mir das so vor, als würde ich mit Schaufel und Gummistiefeln vor einem 69er-Jeep Wagoneer stehen, der im Onon, einem Fluss in der Mongolei, stecken geblieben ist, und die Leute reihenweise ans Ufer schubsen.

Der erste Schockzustand im Leben ist die Geburt, daher ist der Kopfschmerz auch der erste Schmerz im Leben. Es ist der Kopf, bei einem Säugling noch weich, mit dem er durch den engen Schlauch hindurchmuss, um auf die Welt zu gelangen. Das Baby schreit nicht ausschließlich deshalb, weil es plötzlich kalt ist oder es mit dem ersten Schrei Luft ansaugen muss, um die Lunge anzuwerfen. Das natürlich auch. Aber es schreit auch, weil ihm nach den enormen Strapazen der Geburt einfach der Kopf wehtut.

Für mich ist Kopfweh immer ein Hilferuf der Seele, der bedeutet: Bitte hilf, mir geht es nicht gut. Und dieses SOS ist ernst zu nehmen, weil sich die gesamte Lebenskraft nur noch im Kopf konzentriert. Das kann zu Depression führen oder in den Wahn treiben. Wenn man darüber hinweggeht, indem man den Schmerz bloß mit Analgetika vertreibt, kann das immense Folgen haben: von Depression über subtile Lähmungserscheinungen bis zu schweren Nervenerkrankungen.

Mit meiner Erkenntnis, dass wirklich jeder Kopfschmerz seine eigene Erklärung hat, konnte ich vielen Menschen helfen. Kopfweh und Migräne stehen in meiner Praxis an der Spitze der Heilungserfolge. Bei der Dame mit der Haushälfte und dem Mercedes brauchte es nur zwei Sitzungen, dann war sie die Schmerzen los. Meine Methode ist dieselbe wie bei allen anderen Krankheiten: an den Ursprung schauen.

Meistens hatten schon die Großmutter und Mutter Migräne, und bei der Tochter erscheint der Schmerz wieder, am ehesten in der Pubertät.

Sie müssen wissen

Wenn jemand in der Ahnenreihe ausgeschlossen ist, werden die Schmerzen über die Generationen hinweg hin und her geschoben. Sie sind etwas Geistiges und gleichzeitig Materielles. Sie sind eine Art liebevolles Zwicken eines vergessenen Opas, eines Onkels, einer Oma, Uroma oder Tante.

Kommen wir zurück zu der Patientin mit der verschleppten Hirnhautentzündung. Die Operation hatte zwar den Eiter aus der Beule abfließen lassen und den Schmerz vertrieben, aber noch war sein Ursprung nicht geklärt. Ich bekam die Information, dass etwas passiert sein musste, als sie zwei Jahre alt war, und fragte sie danach.

»Ja«, sagte sie, in diesem Alter hatte sie ihre ältere Schwester verloren.

»Woran starb sie?«, wollte ich wissen.

Sie sah mich nachdenklich an, dann sagte sie: »An Hirnhautentzündung.«

Unglaublich, nicht wahr?

Und dann nahm das Schicksal seinen so üblichen Lauf. Weil die Mutter trauerte und ständig auf die tote Tochter schaute, wollte die Kleine ihrer Schwester in den Tod nachfolgen. Um zu verhindern, dass auch noch die nächste Generation involviert würde, hätte ich gern auch die Mutter der jungen Frau gesehen, aber sie wollte nicht.

Wie bei allen anderen Krankheiten hilft es auch hier, selbst einmal sein Gedächtnis oder das seiner Mutter zu durchstöbern und nach entscheidenden Ereignissen im Leben zu kramen, die als Ursprung infrage kommen könnten.

Das kann jeder auch ohne mich machen. Man schaut sich das aktuelle Datum, an dem der Schmerz auftritt, an und wandert in der Zeit zurück. Was war am selben Tag vor einem Jahr, vor zwei, fünf, zehn Jahren passiert? Ich wollte einmal Mathematikerin werden, dieses Nachrechnen ist mir als Einziges vom Spiel mit den Zahlen geblieben, aber es bringt mich immer wieder auf die Spur der Heilung. Natürlich hat man als Laie nicht meine Gabe oder meine Helferschar hinter sich zur Verfügung, dafür aber meine Erkenntnisse, die erstmals in diesem Buch allgemein zugänglich sind. Allein mit dieser Lektüre, die eine völlig andere Beschäftigung mit der Herkunft einer Krankheit darstellt, wird etwas in Gang kommen.

Alles, was sich in der Vergangenheit finden lässt, von Grippeimpfungen über nicht auskurierte Krankheiten bis zu einem Todesfall, kann ein Hinweis sein. Sehr häufig stößt man auf Fehlgeburten oder Abtreibungen. Es gibt so gut wie keine Frau, weder lebend noch unter den Ahnen, die nicht ein Kind verloren hat oder sich gezwungen sah, ein Baby abzutreiben.

Schon wenn man nur dauerhaft die Pille genommen hat, wurde damit neues Leben verhindert. Sicher, das ist der Sinn von Verhütungsmitteln, aber es muss einem klar sein, was in Zusammenhang mit dem Familiensystem sonst noch damit verbunden ist.

Sie müssen wissen

Die einzig unverfängliche Art der Verhütung sind Kondome, weil die Keimzellen dabei nicht zusammentreffen. Sobald ein Ei befruchtet wird, ist der Mensch, der daraus entsteht, in der Ahnenlinie existent.

Ist einer Frau bewusst, was es bedeutet, die Pille zu nehmen, kann sie sich dazu entschließen, weil sie dann auch Verantwortung dafür übernommen hat. Aber den Mädchen, die sich die Pille bloß wegen Akne oder Regelschmerzen verschreiben lassen, sind die späten Folgen nicht klar.

Mein Appell an die Mütter und Ärzte lautet, diese Jugendlichen vollständig darüber aufzuklären, was die Pille mit ihnen macht. Erst mit dieser Information erfolgt die Entscheidung wissentlich und im Sinne des Gebotes. Und dann muss man zu dieser Entscheidung stehen. Mit der bewussten Zustimmung wird die Ordnung im System gewahrt. Damit ist Heilung möglich.

Ich hatte eine Patientin, die ein Kind mit Downsyndrom erwartete. Ich half ihr, akzeptieren zu können, dass das Schicksal ist. Sie konnte zustimmen, das Baby bekommen und sogar gut mit der Epilepsie umgehen, die später auch noch dazukam. Kein Arzt glaubte, dass die Kleine nach ihren schweren epileptischen Anfällen je würde laufen können, aber sie hat sich gut entwickelt. Heute ist die Mutter stolz auf ihre Tochter. Das meine ich mit Zustimmung.

An so etwas Passives wie Zustimmung sind wir in unserer Gesellschaft nicht gewöhnt. Wir glauben immer, man müsse etwas tun, um etwas zu bewirken. Man bekommt eine Diagnose, läuft ins Krankenhaus, sucht Spezialisten auf, holt sich eine zweite, eine dritte Meinung ein, weil man doch was tun können muss!

Sie müssen wissen

Heilung *macht* man nicht. Heilung *kommt*. Behandlung macht man, Pillen nimmt man, Spritzen kriegt man. Aber Heilung kommt auf Seelenebene. Heilung ist etwas Endgültiges, sie bedeutet: Die Krankheit ist weg und kommt nicht mehr zurück.

Gerade bei Kopfschmerzen ist es immer wieder verblüffend, welche enormen Verknüpfungen, welche verwobenen Schicksale und komplexen Verbindungen sich dahinter zusammenballen.

Ich hatte eine Patientin, Tierärztin, 38 Jahre alt, nach einem Schlaganfall war sie leicht gelähmt und litt unter starken Kopfschmerzen. Sie ist eine Frau, die schon von sich aus anders an die Dinge herangeht, sie wollte dahinterschauen. Sie nahm die neurologischen Kontrolltermine wahr, kam aber auch zu mir. Tatsächlich gab es keine weiteren Schlaganfälle. Trotzdem ging es ihr nicht gut, eine Zeit lang dachte sie, es wäre die Lösung, aus Deutschland wegzugehen, um die Lasten der Ahnen hinter sich zu lassen. Sie wollte nach Südafrika. Ich sagte, dem Schlaganfall wäre das ganz egal, er käme überallhin mit, gleichgültig, wohin sie ihm davonlaufen würde. Schon bei der ersten Sitzung fragte ich sie nach ihrem Vater.

»Ich habe keinen Kontakt mit ihm«, sagte sie, »er wollte nichts von mir wissen.«

»Sagt das deine Mutter oder du?«, wollte ich wissen.

In ihren Augen blitzte der Zorn auf. Ich erlebe das immer wieder, vor allem bei emanzipierten Frauen: Wenn man das Wort *Vater* in den Mund nimmt, kommt Aggression hoch. Das Thema ist heikel. Sie sah aus, als wollte sie mich schütteln, wobei ich wusste, wie sehr sie mich schätzte. Ich überging also die Wut und sagte: »Dein Schlaganfall betraf die rechte Gehirnhälfte. Er hat dir deshalb die seine gegeben. Deine gesamte rechte Körperhälfte, das ist er, dein Vater. Wenn du ohne die klarkommst, kannst du gern nach Südafrika gehen. Dann werde ich die Schlagzeile in der Zeitung lesen: Frau, die nur noch die linke Gehirnhälfte besitzt, ohne rechte Körperhälfte nach Südafrika ausgewandert.«

Bei der nächsten Sitzung erzählte sie mir, dass sie auf dem Nachhauseweg furchtbar hatte weinen müssen, weil ihr bewusst geworden war, wie sehr ihr der Vater fehlte. Sie schämte sich, weil sie nie nach ihm gefragt hatte.

»Er kann nichts dafür«, beruhigte ich sie und wiederholte: »Vergiss nicht: Er hat seine rechte Gehirnhälfte für dich gegeben.«

In dem Augenblick stieg bei ihr eine unbändige Freude hoch, die die Leere der Depression verdrängte. Auf einmal konnte sie die Fülle spüren. Sie entschloss sich, ihren Vater zu suchen und Kontakt mit ihm aufzunehmen. Eine Weile hörte ich nichts mehr von ihr.

Als sie wiederkam, ging es um ihren Sohn. Er litt unter Angstzuständen und konnte mit annähernd zwanzig nicht allein daheim bleiben. Auch ihr Mann war mitgekommen, ich bat sie alle ins Behandlungszimmer. Der Junge war sehr blass und leise.

»Wie oft denkst du daran, dass du nicht gern lebst?«, fragte ich ihn.

»Sehr oft«, sagte er und sah zu seiner Mutter hin.

Der Junge ist damit alles andere als ein Einzelfall.

Sie müssen wissen

Es ist erschreckend und kaum vorstellbar, wie viele Kinder und Jugendliche gelegentlich daran denken, sich umzubringen. Darüber können sie mit niemandem reden. Aus Liebe wollen die Kinder frühzeitig in den Tod gehen, um die Eltern, oft die Mutter, zu entlasten.

Ich habe gelernt, das abzulesen und meine Patienten darauf anzusprechen, und das tat ich auch bei diesem Jungen. Er wollte seine Mutter nicht verletzen, aber auch bei ihm hatte ich den Punkt getroffen. Meine schamanische Zahlenarbeit schickte mir die Zwei.

»Was ist passiert, als er zwei Jahre alt war?«, fragte ich die Mutter.

Daraufhin erzählte sie mir folgende Geschichte.

Sie war dreißig, hatte gerade geheiratet und war schwanger, als der Gynäkologe ihr sagte, das Kind würde schwerstbehindert zur Welt kommen, er rate dringend zur sofortigen Abtreibung. Sie folgte seinem Rat, blendete dann aber im Chaos der Gefühle alles aus. Dieses erste Kind war der Schlaganfall. Von den zwei Jungen, die danach noch kamen, saß nun einer vor mir, der jeden zweiten Tag den Wunsch hatte zu sterben. Die Sorge um den Sohn war übrigens der einzige Grund, warum meine Patientin überhaupt über dieses schreckliche Erlebnis reden konnte, das sie seitdem immer verfolgte und zermürbte.

Ich wusste bereits um das Geheimnis, fragte aber nie nach, weil ich sonst die lebenden Kinder noch stärker gefährdet hätte. Und Geheimnisse darf ich ohnehin nur mit Erlaubnis der Betroffenen lüften, Sie erinnern sich. Diesmal wusste ich Bescheid, weil ich das abgetriebene Baby kannte; es ist eines der vielen verlorenen Kinder, die oft zu mir kommen. Diese Kinder sind nach einer Abtreibung nicht fort. Sie sehen ein bisschen anders aus, weil sie keinen vollständigen Körper haben, aber sie sind da und wachsen mit. Ich kann auch das Geschlecht der ungeborenen Kinder ganz gut sehen, es wäre ein Junge geworden. Er war um mich, eines der Millionen kleiner Herzen, mit denen ich eins bin, sie sind meine Truppe, um die ich mich kümmere. Eingreifen darf ich allerdings erst, wenn sich die Betroffenen selbst öffnen. Letztlich hat die Seele des ersten Sohnes die Depression des dritten und den Schlaganfall der Mutter gestoppt und geheilt.

Ich bat die Mutter, für ihren Sohn, der ohne den toten Erstgeborenen bislang das zweite Kind in dieser Familie gewesen war, nun die richtige Reihenfolge klarzustellen.

»Du bist unsere Nummer drei«, sagte sie zu ihm.

Vom Gesicht des Jungen ging ein Strahlen aus, und er lachte, das hatten seine Eltern seit Monaten nicht mehr gesehen. Um wie viel reicher war diese Frau jetzt geworden, sie hatte ihren Vater und ihr erstes Kind wiedergewonnen.

Die Familie hatte die Praxis schon verlassen, da kam meine Patientin noch einmal zurückgelaufen. »Ich weiß jetzt, wo ich mich verloren habe«, sagte sie. Es war ein Brief ihres Gynäkologen gewesen, den er ihr nach der Abtreibung geschrieben hatte, nur zwei Zeilen: »Ich werde Sie nicht länger betreuen.« Schluss. Aus. Keine Erklärung. »Das war mein Schock«, sagte sie, »da ist mir im Kopf etwas gerissen.« Der Schlaganfall war also nicht mit 38 Jahren passiert, sondern acht Jahre vorher, nach diesem Brief. Damals begann sie, alles mit sich selbst auszumachen, das waren ihre Kopfschmerzen.

Der Kreis hatte sich geschlossen. Alle vier in dieser Familie hatten alles gehabt, trotzdem war keiner glücklich gewesen. Jetzt waren sie zu fünft und endlich zufrieden. Bald darauf bekam ich die Nachricht, dass der Sohn Nummer drei frisch verliebt sei und es ihm sehr gut gehe.

Natürlich überlegt man, wie das mit dem Recht auf Abtreibung zusammenpasst, wofür die Frauenbewegung so lange so hart gekämpft hat. Das ist aber überhaupt kein Thema, es gibt durchaus verständliche Überlegungen und Gründe, ein Kind nicht auszutragen. Deshalb ist diese Errungenschaft der Emanzipation weder hinfällig noch falsch. Man müsste nur über die Auswirkungen Bescheid wissen und dann erst entscheiden.

Sie müssen wissen

Abtreibung ist eine bewusste Entscheidung der Frau. Und die bewusste oder unbewusste Entscheidung des Mannes. Es ist ihr Wollen, und dafür müssen die Mutter und, wenn es ein Paar betrifft, auch der Vater geradestehen. Nie dürfen sich Fremde einmischen, weil der, der entscheidet, auch die etwaigen Folgen tragen muss.

Und mit Folgen meine ich nicht nur mögliche Krankheiten, die auf verlorene Kinder hinweisen. Ich meine, es gar nicht erst zu Folgen kommen zu lassen. Denn die verlorenen Kinder haben immer nur den einen Wunsch, in der Nähe ihrer Mütter zu bleiben, und der ist auch zu erfüllen. Wir Mütter schauen unbewusst und vermeintlich hartherzig nur auf die Lebenden. Ich empfehle ihnen allen, sich geistig liebevoll auch um die verstorbenen Kinder zu kümmern.

Anderenfalls können durch eine Fehlgeburt verlorene oder durch Abtreibung ausgeschlossene Kinder zur Gefahr für ihre lebenden Geschwister werden, besonders für die Jungen. Nicht zuletzt deshalb sind für sie die Väter so wichtig, in ihrer Nähe sind ihre Leben sicherer.

Um das zu erklären, muss ich ein bisschen ausholen.

Den Weg zwischen den beiden hohen Begriffen *Geburt* und *Tod* nennen wir unser Leben. Es ist nie linear und oft holprig. Tod und Leben sind keine Synonyme für Gut oder Schlecht, Alles oder Nichts. Sie gehören einfach nur zusammen. Ohne Geburt gibt es keinen Tod, und dazwischen schlängelt sich das Leben, in dem man, wie die Schamanen sagen, nie *todessicher* ist, nie sicher vor dem Tod.

Eine alte schamanische Weisheit sagt: Ein neuer Erdenbürger auf diesem Planeten ist mit dem Begriff *Leben* verbunden, und das ist tief verbunden mit dem Vater. Der Begriff *Tod* ist ehrfürchtig mit der Mutter verbunden. Wie Sie wissen, hat ein Kind, wenn wir ihm den Vater vorenthalten oder ihn verheimlichen, oft ein viel schwereres Schicksal, ist kränklich und im körperlichen Wachstum eingeschränkter als andere Kinder.

Dazu eine Geschichte aus meinem eigenen Leben. Als meine Adoptivtochter ihren Sohn auf die Welt brachte, gab es Komplikationen. Die Herztöne des Babys waren auf einmal fast nicht mehr zu orten, meine Tochter verließ schon die Kraft, im Kreißsaal war die Angst vor dem Tod zum Greifen spürbar. Ich sprang wie ein Tiger aus dem afrikanischen Urwald und holte meine Schwester, die leibliche Mutter meiner Adoptivtochter, in den Kreißsaal. Als die Gebärende sie wahrnahm, hauchte sie leise: »Eechee awraarai.« Zu Deutsch: Mami, rette mich, wende den Ehrfurcht gebietenden Tod in diesem Raum.

In selben Moment hörte ich die Stimme meiner Großmutter, die sagte: »Es gibt nur drei Wahrheiten auf dieser Erde: Geburt, Leben und Tod.«

Allerdings gibt es den sicheren Tod heute auch nicht mehr. Diese Erkenntnis wirkt im ersten Moment verstörend, denn sie betrifft Organspenden.

Gesetzlich ist die Lage in Österreich so, dass Organe von Verstorbenen für Transplantationen automatisch entnommen werden dürfen. Will man das nicht, muss man den Widerspruch vorher extra festlegen. In Deutschland und der Schweiz darf ein Organ erst mit Einverständnis entnommen werden, entweder verfügt man das noch selbst, oder die Angehörigen entscheiden, wenn es so weit ist. Warum sollte man das denn nicht wollen?, werden Sie vermutlich fragen. Ist doch eine gute Sache, jemandem das Leben zu retten, wenn man ohnehin schon tot ist. Die Regeln rund um das Retten hatten wir schon, Sie erinnern sich. Man sollte nicht retten, ohne zu wissen, welche Unordnung man damit im Ahnensystem anrichtet. In einem fremden oder auch im eigenen.

Sie müssen wissen

Organe von Verstorbenen leben in anderen Menschen weiter. Man bleibt in dieser Welt in einem fremden Körper erhalten. Um es auf den Punkt zu bringen: Als Organspender findet man nur schwer Frieden. Es ist also Sorgfalt gefragt – und Respekt. Wir dürfen Organe von Toten nicht behandeln wie Lieblingsschuhe, denen wir einfach nur wieder eine neue, nicht rutschende Sohle verpassen.

Einer meiner Patienten, er heißt Paul und möchte auch ausdrücklich so genannt werden, ist 35 Jahre alt und hat vor Kurzem seine siebte fremde Niere bekommen. Eine nach der anderen war bis jetzt von seinem Körper abgestoßen worden. Mit sechs Jahren hatte Pauls eigenes Organ aufgrund einer Nierenvergiftung zum ersten Mal versagt. Vorangegangen war eine Leistenbruch-OP, bei der die Harnleiter verletzt, aber nie richtig behandelt worden waren. Ein Kunstfehler. Seit damals war der Junge mehr im Krankenhaus als daheim. Wegen der hohen Blutdruckschwankung im Zuge der immer wieder notwendigen Dialysebehandlungen ist er seit einigen Jahren so gut wie blind.

Vor seiner ersten Transplantation hatte Paul nicht gewusst, was überhaupt auf ihn zukommen würde. Die Eltern hatten dem Sechsjährigen keine Angst machen wollen und ihm nichts von der neuen Niere gesagt. Kurz vor der OP wachte er in der Nacht auf und sah ein blondes Mädchen neben seinem Bett stehen, das etwa so alt war wie er. Er erschrak und wollte aufstehen, aber sie winkte ab.

»Bleib liegen«, sagte sie, dann erklärte sie ihm, dass er eine Niere von ihr bekomme und sie deshalb ab nun immer bei ihm sein würde.

Die Kleine war die erste von sieben Toten, die über ihre gespendeten Organe auf Seelenebene mit dem Jungen verbunden blieben und in ihm weiterlebten. An sie hat er gute Erinnerungen: Sie war lustig, seine beste Freundin. Das änderte sich, als sein Körper gegen das fremde Organ zu rebellieren begann. Die Stimmung kippte, aus der lustigen Kleinen, übrigens eine Holländerin, die bei einem Autounfall gestorben war, wurde eine, wie Paul es empfand, beleidigte Göre. Sie war böse, weil sie nicht weiter durch ihn leben konnte. Als ihre Niere entnommen wurde, wurde Paul auch von dem Mädchen verlassen.

Eine andere der sieben Nieren stammte von einem Alkoholiker, und ausgerechnet dieses von seinem Lebenswandel geschwächte Organ vertrug sich am anhaltendsten mit dem Körper des jungen Mannes. Der tote Trinker begleitete Paul am längsten von allen, er stand ihm nahe, weil er ihm als einziger der Organspender ein gesundes neues Leben wünschte.

Alkoholiker sind übrigens nicht sämtlich ins Klischee der blind-aggressiven Gewalttäter zu pressen. Oft sind sie genau das Gegenteil, sie sind Retter anderer Leben, indem sie sich für andere opfern. Sie halten sich vielleicht am Alkohol fest, aber dessen geistige Kraft hält wiederum sie am Leben fest.

Ich betreue Paul schon lange, wo ich dienen muss, diene ich. Aber oft gibt er sogar mir noch zu denken auf. Im Grunde ist er mit 35 ein mutiges, aber trotziges Kind geblieben, das den Ärzten die Schuld an seinem Zustand gibt und sie Idioten nennt. Das mag einem bei seiner Leidensgeschichte verständlich vorkommen, ist aber weder ihm noch der Gesellschaft und schon gar nicht der höheren Ordnung förderlich. Immerhin hatte ihm unser Gesundheitssystem bereits sieben Transplantationen finanziert.

»Wenn ich dich so anschaue, sitzen vermutlich eine Million Euro vor mir«, sage ich oft zu ihm, »dafür kannst du schon ein bisschen dankbar sein.«

Aus seiner Antwort spricht das trotzige Kind: »Davon habe ich nichts.«

Er hätte sehr wohl etwas davon, wenn er mit den gespendeten Organen, die ihm das Leben verlängern, achtsam und ehrerbietig umginge. Wäre ihm das gelungen, würde er längst ein gutes Leben führen. Er aber hadert immer noch damit, dass jede der teuren Operationen seine Hoffnung geschürt, aber keine ihn gesund gemacht hätte.

Auch von mir möchte der junge Mann nach wie vor ein Heilversprechen, das ich ihm aber weder geben kann noch will. Versprechen von Arzt oder Heiler sind sehr gefährlich.

Ich kann nur begleiten, wenn die Krankheit schon da ist. Ansonsten propagiere ich eine Prophylaxe-Medizin. Wir selbst sind für uns und unsere Kinder verantwortlich, und Schuldige zu suchen ist keine Option im Schamanismus. Auch wenn Pauls Fall vermutlich auf einen Kunstfehler zurückgeht, war letztlich auch der schicksalhaft. Und es ist kein Zufall, dass er gerade bei diesem jungen Mann passiert ist.

Trotz allen Haderns und Leidens ist Paul aber vor allem eine Botschaft wichtig. Er hat sich gewünscht, dass sie in dieses Buch aufgenommen wird, wir haben sie auch auf Video aufgezeichnet. »Falls ich nicht mehr da bin, werde ich damit dann endlich berühmt«, sagte er.

Sein Appell richtet sich vor allem an junge Menschen mit Depressionen, die lieber aufgeben und sterben würden, als weiterzuleben: »Ich habe ein wirklich schweres Schicksal, eigentlich ist es schrecklich. Und doch möchte ich euch sagen: Das Leben ist trotzdem schön.«

Gleich darauf schoss er nach: »Aber bevor ihr sterbt, unterschreibt noch einmal extra, dass ihr eure Organe spendet.« Verständlich aus seiner Sicht.

Diese Geschichte weist so ziemlich alles auf, was es an Für und Wider von Organspenden gibt. Bis auf eine Ausnahme: Ein Organ an seine eigenen Kinder weiterzugeben ist im Sinne des Familiensystems unverfänglich. Denn dann bleibt es in der Linie.

Ich hatte eine Patientin mit einem nierenkranken Sohn. Sie hatte mit seiner Krankheit mitgelitten und mehr geweint und gejammert als er. Als klar war, dass er eine neue Niere brauchte, war sie sofort bereit zu spenden. Würde er sterben, überlebte sie das ohnehin nicht, sagte sie und nahm eventuelle Risiken bei der Operation anstandslos in Kauf.

»Gut«, sagte ich, »dann musst du dich aber gut darauf vorbereiten. Die Nieren sind stark mit den Sexualhormonen verbunden, du brauchst männliche Kraft für den Jungen. Also hörst du jetzt auf mit deiner Heulerei und siehst zu, dass du«, ich deutete auf ihre Schwimmreifen am Bauch, »deinen Fettranzen verlierst.« Sie kannte mich und wusste, wie streng ich manchmal werden kann und dass ich die Dinge beim Namen nenne, wenn es unumgänglich ist. Meine Erklärungen sind tatsächlich mitunter heftig, ich nehme da kein Blatt vor den Mund, manchmal schimpfe ich sogar mit meinen Patienten, um sie aufzurütteln.

Bei ihr gelang mir das. Sie hörte tatsächlich auf zu weinen, nahm ab und machte ihre Niere fit und gesund für ihren Sohn. Wir arbeiteten monatelang daran. Das Organ musste lebendig gemacht werden, um mit dem Sohn mitzuschwingen, nicht gegen ihn. Solche Lebendtransplantationen eines Organs sind ein Segen, und der Sohn muss es dankend nehmen.

Natürlich will und kann ich niemandem vorschreiben, was er mit seinen Innereien machen soll. Die Freigabe von Organen nach dem Tod sollte jedenfalls ein bewusster Akt sein, mit allen Konsequenzen durchdacht, mit klarer Zustimmung beschlossen. Am besten wäre es, wenn man wüsste, wem man einen Teil seines Körpers gibt. Aber solche Voraussetzungen sind selten.

Ich für meinen Teil habe mich gegen die Organentnahme entschieden. Bitte verstehen Sie mich nicht falsch, ich will wirklich niemandem meine Hilfe verweigern. Wenn Sie mit dem Buch bis hierher gekommen sind, wissen Sie allerdings schon, dass Heilen seine Gesetze und Regeln hat. Dazu kommt: Der Tod sollte ein Abschluss sein, zumindest auf dieser Erde.

Wenn ich sterbe, möchte ich endgültig sterben. Vollständig und umfassend. Spendet man, um bei dem Beispiel zu bleiben, eine Niere, die in der Regel nur ein Prozent des Körpergewichts ausmacht, stirbt man eben nur zu 99 Prozent.

Die einzige Sicherheit, die es im Tod gibt, ist, dass die Körperhülle von ein paar Würmern gefressen oder verbrannt wird. Auch das meine ich mit todessicher. Die Sicherheit des Todes können uns nur die Mütter geben, deshalb müssen wir sie ehren wie Gott. *Er* ist der Einzige, der über Geburt, Leben und Tod entscheidet. Aber im Schamanischen sagt man: »Hab keine Angst, wenn du dich im Akt des Sterbens befindest, denn die Mutter holt dich, nimmt dich wieder in ihre Arme und bringt dich dorthin, wo du hinmusst.« Damit ist das Leben nicht zu Ende, es geht sozusagen nur weiter in die nächste Runde. Den Eltern kann man nie zurückzahlen, was sie einem gegeben haben. Ich kann es nicht oft genug wiederholen.

In den Niederlanden gab es 2007 eine Fernsehshow des Senders BNN mit dem Titel »De Grote Donor Show«, was so viel heißt wie »Die große Spendenshow«. Der Gewinn: eine neue Niere, die unter drei sogenannten Kandidaten ausgelost werden sollte. Eine dem Tod geweihte Spenderin sollte entscheiden, wer von den drei Anwärtern das Organ und damit ein neues Leben gewinnen würde. Einen Augenblick vor Bekanntgabe des Siegers verkündete der Moderator, dass alles nur gestellt war. Nur eine Show. Die Spenderin war weder krank, noch hatte sie auch nur ansatzweise daran gedacht, eine Niere herzugeben. Das einzig Echte war die Krankheit der Kandidaten. Auch sie hatten um den Fake gewusst und mitgemacht, um auf ihre prekäre Situation aufmerksam zu machen und für Organspenden zu werben. Trotzdem mussten sie danach mit ihrer Hoffnung auf eine neue Niere und der Dialyse weiterleben.

Der Produzent der Show war übrigens die Firma Endemol, an deren Gründung »Big-Brother«-Erfinder John de Mol beteiligt war, der via TV auch schon Samenspender für Frauen gesucht hatte, die von einem Mann nur ein Kind wollten und sonst nichts; so ungefähr lautete jedenfalls der Slogan. Sowohl bei der Samen- wie auch bei der Organspendershow gab es Aufschreie in der Gesellschaft. Unethisch, kaltherzig, geschmacklos, hieß es. Jedenfalls hatten 1,22 Millionen Zuschauer die Sendung mit der falschen Nierenspenderin gesehen, wodurch sie mit 22,5 Prozent Quotenrenner in der Primetime war.

Als der Moderator die Show als gestellt enttarnte und sie als Werbekampagne für Organspenden auswies, spielte die Regie übrigens ein Lachen ein. Es stammte von BNN-Gründer Bart de Graaff, der fünf Jahre zuvor gestorben war, weil er nicht rechtzeitig an eine Spenderniere gekommen war. Noch am Abend der Ausstrahlung sollen sich 12 000 Niederländer beim Sender gemeldet und zur Organspende bereit erklärt haben.

Am weltweiten Organhandel ist nicht zu rütteln, wohl auch nicht an seinen illegalen Ausformungen. Aber die Konsequenzen sind tiefgreifend.

Sie müssen wissen

Das Leben ist geistig, man kann es nicht festhalten und nicht transplantieren. Tut man es doch, und zwar ohne Zustimmung, ohne bewusste Entscheidung, stellt das einen groben Eingriff in die Familienordnung dar. Wenn jemandem der Tod durch ein krankes Organ bestimmt war, ihm eine Transplantation aber ein neues Leben schenkt, kann das irgendwo anders wieder seinen Preis haben. Das Prinzip des Ausgleichs kann unbarmherzig sein.

Wenn heute alle Welt von *Human Enhancement* redet, von der Verbesserung des Menschen mit Chips, Algorithmen, künstlicher Intelligenz und was es da noch so alles gibt, damit der Körper hundertdreißig Jahre hält, habe ich immer ein zwiespältiges Gefühl. Ich bin kein Fortschrittsgegner, das kann ich gar nicht sein als Ärztin, weil die Medizin viele großartige Technologien hervorgebracht hat, die auf der Körperebene sehr hilfreich eingreifen können. Die Frage ist nur immer: Welche Auswirkungen hat sie? Fortschritt wirkt manchmal auch gegen das Leben.

Manche sagen zum Beispiel voraus, dass es zum Ende des Jahrhunderts keine Zeugung, Schwangerschaft und Geburt auf natürlichem Weg mehr geben wird. Künstliche Befruchtung und Kaiserschnitt, schon jetzt gängige Alternativen, werden dann zur Norm. Wollen Sie sich das wirklich noch antun, Ihr Kind selbst auszutragen?, säuselt der Fortschritt. Wollen Sie nicht ein garantiert gesundes Kind?, flötet die Forschung. Hätten Sie nicht gern ein Kind so gescheit wie Einstein?, flüstert die Gentechnik. Wollen Sie ein Kind, das nie Krebs haben wird?, raunt die Technologie der Genscheren. Bitte sehr, gern, können Sie alles haben, das ist zum Teil schon jetzt möglich.

Daran hat der Mensch nicht gedacht, als er schöne Orchideen und edelste Pferde zu züchten begann. Daran, dass es irgendwann auch beim Menschen so etwas geben könne. Nun ist es nicht mehr zurückzudrehen, da nützt kein Jammern und Bedauern mehr.

Auf der anderen Seite sind wir Schwermetallen, Strahlen, Viren, resistenten Bakterien oder Pilzen ausgesetzt, die Krankheiten in uns auslösen. Hinter das Geheimnis der Virenwelt werden wir vermutlich nicht so schnell kommen. Und je mehr wir forschen und entdecken, desto aggressiver werden die Krebszellen.

Mit einem Blick auf unsere Erde allein werden sich die Dinge nicht klären lassen. Unser Planet ist nicht der einzige, wir sind auch Einflüssen von anderen Planeten ausgesetzt. Wir sind nicht allein, der gesamte Kosmos gehört zu uns, *wir sind alle*. Das können wir nicht mehr ändern, der Fortschritt ist weder zurückzudrehen noch aufzuhalten. Ich vertraue auf die regulative Kraft von oben, die zum Wohle aller handelt. Täte ich das nicht, würde ich keinen Tag länger weiterarbeiten.

Meine Therapie

Meine Arbeit beginnt auf Augenhöhe. In meinem Behandlungszimmer sitze ich meinem Patienten gegenüber, immer auf demselben Stuhl, es ist nicht einmal ein Tischchen zwischen uns, nur ein kleiner Schemel, auf dem meine Füße stehen, fast berühren sich unsere Knie.

Hier sitzt der Patient vor der Ärztin, so sieht es zumindest für jemanden aus, der den Kopf zur Tür hereinsteckt. Dabei ist es genau umgekehrt. Hier sitzt die Ärztin vor dem Patienten. Denn der, der heilt, ist nicht der Arzt, sondern immer nur der Patient.

Wie ich schon erwähnte, gehe ich mit Sokrates an meine Arbeit heran: Ich weiß, dass ich *nicht* weiß. Bei meinen Patienten ist es genau umgekehrt: Sie wissen *nicht*, dass sie wissen.

Das ist unsere Ausgangsposition. Der Betroffene weiß viel mehr über seine Krankheit als ich, es ist ihm bloß nicht bewusst. Er kommt mit der Hoffnung zu mir, dass ich herausfinden werde, was ihm fehlt. Meistens hat er sein Leiden, seine Schmerzen, seine Problematik schon von Pontius zu Pilatus geschleppt und ist schließlich bei mir gelandet. Meine erste Frage lautet immer, was der Patient möchte. Und dann kommen die ersten zwei Sätze. Und mehr sind auch nicht nötig.

Mit diesen ersten zwei Sätzen sagen mir die Menschen, worum es geht. Da liegt alles drin. Um welche Krankheit es sich handelt, welche Beschwerden damit verbunden sind, worauf wir schauen müssen und wie wir hinter die Lösung kommen. Ich höre zu und übersetze, das ist meine Arbeit. Ein bisschen enttäuschend, könnte man jetzt denken. Das ist das ganze Geheimnis? Zuhören und übersetzen?

Was dazwischenliegt, ist dieses wunderbare Geschenk, das ich als Gabe bekommen habe. Während ich mit einem Blatt Papier und einem Stift auf meinem Stuhl sitze und zuhöre, im Stillen, ganz konzentriert, öffne ich mich einem geistigen Feld, das mich hinter die Krankheit schauen lässt. Diesem Geist gebe ich mich hin, und dann höre ich, was diese ersten beiden Sätze der Menschen wirklich aussagen. Sie reden von Symptomen, aber hinter diesen Worten erzählen sie von der Seele und davon, wohin sie bewegt werden muss. Diese Informationen vom Patienten selbst sind wichtig für mich, sie führen mich zur Krankheit, die mich wiederum zu den Hintergründen und letztlich zur Ursache führt.

Einfacher ausgedrückt: Die Patienten müssen mir sagen, was sie haben, dann kann ich es vom Ursprung her aufrollen, damit die Patienten es heilen können. Reine Übersetzungsarbeit, ich bin mehr Dolmetscherin als Schamanin.

Sie müssen wissen

Nur der Geist heilt. Er gibt dem Patienten das nötige Wissen. Heilung ist nichts Medizinisches, sondern etwas Philosophisches. Die Seele der Betroffenen heilt den kranken Körper.

Für meine Arbeit heißt das: Ich kümmere mich mit Liebe um die Organe und die Seele der Patienten, nie um die Krankheit. Man kann sich vorstellen, dass das nicht auf Anhieb zu verstehen ist. Man tritt in meiner Praxis nicht beim ersten Besuch über die Schwelle und kennt sich aus. In Wahrheit hat man keine Ahnung, was auf einen zukommt. Mein Mann und ich sind da eine gute Kombination. Er bereitet die Patienten, die zum ersten Mal kommen, auf die Behandlung vor. Er erklärt das Nötigste, die Gesetze der höheren Ordnung, die Hierarchie in der Ahnenreihe, die Wichtigkeit der Versöhnung mit den Toten.

Im Vorgespräch erfährt der Patient auch, was auf dem Weg zur Heilung als Hinweis dient. Dieses Nachdenken ist bereits ein Teil der Heilung.

»Meine Frau«, sagt Michael, »wird Ihnen Fragen stellen, manche davon werden Ihnen seltsam vorkommen. Sie will zum Beispiel wissen, was vor zweiundzwanzig Jahren passiert ist oder vor sechs Monaten, wann Sie eine Operation hatten, einen Unfall, einen Verlust, einen Schock, Narkosen, Impfungen. Entscheidende, besondere Momente im Leben gehören bei uns zur Erfassung der Vorgeschichte, also zur Anamnese. Setzen Sie sich gemütlich ins Wartezimmer, und stöbern Sie im Gedächtnis.«

Oft finden diese Gespräche schon am Telefon statt, wenn die Leute einen Termin ausmachen oder auf dem Weg in die Praxis sind. Dann beginnt der Heilungsprozess bereits am Handy. Oft denke ich bei Frauen, die mit einem Kinderwunsch hierherkommen, sie werden schon auf dem Weg zu mir schwanger. Und das erinnert mich an eine alte Heilerin, eine meiner Lehrerinnen, die sagte: »Wenn ein Patient zu dir kommt, musst du mit der Heilung 25 Kilometer vor der Praxis anfangen.« Damals habe ich gelacht, weil ich nicht verstand, wie das gehen sollte. Heute begreife ich es im ganzen Ausmaß. Manchmal erschüttert mich der mächtige Sinn dahinter, meistens aber ermuntert er mich.

Die Wartezimmer meiner Praxen, am Bodensee wie in Wien, sind voll mit den unterschiedlichsten Menschen: Hausfrauen und Manager, Kinder und Greise, Arme und Luxusgeschöpfe, Realisten und Freidenker, quer durch. Ich habe auch viele Männer, obwohl man annehmen könnte, die Richtung meiner Arbeit interessiere eher Frauen.

Wenn den Leuten nichts einfällt an entscheidenden Augenblicken, helfe ich ihnen bei der Behandlung auf die Sprünge. Ich frage nach, ob es mit einem Mann oder einem Kind zu tun hat, ein kleiner Anstoß genügt meistens. Meine Medizin ist ein Sehen-Lernen: Auf wen schaut der Betroffene?

Und dann kommt die Mathematik ins Spiel, die mir meine astrologische Lehrerin beigebracht hat. Sodnom sagte: »Kind, die Mathematik und die Musik sind die Hauptsprachen zu Gott.« Sie beherrschte diese Zahlenkunst in sehr hohen Dimensionen. Der Bereich, in dem ich mich bewege, umfasst etwa neunzig Jahre. In diesem Zeitraum suche ich nach dem einschneidenden Ereignis. Manchmal fällt den Patienten nicht gleich etwas ein, dann funkt es eben später. Viele rufen noch aus dem Auto an: »Jetzt hab ich's!« Und immer sind es die richtigen Wegweiser.

Obwohl es von der Herangehensweise der konventionellen Medizin zu meiner Therapie schon ein Hechtsprung ist, schreckt das kaum jemanden ab. Womit sich manche schwertun, ist die Einstellung zur Krankheit, sie einerseits nicht als Problem, sondern als Fingerzeig zu sehen und andererseits die Verantwortung dafür nicht abgeben zu können. Das hat noch nichts mit dem Schlagwort vom mündigen Patienten zu tun, es geht vielmehr um das Grundsätzliche. Jemand, der sich *gesund machen lassen* will, ist bei mir an der falschen Adresse.

Auf der anderen Seite muss man nicht immer krank sein, um zu mir zu kommen. Ich habe viele Klienten, bei denen alles in bester Ordnung ist. Bei ihnen kann ich mich auf reine Prophylaxe beschränken, damit ich sie möglichst lange in diesem gesunden Zustand zu halten vermag.

Sie müssen wissen

Niemand kommt allein in meine Praxis, sondern immer die gesamte Sippe, die aber nur ich sehe. Eltern, Großeltern, Onkel, Tanten, Geschwister und alle Kinder inklusive derer, die nicht auf die Welt kamen. Dazu die früheren Partner der Eltern und Großeltern samt deren Kindern einschließlich der nicht geborenen.

Die gesamte Ahnenreihe ist übrigens nur bei sehr schweren Krankheiten betroffen. Steckt zum Beispiel so etwas Gewichtiges wie Mord hinter einer Krankheit, verjährt das nicht. Juristisch kann es bis zum Lebensende des Täters verfolgt werden, im Sinn des Familiensystems verfolgt es die Opfer, bis es aufgelöst werden kann. Und mit Opfer sind die Nachkommen der Ermordeten ebenso wie die des Mörders gemeint. Die schweren Krankheiten, die darauf aufmerksam machen, werden über Generationen hinweg weitergegeben. Wenn Mörder und Opfer aus derselben Familie stammen, dann ist eine Psychose bei den Nachkommen auch noch Jahrhunderte später gewiss. Sofern das nicht aufgelöst wird.

Depression, die ein Teil einer Psychose-Erkrankung ist, deutet zum Beispiel oft darauf hin, dass die Patienten mit einem dieser Opfer verbunden sind. Sie leiden für jemanden, der getötet wurde, ohne dass der Mörder zu seiner Tat steht. Nur mit Medikamenten erreicht man für eine gewisse Zeit eine Symptommilderung. Meine Hauptarbeit – zusätzlich zur medikamentösen Therapie – ist es dann, mich auf die Reise zu machen und den Mörder zu suchen, um das Opfer mit ihm zu versöhnen. Versöhnungsarbeit, ich habe schon davon erzählt, wie sehr ich dabei den ungeheuren Mächten von Mördern und Opfern ausgesetzt bin.

Solch ein Ereignis lässt sich natürlich kaum im Kalender aufspüren. Oft genug wissen die Patienten gar nicht, dass es in ihrer Familiensaga Mord und Totschlag gab. So etwas erzählt man den Kindern schließlich nicht als Gutenachtgeschichte. Es krankt also oft daran, dass Ereignisse ein gewaltiges Tabu sind und verschwiegen werden. Darüber müsste man reden lernen. Auch das sehe ich als eine meiner Aufgaben der Prophylaxe-Medizin: den Menschen zu vermitteln, was nötig wäre, um Krankheiten gar nicht erst als Wegweiser zu brauchen.

Vor allem in der Pubertät kann man gut helfen, Psychosen in Schach zu halten. In dieser sensiblen Zeit des Wandels kann man selbst einiges tun, um den Jugendlichen zu helfen, ihnen quasi einen Schubs in eine neue Richtung zu geben. In der schamanischen Kultur sagt man: Die Jungen sollen Mamas Hof verlassen, um nun zu den Vätern und Onkeln gerichtet zu leben; die Mädchen sollen Vaters Hof verlassen und einen Schritt auf die schönen Mütter und Tanten zugehen. Darauf sind auch die Familienfeste aufgebaut.

Sie müssen wissen

Mädchen sollten sich in der Pubertät an der Mutter orientieren, Jungen am Vater.

Die große Aufgabe meiner Patienten in der Therapie ist es, die Krankheit zuzulassen. Klingt so leicht, ist aber eine Kunst, in der wir nicht besonders gut sind. Darin, etwas erzwingen zu wollen, sind wir in unserer Alles-ist-möglich-Gesellschaft wesentlich besser als im Nichtstun. Bloß hilft es uns nicht.

Wenn man gleich Tan-Dom will, ist das zu früh. Krankheit erkennen, Arznei finden, behandeln, fertig. So funktioniert das leider nicht. Ich vergleiche Krankheit gern mit Mäusen, die man aus ihren Löchern holen will. Sie anzuschreien, dass sie rauskommen sollen, wird keinen Sinn haben. Man muss sie richtig schön anlocken, damit sie die Nase herausstrecken. Verschreckt man sie zu früh, ziehen sie sich zurück und bleiben in ihrem Loch. Die Mäuse zu töten oder mit ihnen zu kuscheln ist dabei nie mein Ziel. Ich muss die Krankheit ins Feld bewegen. Nur so kann sich der Körper des Menschen von ihr befreien. Im Mongolischen freuen sich die Betroffenen, wenn zum Beispiel Schmerzen stärker werden. Hurra, die Krankheit bewegt sich wie eine Maus!

Auch Therapeuten müssen sich so weit wie möglich zurückziehen, das mache ich meinen Patienten bewusst. Das ist gewöhnungsbedürftig, weil wir in sämtlichen Gesundheitsberufen den Patienten hinterherrennen und ihnen ständig Anweisungen geben: Jetzt machen *wir* das, dann machen *wir* jenes. Der majestätische Plural von Therapeuten in der Mutterrolle. Aber diese Rolle steht uns nicht zu. Es gibt nur eine Mutter, und egal, ob Glucke oder Rabenmutter, nur sie ist über die Seele mit uns verbunden. Das Patient-Arzt-Verhältnis in der Schulmedizin ist oft eine Kinder-Eltern-Beziehung.

Sie müssen wissen

Tan-Dom bedeutet, die Krankheit in Bewegung zu bringen. Krankheit ist wie ein Kleber, der etwas im Körper so verleimt, dass die Seele nicht mehr fließen kann. Das betrifft Organe genauso wie jede einzelne Zelle. Es wird mit der Therapie auch nicht gleich besser, im Gegenteil. Oft gibt es heftige Reaktionen. Die Erfahrung zeigt: Je heftiger sie sind, desto schneller kommt die Heilung. Und es ist nur die Seele, die heilt, als ätherischer Hauch, der mit Göttlichem verbunden ist.

Diese Verschlechterung ist oft der Punkt, an dem meine Patienten glauben: »Fein, die gute Frau hat alles nur noch schlimmer gemacht; seit ich bei ihr bin, bin ich nur noch krank.« Wenn ich behandle, kommen die Wehwehchen nach oben, ich hole nur heraus, was in den Menschen schlummert. Und dann kommen sie ein zweites Mal und wollen reden, sich mit dem Dahinter beschäftigen. Zu dem Zeitpunkt und mit diesem Bedürfnis hat die Heilung schon eingesetzt. Sie kam nicht von der größten Koryphäe unter den Chirurgen, nicht von einem Therapeuten so brillant wie Freud und nicht von der einfachen Ojuna. Dieser Seelenhauch jedes Einzelnen heilt, ob er nun Bauer ist oder Staatspräsident.

Dabei bin ich nicht das andere Ende des medizinischen Entweder-oders, die Quacksalberin, die propagiert, überhaupt keine Medikamente zu nehmen. Mit meiner Ausbildung zur Ärztin bin ich der Bindestrich im Entweder-Oder. Ich agiere nicht zu schnell, um die Mäuse zu verschrecken, und nicht so langsam, dass die Bakterien sich schon im Herzbeutel niederlassen und dort in aller Ruhe eine Perikarditis, also eine Herzbeutelentzündung, vorbereiten.

Die Kombination beider Richtungen ist die effizienteste Therapie. Arzt und Energetiker, Arzt und Heilpraktiker, Arzt und Heiler. Oder eben Frau Altangerel, die Ärztin, und Ojuna mit Tan-Dom.

Zuerst arbeitet das Breitband-Antibiotikum nach den Regeln der Schulmedizin, dann aktiviere ich die körpereigenen Antibiotika, die maßgeschneidert auf den Patienten wirken. Die Strategie ist wichtig. Dschingis Khan und die Kriegerin, Sie wissen ja ...

Das erste Schlachtfeld ist die Körperebene, dort greift die Schulmedizin an. Das Antibiotikum ist die Vorhut, vielleicht stößt noch das Cortison nach. Dann ist das Kriegsgebiet vorerst einmal entgiftet und der Boden für den Wiederaufbau vorbereitet. Mit einem Antibiotikum-Blitzkrieg gegen die feindlichen Bakterien wäre nichts gewonnen. Sie wären nur kurzfristig betäubt gewesen oder hätten sich tot gestellt. Dieser Feind ist alles andere als dumm, seine Soldaten marschieren nicht in Zweierreihen gesittet auf den Friedhof. Auch die Bakterien üben und erfinden immer neue Überlebensstrategien. So wie alle sowjetischen Militärhochschulen üben auch sie Dschingis Khans Kriegsführung und stellen seine Manöver nach. Wenn nötig, muss man zu schwereren Geschützen greifen und das Skalpell aus dem Arsenal holen. Auch diese Operationen erledigt das Bataillon Schulmedizin, beraten von schamanischen Strategen, die den richtigen Zeitpunkt dafür festlegen.

Sind diese ersten groben Schlachten gewonnen, übernimmt Tan-Dom das Kommando und agiert auf Seelenebene weiter. Es zieht die körpereigenen Kräfte ein und baut langsam die Immunabwehr so effizient auf, dass sie weitere Angriffe gleich im Ansatz niederschlagen kann. Gute Mitstreiter sind dabei die Mandeln. Sie sind zwar klein, aber die größten Kämpfer der Immunabwehr. In Friedenszeiten sind sie zwei schwarze Hunde, die bis auf die Zähne bewaffnet vor der schönen, teuren Villa sitzen. Im Ernstfall beißen sie weg, was nicht zu uns gehört. Der heutigen 50-plus-Generation hat die Schulmedizin die Mandeln im Kleinkindalter beim kleinsten Halsweh herausgeschnitten und, um beim Bild zu bleiben, aus den schwarzen Hunden Chihuahuas gemacht. Damit verlieren wir unglaubliche Möglichkeiten, den eigenen Weg zu finden.

Die großen Schlachten sind also nun geschlagen, der Krieg aber noch nicht beendet, obwohl so etwas wie Waffenstillstand herrscht. Siebzig Tage lang wird jetzt mit Tan-Dom intensiv am Immunsystem gearbeitet. Die Bedingungen in der Kaserne sind sehr gut, immerhin handelt es sich um eine Eliteeinheit, die da herangezüchtet wird. Die Wunden werden versorgt, die Kräfte aufgebaut. Aus der Gulaschkanone kommt die Hühnersuppe der Oma, die beste Feldverpflegung, die es gibt. Und dazu viel Schlaf, den braucht man, um den Frieden im Körper herzustellen.

Ganzheitliche Herangehensweise heißt das im erweiterten Fachjargon der modernen Medizin. Gemeint sind Körper, Seele und Geist. Aber die Seele kommt in keinem Studienplan vor. Um die kümmere ich mich.

Meine Therapie besteht aus homöopathischen Mitteln, dem Tan, und aus Ritualen, dem Dom. Manchmal ist das eine kurze Meditation oder Hypnose, oft ist es Visualisierung, mitunter sind es auch Sätze. Worte sind eine machtvolle Arznei. Der Segenssatz bringt die Heilung.

Ich erkläre es kurz am Beispiel einer Mutter, die eines ihrer Kinder verloren hat, der Fall kommt häufig vor in meiner Praxis. Die Mutter kann, wie wir schon wissen, für das lebende Kind schwer da sein, weil es sie gedanklich unbewusst ständig zu dem toten hinzieht. Ich muss sie kurz zu dem verstorbenen Kind hinführen und beide ins Familiensystem zurückholen. Ich spreche der Mutter die Sätze vor, die sie in diesem Ritual an ihre lebenden Kinder richten muss, sie wiederholt sie: »Jetzt bin ich da, mein Kind, das tote Geschwisterkind bleibt hier in meinem Herzen, in meiner Umgebung, damit bin ich nicht nur für dich da, sondern für beide.«

Das Ende des Rituals ist immer, die Person ins Herz zu nehmen, die die Krankheit verkörpert.

Sie müssen wissen

Das, was das Familiengewissen als Hinweis auf etwas schickt, was gelöst werden muss, kann eine Krankheit sein, aber auch eine Angst. Beide sind Stellvertreter für eine Person, die ins Herz genommen werden muss.

Wir haben den Stress, den die Angst vor Krebs auslöst, schon einmal kurz angerissen, das folgende Beispiel zeigt nun, wie man sie auflösen kann. Einer meiner Patienten hatte immense Angst vor Krebs, weil sein Vater daran verstorben war. Diese Angst aufzulösen ist wichtig, weil die Kinder den Eltern oft folgen. Leiden oder sterben die Eltern an Krebs, haben die Kinder bewusst oder unbewusst mehr Angst, auch Krebs zu bekommen.

Tatsächlich beobachte ich bei Krebspatienten, die nach qualvollen Therapien sterben, oft, dass nur der Körper des Betroffenen stirbt, der Krebs aber auf die Lebenden übergeht. Das geschieht im schamanischen Verständnis nicht, weil Krebs so bösartig ist, sondern in seinem Bestreben, liebevoll auf etwas aufmerksam zu machen. Es geschieht also aus Liebe. Das verlangt von den an die Reparaturmedizin gewöhnten Patienten schon ein gewaltiges Umdenken.

Übrigens ist auch die Angst, krank zu werden oder zu sterben, wenn man Eltern oder Großeltern ins Herz nimmt, die an Schizophrenie oder Krebs erlegen sind, ein großer Irrtum. Gerade wenn man sie ausschließt, passiert oft genau das. Das Herz heilt, es ist eine große Maschine, in der eine geistige Kraft wohnt. Man kann fast sagen: Das Herz ist unser Geist.

Ich ließ also meinen Patienten seinen Vater und dessen Bauchspeicheldrüsenkrebs visualisieren und mutig auf beide schauen. Ich bat ihn, seine Hände aufs Herz zu legen und im

Geiste die nötigen Sätze zu sprechen: »Lieber Vater, ich nehme dich heute mit deinem Krebs in mein Herz auf, und ihr bleibt in meinem Herzen.«

Der Mann hielt die Augen geschlossen, und ich wies ihn an, bis zum nächsten Schluckdrang zu warten. Es sind meistens nur ein paar Sekunden, aber die sind machtvoll. In dieser Zeit kann sich die Seele aus ihrer Verstrickung lösen und geordnet ins Herz finden. Die Seele kommt als Kraft oder kann im Herzen in »Benzin« fürs Leben umgewandelt werden. Es ist, als hätte man edlen Lebenskraftstoff nachgefüllt.

Ich kann sehen, was passiert, es steht im Gesicht des Patienten, das sich auf einmal verändert. Es ist immer wieder schön zu beobachten, wie es plötzlich strahlt, es ist befreit, es hellt sich auf. Besonders die Augen haben ein ganz neues Leuchten. Der Schluckreflex beendet das Ritual. In diesem Fall ging es um den Vergleich vorher/nachher, der meinem Patienten die Angst nehmen sollte. Ich stellte den Krebs also noch einmal neben den Vater und ließ den Mann auf die beiden schauen. Diesmal löste das keinen Stress mehr bei ihm aus. Hätte man den Stresspegel innerhalb dieser wenigen Minuten gemessen, wäre der Rückgang an Stresshormonen erheblich gewesen. Als ich meinen Patienten fragte, ob ihm der Krebs immer noch solche Angst einjagte, bekam ich ein eindeutiges Nein.

Das Herz ist ein mächtiges Organ. Wenn Schamanen den Menschen mit unserer Erde oder mit einem Haus vergleichen, dann steht für sie das Herz für das ewige Erdenfeuer oder für den Ofen, der das gesamte Haus beheizt. Tatsächlich ähnelt das menschliche Herz mit seinem Hämoglobin dem flüssigen Eisenmagneten in der Mitte unseres Planeten. Man kann sich vielleicht jetzt noch besser ausmalen, welch ein magischer Moment es ist, jemanden in dieses mächtige Herz zu nehmen.

Es ist eine Art kleiner Trancezustand, den ich herbeiführe und den der Schluck dann beendet.

Und auch dieses Schlucken hat eine größere Bedeutung, als einfach nur etwas durch den Schlund in den Magen zu befördern. Ohne Schlucken gäbe es kein Überleben. Mehr noch, das Schlucken bringt den Menschen überhaupt erst ins Leben. Die Schamanen sehen den ersten Schluck eines Neugeborenen als Zeichen dafür, dass das Leben das Herz erreicht hat. Es springt ein Funke über, gewaltig wie bei einem Silvesterfeuerwerk.

Im Fall meines Patienten stellte sich übrigens heraus, dass das Ritual, den Vater ins Herz zu nehmen, doppelt heilsam war. Die beiden Männer hatten nämlich kein sehr gutes Verhältnis zueinander. Der Sohn sah sich über dem Vater stehend, was fatale Folgen haben kann.

Von den entscheidenden ersten beiden Sätzen bis zu dem Zeitpunkt, da ich das Rezept schreibe, vergeht keine halbe Stunde; meistens sind es zwanzig Minuten. Das erscheint wenig für so viel Heilarbeit, und tatsächlich bin ich sehr fix in meiner Therapie. Aber mehr braucht es auch nicht.

Zum einen liegt das an meiner Gabe, dass sich mir die Toten, um die es geht, sehr schnell zeigen. Gleichzeitig mit den ersten zwei Sätzen tauchen sie hinter den Patienten auf und sagen mir, worauf die Krankheit hinweisen will.

Zum Zweiten hat mir die Erfahrung gezeigt: Je kürzer ich behandle, desto brillanter sind die Energien, die durch mich fließen. Immer benötige ich meine vielen Helfer dazu, die ich in Gestalt meiner Ahnen, Lehrer und großen Köpfe von Paracelsus bis Hahnemann hinter mir habe, aber oft brauche ich sie nur für Sekunden. Die Trancen, in denen ich reise, dauern nie länger als fünfzehn Minuten. In der Zeit muss ich erfassen, was zu tun ist. Gott sei Dank komme ich unversehrt zurück. Man merkt mir das Verlassen meines Körpers nicht an.

Für den Patienten sichtbar sind nur die medizinischen Methoden. Puls- oder Zungendiagnose, Akupunktur, Kinesiologie und die Arbeit meiner Hände. Um den Körper abzufragen, scanne ich ihn durch. Ich berühre die Hand der Patienten, ganz leicht nur, aber der Respons erfolgt unmittelbar. Plötzlich ist sie da, die Information. Schau doch einmal auf die Gehirnhaut oder zur Galle oder was sonst immer der Aufmerksamkeit bedarf. Wenn ich krank bin, frage ich meinen Körper übrigens genauso ab. Ich drücke an mir selbst herum. Mein Hinterkopf und mein Kleinhirnbereich verwandeln sich quasi in Wahrnehmungsorgane und geben mir Antwort.

Meine zehn Finger sind meine ganze medizinische Ausrüstung, ein diffiziles, feinfühliges, großartiges Gerät, auf das ich voll vertrauen kann. Mehr Werkzeug brauche ich nicht. Wo andere ihre Praxen mit Hightech-Apparaten für zigtausend Euro voll bestückt haben, habe ich zehn Finger, die mich nicht einen Cent gekostet haben und seit meiner Geburt zuverlässig funktionieren. Keine Panne gab es in jahrzehntelanger Arbeit, obwohl sie schon ganz schön krumm geworden sind. Sie sind einzigartig und wertvoller als alle CTs und MRTs der Welt. Allerdings nur für mich.

Neulich streichelte meine jüngste Tochter, die Medizinstudentin, liebevoll über meine krummen Finger und sagte: »Das sind die teuersten und weisesten Finger der Welt. Eigentlich müssten sie hoch versichert sein.«

Ich weiß noch, wie ich bei der Ärzte- und Apothekerbank um einen Kredit zur Einrichtung meiner ersten Praxis angefragt habe. Da fragte man mich, wo denn meine Geräte wären. Hier, sagte ich, hielt meine Hände hoch und wedelte mit meinen zehn Fingern. Na dann, waren sich alle einig, bekäme ich kein Geld. Mit nichts als zehn Fingern hätte ich null Chancen, eine Praxis zu betreiben. Allein ein Zahnarztstuhl kostete damals 20 000 D-Mark, und ich wollte mit demselben Geld eine ganze Praxis gründen.

Mit diesen zehn Fingern arbeite ich nun immer noch. Wenn ich fast Knie an Knie meinen Patienten gegenübersitze, das dicke, nach all den Jahren reichlich abgenutzte homöopathische Arzneibuch auf meinem Schoß, und Samuel Hahnemann, den Urvater der Homöopathie, rufe, um die Arznei zu bestimmen, bin ich das in den Dienst genommene Medium. Wenn ich bei meinen Lehrern im Jenseits anfrage, wirkt ein anderes Bewusstsein, mein Handeln ist unbewusst.

Und dann schlage ich haargenau die Seite auf, die ich gerade brauche. Vor mir steht das Wort, nach dem ich suchen sollte, und das Buch ist dicker als drei alte Telefonbücher mit ähnlich vielen Einträgen. Dann nimmt Hahnemann einen dieser zehn Finger, bewegt ihn über die Spalten und zeigt mir damit die Medizin samt der Potenzierung, die in dem Fall hilft. Das homöopathische Arzneibuch basiert übrigens heute noch auf Hahnemanns Herstellungsmethoden. Es ist ein kostbares Gut. Man bekommt es mittlerweile kaum noch, deshalb ist mein Exemplar entsprechend abgegriffen.

Die Schnelligkeit, mit der ich die Therapie festlege, hat auch einen praktischen Grund. Je schneller ich vorschlage, was zu tun ist, desto weniger Gelegenheit hat der Verstand, sich einzuschalten. Die Kraft, die kommt, bestimmt die Zeit.

Meistens besteht meine Therapie aus einer Gesprächssitzung, bei der ich auf den Ursprung der Krankheit schaue, die Person identifiziere, die dahintersteht, und mit dem Patienten das Ritual des *Ins-Herz-Nehmens* durchführe. Es ist eine ganz einfache Übung: Ich bitte den Patienten, beide Hände ans Herz zu legen und es sich dabei tatsächlich wie einen Beutel vorzustellen, der oben offen ist. Durch diese Öffnung legt man die betreffende Person behutsam und voller Liebe ins Herz hinein. Dann stelle ich ein Rezept für homöopathische Mittel oder Kräuter aus, die der Patient über die nächsten Wochen hinweg nehmen soll.

Und dann gibt es, nennen wir es banal Spritzentermine, wo sich der Patient seine Injektionen zur Selbstaktivierung der Heilkräfte holt. Ich habe das schon angesprochen, nur kurz zur Erinnerung: Grundsätzlich handelt es sich um Wasser und Eigenblut. Das Wasser ist angereichert mit homöopathischen Mitteln in Form gebündelter Energien verschiedener Substanzen. Und über das Blut verabreiche ich dazu geistige Medizin in Form von Bitten, die ich auf Seelenebene in die Blutbahn fließen lasse. Das ergibt einen mächtigen Cocktail an Heilkräften, den der Körper bis in jede Zelle hinein aufsaugen kann. Die Rückmeldungen meiner Patienten geben mir recht. Manche empfinden die Injektionen wie gewaltige Energieschübe, eine Art gesunder Energydrink, der der Seele Flügel verleiht.

Gerade in Zeiten eines Virus wie Corona, gegen die es anfangs keine Medikamente gibt, halte ich diesen Immunaufbau für essenziell. Noch dazu, wo uns bewusst sein muss, dass viral übertragene Krankheiten in Zukunft immer heftiger ausfallen werden. Statt ein Jahr auf den Impfstoff zu warten, halte ich es für sinnvoller, den Körper früh genug auf solche Virenangriffe vorzubereiten.

Ich mache das mit meinen Patienten grundsätzlich im Hinblick auf Grippe und Allergien: Aufbau der Abwehrkräfte mit maßgeschneiderter Homöopathie und Spritzen als Vorsichtsmaßnahme. Damit beginne ich zu Anfang der kalten Jahreszeit, bei den Älteren sogar schon Ende September. Ich habe achtzigjährige Patienten, die damit den ganzen Winter über gesund bleiben, und Allergiker, die den Birkenpollen die lange Nase zeigen.

Ich verwende die Energien von Heilpflanzen, und ich unterstütze besonders die Schleimhäute, die ich mit der Lunge, den Bronchien oder der Leber verbinde. Wichtig sind auch die Hormone der Nebennierenrinde, damit der Körper unaufhörlich und kraftvoll in Bewegung bleibt. Die Seele kann dann ohne Schwierigkeiten fließen und ohne Stau mit den Organen verbunden bleiben.

Ich bin übrigens kein Impfgegner, was die meisten Menschen annehmen. Man schätzt mich da oft falsch ein, später noch mehr dazu. Manchmal glaube ich überhaupt, die Leute vermuten, eine Frau in grünem Mantel mit langen weißen Haaren stehe mit einem Drachen hinter mir und flüstere mir meine Therapien ein. Aber noch verblüffter sind sie, wenn sie mir zufällig im Flur zur Praxis begegnen und mich mit einer Rolle Klopapier in der Hand sehen.

»Ist gerade ausgegangen«, sage ich, bevor noch wer auf andere Gedanken kommt.

»Was!?«, sagen die Augen der Patienten. »Darum kümmern Sie sich auch?«, sagt ihre Stimme.

Ja, das macht sie auch, die hochwangige Mongolin. *Dienen* ist ein so negativ besetztes Wort in unserer Gesellschaft, es wird fast immer mit *sich demütigen lassen* verwechselt.

Sie müssen wissen

Schamane sein heißt: Dein Körper gibt sich Gott dienend hin. Diese Kraft und Gabe gehört mir nicht, sie ist zu mir gekommen, ist mir gegeben, um sie den Menschen bedingungslos weiterzugeben. Dadurch wird man Heiler – und durch Demut.

Die beste Demutsübung ist das Verneigen. Eine völlig unbekannte Kunst im Westen, Kinder kennen oft nicht einmal das Wort. Dabei ist es eine so mächtige Übung, ich habe es schon angesprochen. Was ich Ihnen schuldig blieb, ist die praktische Ausführung.

Die schönste Art des Verneigens ist die vor den Eltern. Als sie noch lebten, bin ich deshalb einmal im Jahr in die Mongolei geflogen und habe auch meine Kinder mitgenommen, um ihnen das alte Ritual beizubringen. Durch Buddhismus und Kommunismus ist es auch in der Mongolei großenteils verloren gegangen.

Verneigen ist mehr, als den Oberkörper vorzubeugen. Bei der wirklichen, Heil bringenden Verbeugung legt man sich flach auf den Boden, der Länge nach, Gesicht nach unten. Immer wenn ich so vor meiner Mutter lag, dachte ich, wie schön es ist, sich vor so einer Person zu verneigen. Nach ihrem Tod habe ich mich vor ihrem Sarg ein letztes Mal verneigt und etwas Unglaubliches beobachtet: Ihre Gestalt ist länger geworden, sie hat sich im Sarg um ein paar Zentimeter ausgedehnt. Wie das im Alter und nach so vielen Kindern eben ist, waren ihre Gelenke über die Jahre geschrumpft, und nun im Tod entspannten sie sich. Vier Tage lang hatte sie davor im Kühlhaus gelegen, und trotzdem wuchs sie jetzt um ein ansehnliches Stück. Meine Kinder standen hinter mir und verfolgten das Wunder.

Verneigen ist dazu da, Segen zu bekommen. Segen heißt, die Eltern auf Seelenebene voll anzunehmen. Dadurch bist du frei von den beiden, dein Weg in die Zukunft steht dir offen. Wenn du die Eltern zum Teufel jagst, wirst du nie frei sein. Als Mensch bist du auch deine Eltern, und der Segen schützt dich vor Gefahren und lebensgefährlichen Krankheiten. In schamanischen Ländern geht man sogar so weit, dass man die

Leiche eines Menschen, der an einer traumatischen Verletzung starb, ganz besonders fürs Begräbnis vorbereitet. Erst wenn der Körper mit der Kunst eines Bildhauers vollkommen repariert ist, wird er beerdigt. Das soll verhindern, dass künftige Kinder mit Hirnschäden geboren werden oder Krankheiten in der Familie wiederkehren.

Frei sein hat auch mit dem Erwachsensein zu tun. Erwachsen bist du, wenn du deinen Eltern keine Vorwürfe mehr machst, wenn du nicht über ihnen stehst. Auch dabei hilft das Verneigen. Menschen, die vor der Mutter klein sein können, bekommen auch selten Bandscheibenprobleme. In Japan zum Beispiel hat man kaum Bandscheibenvorfälle.

Die Verneigung ist eine fantastische Therapie für die Bandscheiben. In dem halben Jahr, in dem ich bei einem Orthopäden gearbeitet habe, konnte ich die Zusammenhänge beobachten. Sind die Bandscheiben nicht in Ordnung, sind auch die Gelenke beeinträchtigt, insbesondere die Sprunggelenke, wo wichtige Kreuzungen der Meridiane für Nieren, Blase, Geschlechtsorgane, Milz, Magen, Leber und Galle sitzen. Es erkältet sich nicht nur das Gelenk selbst, sondern auch die damit verbundenen Organe. Apropos: Die Mode, die Turnschuhe ohne Socken vorschreibt, ist für die Sprunggelenke völlig kontraproduktiv. Es ist zu hoffen, dass dieser Trend einen möglichst kurzen Atem hat.

Verneigen, frei sein, erwachsen werden, das alles beginnt mit der Demut. Es ist eine anspruchsvolle Lektion, aber ungeheuer weitreichend in ihrer Wirkung.

Sie müssen wissen

Wenn du dich verneigen kannst, fängst du an zu danken. Wenn du danken kannst, dann kannst du lieben.

In Wahrheit wird das der Beginn der Heilung der ganzen Welt sein. Um die Eltern mit dieser Demut zu ehren und anzuerkennen, muss man sie allerdings kennen, denn sie müssen umgekehrt zu ihren Kindern stehen. Solange wir Samenbanken haben, kann das kaum gelingen. Doch die technologische Entwicklung ist auf ihrem Weg, daran wird sich nichts ändern. Es bleiben nur wieder die Mütter übrig. Sie können die Richtung drehen, die Heilung fängt mit ihnen an.

Früher bekamen die Mütter Hilfe und Ausbildung von den älteren, weisen, reifen Müttern. Diese Art Schule ist ziemlich verloren gegangen. Deshalb betreibe ich meine kleine Akademie für Mütter. In meinem Rahmen, mit meinen beiden Ordinationen (Praxen), mit diesem Buch. Über Großmütter kann ich immense heilende Arbeit für die Enkel oder Schwiegerkinder leisten. Ich habe schon oft daran gedacht,

Ordination für Mütter

auf mein Praxisschild zu schreiben.

Ich betreue zum Beispiel eine Mutter, deren Tochter schwerst drogenabhängig ist und zwei Töchter geboren hat, die Väter sind nicht bekannt. Die Vorgeschichte meiner Patientin erklärt viel. Sie war von einem Psychiater adoptiert worden, der verhinderte, dass sie ihren leiblichen Vater kennenlernte. Der Rattenschwanz an Folgen, den der Stiefvater damit auslöste, ist nun ihr Leben. Sie kümmert sich so aufopfernd um ihre süchtige Tochter und ihre Enkelinnen, dass ich ihr versprach, ihr voller Hingabe zu dienen, um es ihr ein bisschen einfacher zu machen.

Gleich unter das »Mütter-Praxisschild« könnte ich ein zweites hängen:

Heimat für verlorene Kinder,

denn mein Mann und ich unterstützen viele Kinder, deren Eltern nicht in der Lage sind, sie zu ernähren, und sie im Stich gelassen haben. Ein gutes Dutzend ist es jetzt, die meisten sagen »Oma« zu mir. Ich bin gern Oma, in der Mongolei haben wir noch einige junge Familien, denen wir zusätzlich helfen.

Und dann müsste ich außer den beiden noch ein drittes Schild anbringen:

Befreiung für Lastesel,

und zwar im Hinblick auf die vielen Kinder, die jemandem in der Familie die Bürde abnehmen und dafür eine Krankheit ertragen.

Für diese Menschen bin ich da – und für alle anderen, die mich als Ärztin, Schamanin und Heilerin brauchen. Ich kann das Schicksal nicht um hundertachtzig Grad wenden wie meine große tibetische Lehrerin, aber ich versuche, es leichter zu machen. Ich darf nicht immer eingreifen und kann nicht allen helfen. Meine Lehrerin sagte immer: »Du sagst, was du kannst, und du sagst, was du nicht kannst. Du machst keine falschen Heilversprechen.«

Daran habe ich mich gehalten. Wenn ich nach zwei, drei Sitzungen mit Patienten keine Fortschritte mache, bin ich die Falsche für sie. Dann komme ich nicht an diese Menschen heran und schicke sie zu einem anderen Therapeuten. Es kam noch nicht sehr oft vor, aber selbst wenn, wäre es der falsche Weg, sie trotzdem zu behalten. Je mehr du deine Patienten halten willst, desto mehr verlierst du an deiner heilenden Seele, deiner Kraft.

Sie müssen wissen

Als Therapeut musst man loslassen können. Vom Hochmut, immer heilen zu können, vom Zwang, immer heilen zu wollen, und letztlich auch vom existenziellen Druck, immer heilen zu müssen. Selbst wenn man zu diesem Beruf berufen ist.

Ich könnte morgen Wirtin werden. Ich bin schon jetzt so gern Hausfrau, die putzt und kocht. Oben schlafen, unten eine Gastwirtschaft, davon träumte ich oft. Essen, reden, Menschen umsorgen. Damit diente ich ihnen und mir. Auch damit würde ich überleben.

Noch ist es nicht so weit. Noch gibt es genug für mich zu tun. Und noch habe ich den schönsten Beruf der Welt. Ich verhelfe verlorenen Seelen zu ihrem Platz im Familiengefüge und mache damit andere gesund. Anders gesagt: Menschen kommen mit einer Krankheit zu mir und gehen mit einem lieben Menschen im Herzen nach Hause.

Meine Basis

Geburt, Leben, Tod

Heil ankommen, mit Freude leben, glücklich gehen

Meine Geburt war ein Tornado, erzählte mir meine Mutter oft. Es war, als hätte ich ein Beben in das Zimmer gebracht, in dem sie auf dem Geburtsbett lag. Niemand konnte es sich erklären, die Hebamme dachte, es ginge ein Zittern von meiner Mama aus, und rügte sie, was für eine Mutter sie sei, die wegen der Wehen so zittere. Doch Mama sagte: »Ich zittere nicht, weil es gar keine Schmerzen gibt.« Und dann meinte sie: »Vielleicht kommt hier kein Kind, sondern ein Tornado.«

Es gibt nur drei Wege ins Leben: Du gebärst, und beide überleben; du gebärst, und einer stirbt; du gebärst, und beide sterben. Wie immer es ausgehen wird, du kommst nicht darum herum. Die Geburt kann dir niemand abnehmen. Dafür gibt es keinen Deal. Keine Mutter kann sagen: »Ach, ich habe keine Lust zu gebären, es tut ja so weh. Kannst du das bitte für mich machen?«

Die Geburt kann man nicht abgeben, denn sie ist so viel mehr als die Stunden bis zu dem Moment, in dem das Baby den Kopf in die Welt steckt. Es geht nicht nur um den Beginn des Lebens, sondern auch darum, wie es verläuft. Und das betrifft das Kind ebenso wie die Mutter.

Meine Oma sagte mir schon sehr früh: »Du wirst diese Frau, deine Mutter, achten, lieben, ehren und bis zum Ende begleiten. Das ist Gottes Gesetz.«

Und sehr früh lernte ich auch, dass der Morgen immer eine Bedeutung für mich haben würde, weil ich im Morgengrauen geboren wurde. Für Nomaden ist es wichtig, morgens früh aufzustehen. Sie haben den besten Wecker der Welt dafür: das Licht der Sonne. Mit den ersten Strahlen, die in die Jurte fallen, bricht der Morgen an, den Gott uns jeden Tag als eine neue Gabe überreicht. *Üglöö*, heißt das auf Mongolisch. Ich kam an so einem Morgen wie ein Tornado in Mamas Schoß geweht, ohne jegliche Schmerzen, ohne jegliche Wehen empfing sie mich, ich schlüpfte lachend aus ihrem Bauch heraus.

»Du hast mir immer Freude bereitet«, sagte meine Mutter. »Bei der Geburt, im Aufwachsen, mit deinem Lachen, mit deinen Leistungen. Nur wenn du krank warst, hast du mir Angst gemacht, weil du dabei fast in den Tod gegangen bist. Ich hatte Angst, dich früh verlieren zu müssen.« Wie mein schamanischer Ururgroßvater gab auch sie mir den Rat, mich um meinen Körper zu kümmern, weil die Krankheiten bei mir immer so streng ausfielen.

Ansonsten war meine Mutter immer zuversichtlich. Nie hatte sie sich Sorgen gemacht, ob ich einen Mann abbekommen oder Kinder kriegen würde. Für mich war diese Zuversicht die Bestätigung, dass sie fühlte, wie sehr ich sie als Mutter mit Haut und Haaren angenommen habe. Ich bin nicht nur wie ein Tornado auf die Welt gekommen, ich kam heil an. »So bist du gekommen, so lebst du, und so wirst du wahrscheinlich auch gehen«, sagte meine Mutter. Das ist der höchste Segen, den eine Mutter ihrem Kind schenken kann.

Heil anzukommen ist in meiner Kultur generell ein hoher Wunsch. Wann immer jemand von daheim wegfährt, stehen die Kinder, Mütter und Ehefrauen mit Milch vor der Jurte und schicken ein Gebet nach oben an die kosmische Welt, auf dass alle guten Geister die Reisenden auf ihrem Weg begleiten und sie heil ankommen mögen. Diese Sätze habe ich oft gehört.

Das erste Heil-Ankommen bei der Geburt ist mit Schweiß und Schmerzen verbunden. Die Neugeborenen haben blaue Flecken und einen völlig verformten Kopf, sie sehen ganz nach dem unglaublichen Kampf aus, den sie gerade gewonnen haben. Ich selbst kenne das Gefühl auch von der Mutterseite, ich habe zwei Töchter zur Welt gebracht. Die Geburt meiner älteren war sehr schwer, wir wären beide fast gestorben, weil sie im Geburtskanal stecken geblieben war. Wenn so ein Kind dann lebendig an der Brust der Mutter liegt, ist das der Höhepunkt der Heilung. Meine jüngere ein Brocken von 4,2 Kilo und 60 Zentimeter lang, hätte aus der Sicht der Ärzte mit Kaiserschnitt geholt werden sollen; aber ich habe sie zu aller Überraschung allein geboren. Letztlich war es eine leichte Geburt.

Sie müssen wissen

Es ist die Seele, die hilft. Kaiserschnittkindern und ihren Müttern fehlt diese letzte Verbindung zueinander. Wenn die Mutter dabei ist, gibt es meistens leichtere Geburten. Wenn die eigene Mutter nicht dabei ist, kommt es häufiger zum Kaiserschnitt.

Die größte Gefährtin bei der Geburt ist die eigene Mutter. Sie nimmt ihren Enkel an, damit die Tochter ihr Kind annehmen kann. Meine Mutter stand mir bei beiden Geburten bei, besonders bei der zweiten. Sie war nicht körperlich bei mir, aber geistig so präsent, dass ich fühlte, wie ich an ihr hing und sie an mir. Nach meinem ersten Kind war sie Tag und Nacht für mich da. Sie war noch in Trauer um einen meiner früh verstorbenen Brüder, trotzdem kochte sie mir unsere spezielle Hühnersuppe, zeigte mir, wie ich die Brustwarzen säubern musste, damit keine harte Stelle entsteht. Sie sagte mir, wie ich meine Tochter baden, kleiden, schlafen legen sollte. Altbewährte Mutter-Kind-Schule eben. Würden wir uns wieder an sie erinnern, gäbe es weniger Brustkrebskandidatinnen, ich hab es schon angesprochen.

Bei den Nomaden ist rund um eine Geburt die gesamte Familie beschäftigt. Alles muss bedacht und in Ordnung sein. Die Männer kümmern sich draußen um gutes Fleisch, genug Holz. Die Frauen kochen, putzen und bereiten drinnen die Jurte vor. Die Großmutter mütterlicherseits sorgt dafür, dass gewisse Auraschichten aufgebaut sind, die Mutter und Kind während der neunundvierzig traditionellen Stilltage schützt.

Bei der Geburt geht es um Leben und Tod. Deshalb haben Frauen Erfahrung mit dem Tod, die Männer nicht haben. Frauen sehen den Vorhang vor der Tür zum Tod, sie gehen durch und wieder zurück. Die eigene Mutter hält ihnen dabei die Hand, sie hält sie am Leben fest, bis sie sicher wieder da sind. Die Geburt ist also der erfolgreichste Moment im Leben, für die Mutter und für das Kind. Die mongolischen Schamanen sagen: »Nach der Geburt ist nicht nur das Baby neugeboren, sondern auch die Mutter.«

Väter, Kaiserschnittmütter und deren Kinder werden das nie nachvollziehen können. Verstehen Sie mich bitte nicht falsch, ich will damit nicht sagen, dass sie es besser haben, weil sie diese grausamen Schmerzen nicht überstehen müssen. Ich meine, dass ihnen damit eine Erfahrung fehlt. Menschen, die bei der Geburt den Prozess von Leben und Tod erlebt haben, können das Leben mehr schätzen.

Dazu ist ein komplexer Gedankengang erforderlich. Die Strecke von der Geburt bis zur Todesstunde nennen wir das Leben. Jeder Mensch kommt auf diese Erde, um dem Leben zu dienen. Leben und Seele werden uns durch die Eltern gegeben, aber sie kommen von woanders her. Wir danken den Eltern, dass sie uns dieses Geschenk gemacht haben, aber dann gehört das Leben nur uns allein.

Durch die Seele sind wir mit dem Leben verbunden und umgekehrt. Das gilt für jeden von uns persönlich, aber es gilt auch für die große Seele, die uns alle verbindet. Seele und Leben können also ohneeinander nicht existieren. Das Leben nimmt uns an der Hand und führt uns mithilfe der Seele besonnen dorthin, wo es zum Wohle aller ist.

Durch die Seele bleibt das Leben in unserem Körper, mit jedem Atemzug. Das Leben ist also ein Hauch und flüchtig. Das Leben ist immer lebensgefährlich, es hängt stets am seidenen Faden. Es muss reifen, geliebt und geachtet werden. Das Leben ist da, um gelebt zu werden. Es ist wie in dem Ohrwurm einer Solosängerin des mongolischen Armee-Sinfonieorchesters *Amidralaa bi chamd hairtai*. Auf Deutsch heißt das: Leben, ich liebe dich.

Sie müssen wissen

Wenn wir das Leben lieben, dann liebt es uns auch. Wenn wir das Leben nicht lieben lernen, bleibt es nicht bei uns. Es liegt nicht in unserer Hand, das Leben festzuhalten. Im Gegenteil. Es ist das Leben, das uns auf der Erde festhält.

So wie niemand von uns gleich lange Finger hat, so ist es auch mit dem Leben. Unsere Finger sind nicht alle gleich lang, ebenso wenig wie die Jahre unserer Leben alle gleich gut sind. Halten Sie die Hand vor sich, und spreizen Sie die Finger, dann sehen Sie es vor sich. Zeigefinger: ein nicht ganz so schönes Jahr. Mittelfinger: ein richtig schönes Jahr. Ringfinger: ein schönes Jahr. Kleiner Finger: gar kein schönes Jahr. Vom kurzen Daumen-Jahr gar nicht zu reden. Aber wie immer dieses Leben auch beschaffen ist, um die Verbindung damit zu halten, brauchen wir die Seele.

Als Nomadin habe ich viel über das Leben gelernt. Immer wieder fällt mir dazu das Bild ein, wie wir hartes Leder weich gemacht haben, um dann alles daraus anfertigen zu können. Egal, ob für die Jurte, für den Sattel, für die Kleidung, für die Schuhe, zuerst musste das Material bearbeitet werden.

Das Leben muss gelebt werden, um alles damit anfangen zu können. Für die Grundbedürfnisse im Leben brauchen wir ein gutes Schlafzimmer mit einem guten Bett für einen guten Schlaf, zur Umgebung passende Ernährung und ebensolche Kleidung. Es sind die Eltern, die uns beibringen müssen, wie man dem Leben dient, obwohl sie es heute oft selbst nicht mehr wissen. Dem Leben dienen heißt nicht gefüllte Konten, Besitz und Vermögen. Dem Leben dienen heißt, es mit Freude zu leben.

Wenn man jeden Morgen aufsteht und gleich einmal denkt: »Wie schrecklich, schon wieder so ein furchtbarer Tag«, wird das Leben nicht so gern bleiben. »Freude« ist das Wort des Dienens. Lebensfreude bedeutet: Mit Freude dienen wir dem Leben, und mit Freude dient das Leben uns.

Das Leben ist vom Tod nicht zu trennen. Die beiden sind Freunde, und auch sie dienen sich gegenseitig. Leben und Schicksal ist dagegen zweierlei. Das Leben können wir beeinflussen, das Schicksal nicht. Es kommt, ohne uns zu fragen, ob es uns recht ist. Die Lebensdauer ist dabei von oben festgelegt. Dem einen Menschen teilt der hohe Geist sechs Jahre zu, ein anderer bekommt hundert. Heute ist es zunehmend seltener, dass das Leben genau den uns gegebenen Zeitabschnitt bei uns bleibt.

Sie müssen wissen

Die Lebensumstände sind gefährlich. Nicht für den Körper, sondern für das Leben.

Das ist nicht leicht zu verstehen, ich weiß. Ich versuche, es zu erklären. Allem voran: Mit dem Leben darf man nicht spielen, indem man zum Beispiel aus Langeweile Drogen ausprobiert. Hektik und Stress drängen das Leben in die Enge. Aber an sich braucht es keinen Urlaub, keine Pause, es ist ein Perpetuum mobile. Das Leben geht immer weiter, bloß an irgendeiner Haltestelle bleiben wir stehen und verlieren den Kontakt zu unserem Leben.

Diese Kontaktlosigkeit erschreckt das Leben ebenso wie ein Trauma, ein Schlaganfall, eine Chemotherapie, Operationen unter Vollnarkose oder auch eine Ehescheidung, insbesondere für die Kinder. Es weist einem dann gerade noch die Richtung, aber man kommt ihm nicht mehr nach. Hinterherzurennen endet oft im Burn-out, verliert man den Anschluss, entsteht Alzheimer. Das Leben zieht sich vor der Zeit zurück und lässt bloß noch den Körper als reine Hülle da. Sie können sich das als eine Kettenreaktion der Flucht vorstellen: Der Geist und das Leben verlassen den Körper, und sobald das Gehirn das mitbekommt, rennt es hinterdrein und haut ebenfalls ab. Diesen Folgezustand nennen wir *Demenz*.

Ein über Jahrhunderte weitergegebenes Bild, das ich von meinen Lehrern bekommen habe, beschreibt die drei Begriffe, auf die es ankommt am besten. Geburt, Tod, dazwischen das Leben, das nur aus einem Hinweg besteht. Am Ende ziehen wir den Körper aus wie einen Pyjama und springen nackt in ein herrliches Bett. Die Mutter wartet an der Tür zum Schlafzimmer, die Seele, unser treuer Führer, geht ihren ewigen Weg weiter.

Meine Fälle

Angst und ihre Folgen

Von der Furcht vor dem Leben bis zum Coronavirus

Die Patientin, nennen wir sie Traude, ist Beamtin und war Mitte dreißig, als sie mit Angstzuständen zu mir kam. Eigentlich müsste man sagen: mit einem einzigen Angstzustand. Denn sie fürchtete sich vor *allem*, selbst davor, aus dem Haus zu gehen. An ihrem Gesicht, das der Form nach wie das eines Babys aussah, konnte ich erkennen, dass sie ein verlorenes Kind war.

Ihre Geschichte passte zu meinem ersten Eindruck. Während ihre Mutter mit ihr schwanger war, hatte der Vater ein Burn-out und war nur knapp an einem Herzinfarkt vorbeigegangen. Der Vorfall löste bei ihrer Mutter eine ausufernde Angst aus, in die sie sich immer mehr hineinsteigerte. Sie hatte Angst um ihren Mann und um ihr Kind. Was, wenn sie Witwe wurde? Was, wenn sie mit dem kleinen Kind allein dastand? Was, wenn? Was, wenn? Was, wenn? Das Baby kam in einer Sturzgeburt zur Welt.

Kinder im Mutterbauch begreifen und sehen viel mehr, als wir glauben, weil die Seele im Mutterbauch die stärkste Aufnahmefähigkeit hat. Wenn sie merken, ich bringe nur Angst, ich bin eine Last und beschere meinen Eltern nichts als ein schweres Schicksal, kommt es oft zu einer Sturzgeburt. Das Kind macht selbst Dampf und drängt durch den Geburtskanal. Traude purzelte innerhalb von zwei Stunden in die Welt. Seither lebt sie nur in dem Gedanken, wie sie ihren Eltern die Angst nehmen kann. Sie hatte nie einen Freund gehabt und keine Partnerschaft. Obwohl sie im gebärfähigen Alter ist, kann sie Sexualität nicht aktiv leben.

Ich sagte ihr: »Du musst anfangen zu leben.«

Ich versetzte sie in eine leichte Trance, die sie in den Mutterbauch zurückbrachte, und ließ sie links und rechts von sich auf ihre Eltern schauen. Hier der Vater in seinem Burn-out, der Angst hatte, morgen an einem Herzinfarkt zu sterben; dort die Mutter, die sich voller Angst auf das Leben einer alleinerziehenden Mutter vorbereitete. Sie konnte die beiden sehen wie in einem Film.

Ich ließ Traude kurz so sitzen, konzentrierte mich sehr auf die Atmung und auf die Augen. Die Angst kroch ihr mit dieser typischen Röte vom Haaransatz herunter bis übers Dekolleté. Ich ziehe diese Menschen dann fest an mich und umarme und halte sie wie ein Baby, und langsam spürte ich auch bei Traude eine pulsierende Bewegung, als das Leben zurückkam.

»Mir ist plötzlich so heiß«, sagte sie, »ich habe Hitze noch nie so gefühlt, es ist herrlich warm.« Und im selben Atemzug: »Wann darf ich wiederkommen?« Wie viele meiner Patienten sagte sie nicht: Wann *muss* ich wiederkommen? Sondern: Wann *darf* ich?

Die Seele bewegt sich sehr langsam, deshalb gebe ich diesen Menschen mindestens zwei Monate Zeit, damit das Leben richtig hineinziehen kann – in die Organe, durch die Gefäße, in die Drüsen. Es muss frei fließen können. Das Wichtigste war, Traude die Angst zu nehmen, sie sei schuld an der Angst ihrer Eltern. War der Vater tatsächlich in Gefahr, einen Herzinfarkt zu bekommen? Vielleicht war er einfach nur überfordert. Mit Sicherheit waren es zwei Erwachsene, die damals Sex miteinander wollten und die wussten, dass dabei jederzeit ein Kind entstehen konnte. Zu dieser Verantwortung müssen nur die Eltern stehen, nicht das Kind.

In Traudes Fall ist das Kind 36 Jahre alt, aber nie erwachsen geworden. Sie war immer noch ein Kind, mit Schuldgefühlen und schlechtem Gewissen.

Was sagt uns dieser Fall?

So viele junge Menschen sind über achtzehn, aber auf der Seelenebene noch Babys, das ist eine Herausforderung für die Gesellschaft. Insbesondere in einer Zeit, in der es immer mehr alte Menschen geben wird und niemand weiß, wer die Renten zahlen soll. Es kommt eine schwierige Zukunft auf uns zu. Virenerkrankungen wie Covid-19 sollen uns wachrütteln, Ärzte, Lehrer, Eltern müssen daraus lernen. Die Chinesische Mauer hat vor dem mongolischen Sturm geschützt, aber gegen das Virus konnte sie nichts ausrichten. Sicherheit gibt es nicht, nicht generell und gegen ein Virus schon gar nicht.

Wir müssen am Immunsystem arbeiten und daran, dass jeder Mensch sich abgrenzen kann. Das geht über die Aura, das ist unsere einzige Abschirmung. Wir müssen die Aura zur Chinesischen Mauer machen, das ist vielleicht theatralisch, aber Fakt. Die acht Schichten sind nichts anderes als unsere Ahnen, die um uns herum sind und uns schützen. Vielleicht haben sie ja auch Erfahrung mit Viren, vielleicht ist einer an einem Virus gestorben und kann uns sagen, wie wir damit umgehen sollen.

Es muss uns bewusst sein, dass Viren auch etwas Lebendiges sind. Sie haben ihr eigenes Reich, ihre eigenen Gesetzmäßigkeiten. Wir brauchen uns nicht einzubilden, wir wären etwas Besseres. Wir stehen nicht über dem Virus, wir sollten etwas demütiger werden. Ja, das Virus kann uns ganz schön beuteln, es kann uns beherrschen und in die Knie zwingen.

Der Gehirnstoffwechsel muss intakt funktionieren, im Gehirn darf keine Angst sitzen. Gegen die Angst muss man vorher vorgehen, sonst löst sie noch mehr Krankheiten aus. Wir müssen lernen, mit der Angst zu leben, ebenso wie das Leben muss auch die Angst bewältigt werden.

Mich haben das meine Pferde gelehrt, sie waren die besten Dompteure der Angst. Wenn ich nach dem Schuljahr im Sommer wieder in die Steppe kam, konnte ich nicht mit ihnen umgehen, ich hatte Angst, und der musste ich mich stellen. Nach drei Tagen war ich so weit. Dann sagte ich den Pferden, was sie tun sollen, nicht sie mir. Stadtmenschen haben alle sehr große Angst.

Und doch sollte die Angst nie völlig weg sein, weil sie ein guter Führer ist. Wir brauchen sie. Sie warnte uns vor den Säbelzahntigern und nicht zuletzt davor, in wildesten Coronazeiten nach Shanghai zu fliegen und in den Einkaufsstraßen herumzubummeln.

Das Gesetz, das auf diesem Planeten herrscht, ist der Dualismus, das Gegenstück der Angst ist dabei der Mut. Aber diese Verwandlung schafft man kaum mit einem Schritt, deshalb mache ich den Umweg über die Wut. Sie ist ein enormes Energiepotenzial und eine große Kraft, die in jedem von uns steckt, meistens schon von Kindheit an. Kinder haben Tonnen von Wut in sich, die sich gut in Mut umwandeln lässt. Oft wird dieser Prozess schon sehr früh von den Müttern in Gang gesetzt. Bei Mädchen geht das verbal, als Mutprobe; Buben machen sich eher kämpferisch Luft.

Ich nutze diese Ressource gern bei Erwachsenen, die Kinder geblieben sind, ich reize sie zur Wut. Zum Beispiel nehme ich den Vater, der sie geschlagen hat, ins Herz und erkläre dazu noch, dass er eigentlich eine arme Seele ist, krank und ohne Hilfe, weil kein Psychiater erkannte, dass schon er seinerseits vom Großvater geschlagen wurde. Was ja auch alles stimmt. Mit jedem Wort werden die Patienten wütender auf mich, weil ich die Bestie, die ihnen so viel angetan hat, verteidige und herze. Ich kann damit nicht heilen, das muss der Patient schon selbst machen, aber wieder ist eine Stufe zur Heilung gewonnen. Bei Kindern geht das gut.

Bei Traude musste ich anders vorgehen. Sie musste ihren Eltern entgegentreten und ihnen mit Mut, Diplomatie und Achtung sagen: »Macht euch nicht ständig Sorgen um mich, beschäftigt euch miteinander, ohne mich zu erwürgen. Mein Leben gehört mir, ich danke euch dafür, aber nun komme ich allein zurecht.«

Einem Patienten wie Traude würde ich nie eine Akupunktur vorschlagen, sie hätte zu viel Angst vor dem Schmerz. Sie wurde die Angst schließlich los, aber sie wusste lange nicht, wo sie sie lassen konnte.

»Lass sie bei mir«, sagte ich, »hier in diesem Raum, ich wandle sie um und gebe sie dir als Mut zurück.«

Sie war glücklich. Die Wärme, die sie nun wieder spüren konnte, ist ihre Kraft, sie wird einen Partner finden und in Freude mit ihm leben.

Die Grundvoraussetzung dafür ist die Fülle im Herzen, das Gegenteil der Depression, jenes Zustands, bei dem das Herz leer ist. Man weiß es, ist aber nicht fähig, es zu ändern. Es ist, als wäre der Brustkorb ein Ofen, man macht Feuer, aber es brennt nicht.

Für das Feuer im Ofen des Herzens, das ein Leben lang am meisten wärmt, brauchen wir sechs Holzscheite, die für unsere zwei Eltern und vier Großeltern stehen. Wenn wir ihnen keinen Platz im Herzen geben, haben wir keine Chance auf das Feuer des Lebens. Mit einem Stück Holz kannst du kein Feuer machen, hat mir meine Oma schon als Kind beigebracht, es müssen immer zwei über Kreuz liegen. So etwas lernt man heute nicht mehr, heute dreht man den Induktionsherd auf.

Nichts gegen Induktionsherde, was ich damit sagen will, ist: Es fehlt uns der Bezug zum Elementaren.

Das beste Feuer in der Natur kommt übrigens vom Dung wild laufender Pferde, an diesen Geruch und diese Flammen kommt nichts heran. Wissenschaftler haben außerdem festgestellt, dass dort viele Heilmittel gegen Allergien enthalten sind, die in der Steppe tatsächlich nicht vorkommen. Nomaden halten das Feuer überhaupt für das beste Reinigungsmittel auf energetischer Ebene. Bei den Burjaten tanzen die Familien zu wunderschöner Musik um die Flammen herum.

Depressionen fußen auf der Angst. Der erste Schritt, sich der Angst zu stellen, ist, sie zu beschreiben. Viele können das nicht, weil sie Angst vor dieser Angst haben. Und dazu noch die Angst vor den Folgen. Über das Gespenst zu reden ist tatsächlich in unserer Gesellschaft nicht ganz ungefährlich. Die Angst, ausgeschlossen zu werden oder den Job zu verlieren, ist nicht völlig aus der Luft gegriffen und wird von den Medien brav geschürt. Also gesellt sich zu dem Stress noch mehr Angst dazu. Mittlerweile äst schon eine ganze Herde ängstlicher Lämmchen auf dem Boden eines angeschlagenen Gemüts, der so viel Futter für noch mehr Angst bietet, dass sich die Tierchen zu Monstern auswachsen. Schon ohne ein Virus, das weltweit die Angst befeuert, hat man das Gefühl, verrückt zu werden. Ich konnte das schon oft bei meinen Patienten beobachten. Wenn ich es anspreche, laufen die einen rot an, die anderen sind erleichtert.

Ich bin eine der wenigen unter den Therapeuten, die gerade diese Verrückten liebt und ihnen Platz gibt. Ich höre ihnen zu, von Mensch zu Mensch, ich umarme sie geistig, halte ihre Füße fest, halte sie fest. Sie fühlen sich sicher bei mir. Im Grunde reden wir hier von Lebensangst. Die Angst vor dem Leben birgt den Keim zur Depression.

Recht sichere Adressaten sind dabei Frauen nach der Entbindung. Der erste Weg in die Depression sind traumatische und schwierige Geburten. Jede Frau, die natürlich gebärt, gibt während der stunden- oder tagelangen Wehen ihrem Kind das letzte Stück Lebenskraft, das sie hat. Danach ist sie leer, und der Tank muss wieder gefüllt werden, damit die Mutter das Kind mit der Seele und voller Freude annehmen kann. Ist die Mutter durch Narkose abwesend, funktioniert das nicht mehr, woraufhin dann auch die Kinder weder Mutter noch Vater ganz annehmen können. Und schon haben sich die Weichen für alle in Richtung Depression oder Burn-out gestellt. Kaiserschnittmütter können die Depression ihrer Kinder dann auch später nicht erkennen, weil der fühlende Faden ihrer Verbindung über die Seele und die Aura abgerissen ist.

Bei der Geburt sind wir animalisch, in Wahrheit sind wir Menschen sogar schlechter dran als eine Kuh oder ein Schaf. Ich habe so viele Tiere gebären gesehen, da gibt es nicht viel Unterschied. Das Kind muss zur Mutter bewegt werden, ich habe schon erzählt, wie das die Nomaden machen, Sie sehen, wie die Dinge ineinander zahnen. Gelingt diese Hinbewegung nicht, ist das der erste Same der Angst.

Die Antwort der konventionellen Medizin sind Antidepressiva, aber sie sind keine Therapie gegen die Angst. Am Hahn, den man drehen muss, um den leeren Tank wieder aufzufüllen, sitzt allein die eigene Mutter. Nur sie ist dazu fähig, gegen die Leere anzukommen.

Ich bin wirklich keine Männerfeindin, ganz im Gegenteil. Ich diene nur einem, meinem Ehemann, aber ich liebe alle Männer. Doch Männer sind von Geschlechts wegen nicht die richtigen Tankwarte an den Zapfsäulen der Seelenenergie. Ein Mann kann von einer Wochenbettdepression einfach keine

Ahnung haben, ebenso wenig, wie nur Frauen wissen können, wie sich eine Penetration anfühlt.

Die Männer kommen wieder dann ins Spiel, wenn es darum geht, die Nieren der Mutter mit Kraft zu füllen. Dann ist ihre ganze Fürsorge und Liebe gefragt. Und ihre Fähigkeit, Mut zu machen. Nur der Mut heilt die Angst. Ich mache besonders den jungen Männern Mut. Ihr seid der Grund des Lebensmutes, versichere ich ihnen, lasst euch bloß nicht einschüchtern, vor allem nicht von den Genderthemen.

Ich will niemandem auf die Füße treten, und ich bin wirklich keine Frauenfeindin, ganz im Gegenteil. Der Frauenwelttag ist jedes Jahr ein großer Tag für meine gesamte Familie. Nicht nur mit dem Hintergrund meiner Herkunft halte ich Frauen wie Rosa Luxemburg oder Lenins Frau Nadeschda Krupskaja für ganz herausragende Frauen, die unglaublich viel für die Selbstständigkeit der Frauen getan haben. Trotzdem kann ich nicht ganz mit bei der Genderthematik. Für mich ist nicht daran zu rütteln, dass Mann und Frau nicht nur völlig unterschiedliche Wesen sind, sondern auch völlig unterschiedliche Aufgaben haben. Miteinander sind sie eine Einheit. Und ein Bollwerk gegen die Angst.

Was heißt das für Sie?

- Begegnen Sie der Angst mit Mut.
- Nutzen Sie Wut, und wandeln Sie sie um zu Mut. Sie hilft gegen die Angst und gegen die Depression.
- Unterkühlung kann die Viren anziehen. Gehen Sie weniger nach der Mode, sondern nach dem Wetter.
- Lernen Sie, mit den Viren zu leben, auch wenn es nicht staatlich verordnet ist: Verwenden Sie Kopfbedeckung plus Halstuch, tragen Sie Handschuhe in öffentlichen Verkehrs-

mitteln. Bleiben Sie beim ersten Anzeichen von Krankheit daheim.

- Turnschuhe ohne Socken lassen die Steuerungen ungeschützt, die für Nieren und blutbildende Organe wichtig sind.
- Passen Sie Ihre Ernährung den Umständen an. In nasskalten Zeiten braucht das Immunsystem eher nahrhafte Eintöpfe statt ausschließlich vegane Kost.
- Besonders die Schleimhäute müssen gut durchblutet sein. Sie sind ein ebenso großes Organ wie die Haut, die wir weit mehr pflegen.
- Atmen Sie bewusst und meditativ in die Schleimhäute hinein.
- Verwenden Sie wenige chemisch aggressive Waschmittel.
- Nehmen Sie sanfte Dampfbäder zum Inhalieren.
- Verwenden Sie gute, bewusst ausgesuchte homöopathische Mittel.
- Schlafen sie gut und viel. Durch- und ausschlafen ist sehr heilsam.
- Machen Sie Spaziergänge an der frischen Luft.
- Durchlüften Sie die Räume, und halten Sie die Luft feucht.
- Meeresluft ist gut für die Schleimhäute, stundenlange pralle Sonne nicht. Gehen Sie alle dreißig Minuten ins Wasser und wieder heraus.
- Schauen Sie bei einem grippalen Infekt als Erstes auf Ihren inneren Zustand. Sind Sie ständig abgespannt und schlaflos und versuchen Sie, das am Wochenende mit ausgelassenem Feiern und wechselnden Partnerschaften auszugleichen, ist das nicht der Schutz, den Sie brauchen.
- Gute Sexualität mit einem liebenden Partner ist die beste Immunabwehr, die es gibt.

Plötzliche Depression

Wenn Kinder die Last der Eltern tragen

Der junge Mann, nennen wir ihn Gregor, war 21, unglaublich hübsch, groß, durchtrainiert. Als ich ihn begrüßte, merkte ich, dass er eiskalte Hände hatte. Weiß und eiskalt, und das bei herrlichem Wetter und 30 Grad.

Es war die Mutter, die ihn zu mir brachte. Er hatte eine Odyssee an Arztbesuchen hinter sich, zuletzt hatte man ihm empfohlen, zu einem Psychiater zu gehen. Sein Leben hatte sich quasi über Nacht geändert. Eines Morgens beim Aufstehen fühlte er sich nicht mehr wie er selbst. Er war ein anderer geworden, wie er sagte. Er kam nicht mehr aus dem Bett und hatte kaum Appetit. Vorher war er ein guter Schüler gewesen, er hatte eine Freundin, trieb viel Sport, aber plötzlich wollte er nur noch schlafen.

Bei der Untersuchung stellte ich fest, dass er tatsächlich keinen Antrieb mehr hatte. Keine Lust zu irgendetwas, keine Lust aufs Leben, sogar an Selbstmord hatte er schon gedacht. Ein bisschen essen, gleich wieder hinlegen, die Symptome sind klassisch. Wenn man sie hört, denkt heute jeder sofort: typisch, eine Depression. Und im nächsten Gedanken ist man auch schon bei Antidepressiva.

Aber es ist nicht immer eine Depression. Ich unterhielt mich lange mit dem jungen Mann. Er war intelligent, ein toller Junge. Bei einer Sitzung erkannte ich, dass sein Thema mit dem Vater zu tun hatte. Ich schlug vor, dass er das nächste Mal mit ihm kommen sollte, ohne die Mutter.

Die beiden kamen. Meine Zahlencheck machte mich auf ein Ereignis vor drei, dreieinhalb Jahren aufmerksam, ich fragte, was damals passiert war. Sein Sohn habe aufgehört, Sport zu machen, sagte der Vater. Nein, sagte der Junge, er habe keinen Sport mehr machen können, weil er dafür keine Kraft mehr gehabt hatte. Das war ein feiner Unterschied. Der Vater beharrte auf seiner Sicht. Es ging eine Zeit lang hin und her zwischen den beiden, bis der der junge Mann links auf den Boden, dann links nach oben schaute, sich zum Vater drehte und ganz leise sagte: »Warst das nicht du, Papa, du mit der Frau?«

Es klang nicht wie eine Frage, und es war auch keine, der Junge wusste es aus den SMS-Verlauf seines Vaters. Aus einem Gefühl heraus hatte er dessen Handy genommen und gelesen, dass er ein Verhältnis mit einer anderen Frau hatte. In dem Moment fingen meine Hände an zu zittern, und ich dachte kurz, was auch der Junge dachte: Was wird aus der Mama, wenn sie das erfährt?

Vorerst galt die größte Sorge allerdings dem Jungen. Ihn machte die Angst um seine Mutter krank. Seine Entdeckung war wie ein Schock für ihn gewesen, das Leben floss geradezu aus ihm heraus. Von der ersten zur zweiten Sitzung bei mir hatte sich praktisch nichts geändert. Er hatte Blut im Stuhl, Bauchschmerzen und Darmbeschwerden, sogenannte Kolitis.

Der Grund dafür war: Er befürchtete, dass die Affäre seiner Mutter das Herz brechen und sie sterben könnte. Dass sie Depressionen oder einen Herzinfarkt bekommen oder sich womöglich das Leben nehmen könnte. Seine Symptome waren die stumme Bitte: Mama, geh nicht! Lieber gehe ich.

Es war der größte Fehler seines Lebens gewesen, das Handy des Vaters zu durchsuchen, denn in diesem Moment war er auf eine Art gestorben. Seine geliebte Mutter, verlassen, verletzt, betrogen, und er konnte nichts für sie tun. Der Hass, der da in ihm aufkam, äußerte sich in starkem Bartwuchs.

Mit dem Vater-Sohn-Termin waren wir auf dem richtigen Weg, und langsam kamen die Dinge ins Rollen. Der Vater sprach mit seiner Frau. Es sei keine Liebe gewesen, *nur* eine Bettgeschichte. Ich weiß nicht, wie es ihr bei diesem Geständnis gegangen war, aber ich wagte es, bei allem Respekt vor ihm, frech zu werden, und zwar im Namen beider beteiligter Frauen: Wie könne man so mit Frauen umgehen, sie wechseln wie Bettwäsche? Manchmal, das hat mich die Erfahrung gelehrt, muss man auch streng sein mit den Menschen und sehr direkt.

Jedenfalls kamen die Eheleute wieder zusammen. Sie versöhnten sich, und alles sollte gut sein. War es aber nicht. Ihrem Sohn ging es auch danach nicht besser, er war immer noch ohne Antrieb und lustlos.

Lustlos. Das war wie mein Stichwort für die Frage: »Was hätte deine Mutter deiner Meinung nach machen sollen, nachdem sie von der Affäre erfahren hatte?«

Er zuckte die Schultern. Ich schaute zu seinem Vater.

»Wenn ich deine Mutter wäre«, sagte ich, »dann hätte ich euch Kinder als Erstes beruhigt, dann hätte ich dir die Leviten gelesen, weil du die Privatsphäre deines Vaters verletzt hast, indem du in sein Handy geschaut hast, und dann hätte ich deinen Vater vor die Tür gesetzt und von innen abgeschlossen.«

In dem Moment wurde der Junge rot, von der Stirn abwärts ein sattes, gesundes Rot – und ein riesengroßes Lächeln breitete sich auf seinem Gesicht aus. Ich machte wieder eine Pulsdiagnose, das ist essenziell bei solchen Geschichten, und tatsächlich fing es richtig an zu pulsieren. Durch die Rötung, die Durchblutung ist das Leben zu ihm zurückgekehrt.

Man darf das jetzt nicht so verstehen, dass der Sohn den Vater hätte loswerden wollen, und damit wäre es ihm besser gegangen. Er hat ihn auch nicht gehasst. Er hat sich nur innerlich gewünscht, die Mutter würde etwas tun, um ihre Würde zu wahren. Das war es, was er ihr mit seinen Symptomen zeigen wollte. Instinktiv hatte ich den richtigen Punkt getroffen. Er wollte, dass seine Mama sich auf die Füße stellt und ihrem Mann sagt: »Wenn du mich und unsere beiden Jungs betrügst, dann bist du ein Schuft, und so einen will ich nicht im Haus haben. Also verschwinde!«

Um die Sache für alle zu einem guten Ende zu bringen, war es für den Jungen nötig, seine Grenze zu ziehen. Ich sagte ihm die Worte vor, er sprach sie nach: »Egal, was alles passiert ist, eure Ehe ist mir heilig, aber eure Beziehung als Mann und Frau lasse ich bei euch, die geht uns Kinder nichts an.«

Nach der Sitzung hat er sich fröhlich verabschiedet, als ich seine Hand zum Abschied nahm, war sie lauwarm.

Was sagt uns dieser Fall?

Fast jeder zweite, dritte junge Mensch hat ähnliche Symptome. Sie sind Ausdruck der Angst um einen Elternteil. Wenn die Seele verletzt ist, wird der Körper krank.

Betrug, Verletzung, Trennung, Scheidung. In alles, was zwischen den Eltern schiefläuft, sind die Kinder involviert. Die Probleme von ihnen fernzuhalten ist schlicht nicht möglich, auch wenn man es noch so sehr versucht. Kinder sind feinfühlig. Selbst wenn sie nie einen Streit mit anhören, sie fühlen, was los ist.

Beziehungsschwierigkeiten der Eltern haben ernste Folgen. Oft sind sie der Grund für Colitis oder sogar unheilbaren Morbus Crohn. Verdauungsprobleme im weitesten Sinn. Die Kinder haben es schwer, das Erlebte zu verdauen.

Erkennt man in einer Familie den Ursprung der Symptome, gibt es eigentlich nur einen Weg: Man muss die Kinder von der Bürde, die sie auf sich genommen haben, befreien. In meiner Sprache heißt das: segnend loslassen.

Genau das habe ich auch dem Vater meines jungen Patienten gesagt. Der Junge wollte studieren, dazu muss er frei sein.

Er muss das Haus mit dem Segen des Vaters verlassen, damit er leben kann. Sein Fremdgehen musste der Vater mit der Mutter selbst ausmachen oder sich von ihr trennen.

Ich dankte dem Vater, dass er mitgekommen war und dass er sich meine Standpauke angehört hatte. Er hatte sich einiges sagen lassen müssen von mir, aber damit, das versicherte ich ihm, viel für seinen Sohn getan. Er war tatsächlich ein bisschen schockiert gewesen, aber am Ende hatte er es verstanden. Die paar Minuten, die die Leute bei mir sind, sind oft wirklich hart. Wenn es sein muss, bin ich ganz schön ekelhaft.

Innerlich dankte ich auch der Mutter, dass sie so mutig an die Sache herangegangen war. Solche Mütter brauchen wir. Sie stellte sich dem Problem und rettete den Jungen, mehr noch, sie holte ihn zurück. Sie versuchte, das Richtige zu tun. Mit dem Kopf hatte sie dem Vater verziehen und den Jungen zu mir gebracht. Nur wusste sie nicht, dass die Seele nicht verzeiht.

Diese Last nehmen die Kinder auf sich. Stellvertretend für die Mutter. Es kann auch die Tante, der Onkel oder ein anderer Verwandter sein, deren Schicksal die Kinder tragen. Das versuche ich zu verhindern.

Viele Menschen wissen nicht, was Leben ist. Leben und Seele sind untrennbar miteinander verbunden. Besonders Eltern müssten das fühlen können. Sie sollten erkennen, ob das Leben in einem Menschen fließt oder außen, neben ihm, stillsteht.

Körperliche Beschwerden oder psychische Niedergeschlagenheit sind ein Zeichen dafür. Das ist nichts, was man als Depression abtun und mit Pillen in Ordnung bringen kann. Wir haben hoch technisierte Forschung, die wunderbare Mittel entwickelt, aber nur Medikamente einzusetzen ist zu wenig. Ohne unsere Fühler, die uns spüren lassen, wo und wie das Leben und die Seele fließen, kann man niemandem helfen. Das ist die wahre Mangelware in der Medizin.

Was heißt das für Sie?

- Mein Appell an die Mütter ist: Lernt, eure Fühler einzusetzen. Spürt, was eure Kinder brauchen. Fühlen ist mehr als Verstehen.
- Mein Appell an die Eltern ist: Passt auf eure Kinder auf. Belastet sie nicht mit euren eigenen Problemen. Reagieren die Kinder mit Krankheit, ist das ein Zeichen dafür, dass sie eure Last tragen.
- Gehen Sie respektvoll miteinander um. Die Familie besteht aus den Menschen, die Ihnen am nächsten stehen. Sie verdienen Ihre Achtung am meisten.
- Selbst eine »einfache Bettgeschichte« ist für Ihre Familie Betrug. Sie kann die Seelen mehrerer Generationen verletzen
- Alles, was Sie tun, hat Auswirkungen auf das Leben anderer. Nach einer Scheidung, ob sie nun in aller Freundschaft oder mit einem Rosenkrieg vollzogen wurde, sollten Sie nach gewisser Zeit mit der Hilfe von jemandem, der wie ich berufen ist, darangehen, mit Ihren Kindern wieder eins zu werden. Sie sind zwar keine Familie mehr im rechtlichen Sinn, aber Sie bleiben Eltern und Kinder. Auch wenn die Ehe getrennt bleibt, kann die Elternschaft jetzt geheilt werden.

Rheuma, Ausdruck von Kummer und Gram

Wenn die Seele leidet, schmerzt der Körper

Meine Patientin, nennen wir sie Asha, war 46 Jahre alt, eine Asiatin, geboren in eine Welt, in der Frauen nicht viel zählen. Die Familie, aus der sie stammt, war wirtschaftlich nicht gut gestellt und kinderreich. Sie war eine von vielen. Für Mädchen aus diesen Ländern führt der Weg in eine bessere Zukunft fast nur über eine Heirat. Eine gute Partie zu machen, am besten einen Europäer, ist eine verbreitete Hoffnung. In der Mongolei wünscht sich das jedes dritte Mädchen, bei uns heißt das: einen Langnasen heiraten. Wir meinen das rein physiognomisch, im Gegensatz zu unseren sind europäische Nasen unbestreitbar länger.

Asha fand tatsächlich einen Ehemann und bekam zwei Kinder. Sicherheit bekam sie nicht. Ihr Mann schlug sie, die Ehe war kein sicherer Hafen, nicht körperlich und seelisch schon gar nicht. Sie schilderte mir, wie sie misshandelt wurde. Grausame Szenen, die dieses zierliche, schöne Wesen über die Jahre erduldet hatte, weil sie mit ihrem Hintergrund aus Armut und Elend dachte, sie müsse alles aushalten.

Zu mir kam Asha mit Rheuma, aber das wusste sie noch nicht. Sie klagte vorerst nur über Unbeweglichkeit. Sie konnte ihre Gelenke kaum noch rühren, sich nicht mehr selbst versorgen, nicht mehr arbeiten gehen.

Diese Unbeweglichkeit ist eines der Symptome, die in den Wechseljahren hochkommen. Wie die Pubertät ist diese Zeit ab vierzig, fünfzig eine Phase, in welcher der weibliche Organismus sozusagen seine Mülleimer entleert und an die Oberfläche bringt, was bis dahin im Körper verborgen war. Es zeigt sich in Form von Schmerzen. Rheuma ist dabei der Ausdruck von Kummer und Gram.

Asha hatte immer gehofft, sich scheiden zu lassen, das würde sie von ihren Beschwerden befreien. Damit, dachte sie, würden ihre Schmerzen verfliegen. So einfach ist das aber nicht. Bei einem Mann, der ihr solches Leid verursacht hatte, würde Asha erst im Jenseits wirklich frei sein, genauso wie er. Die einzig mögliche Heilung bei Rheuma ist es, nicht in Schmerzen, sondern in Liebe verbunden zu sein. Keine leichte Übung, wenn man derart verletzt wurde.

Bei unserem ersten Gespräch ein, zwei Jahre zuvor hatte Asha das alles nicht hören wollen. Jetzt lag auch von schulmedizinischer Seite ein rheumatologisches Blutbild vor, in dem die Faktoren für Rheuma sehr hoch sind. Die Ärzte schlugen eine der Chemotherapie ähnliche Behandlung vor. Ein Schock für Asha. Aber oft ist Angst ein guter Motor, der uns antreibt, etwas zu tun, und uns aus der Wartestarre reißt. Sie kam wieder zu mir, und diesmal setzte sie sich mit dem schamanischen Ansatz auseinander und ließ sich darauf ein. Die Heilung bestand darin, ihren Mann mit seiner mörderischen Wut ins Herz zu schließen und mit ihm verbunden zu sein. Über die Liebe zu ihren Kindern konnte das gelingen.

Heilung kommt wie durch ein Tor. Und das muss erst geöffnet werden, damit sie eintreten kann. Dieses Tor aufzustoßen kostet Kraft. Indem Asha zustimmte, sich in Liebe mit dem psychisch kranken Menschen zu verbinden, der ihr so viel angetan hatte, gelang es ihr. Ich fühlte mich in sie hinein und nahm diesen grausamen Mann in mein Herz. Ich zeigte es ihr vor, sie konnte es dankbar annehmen und ihren Mann ebenfalls ins Herz schließen. Sie zitterte und weinte, während sie ihn dort verweilen ließ. Aber nach einer Zeit konnte sie ihn freigeben, ohne Hass und ohne Wut. Und mit ihm ging auch der Schmerz.

Der Prozess, der dahintersteht, ist mehr als Vergebung. Es ist eine Art des Geraderückens, eine Umleitung und vor allem eine Anerkennung. Sie musste ertragen, was er ihr angetan hatte. Nun ging es darum, dass der Mann das Leid, das er ihr zugefügt hatte, auf sich nahm. Er hatte es zu ertragen, nicht sie. Der Schmerz muss mit der Achtung und Liebe zu dem Ehemann und Vater zu ihm zurückfließen dürfen. Schmerz ist immer gestaute Liebe. Der Anfang aller Heilung ist, dass die Liebe, in einer anderen Art, wieder fließen kann.

Ich bin mir sicher, dass sie eines Tages von der Krankheit geheilt sein wird. Ich helfe, indem ich Energien umsetze. Ich versuche, die enorme Energie der Schmerzen aus gewaltiger, gestauter Liebe in reine Liebe umzuwandeln. Wie bei einem Stausee breche ich den Damm und lasse die Energie wieder fließen. Die Liebe ist eine starke Heilkraft, aber sie muss im Fluss sein. Das gilt nicht nur für die Liebe zu anderen, es beginnt bei einem selbst. Sich selbst gegenüber wohlwollend zu sein ist ein mächtiger Schutz.

Im Fall Asha bedeutete das, mich in ihre Rheumaschmerzen hineinzufühlen und mich ihr hinzugeben. Sie war eine sehr empfindsame Frau, vielleicht durch ihre Herkunft und ihre Erfahrungen. Geschlagen hatte ihr Vater ihre Mama nie, er war nur arm und hatte viele Kinder zu ernähren und großzuziehen. Ich half ihr, das mit dem Herzen zu sehen. Denn mit seiner Mühe für die Familie, sagte ich, sei er der größte und reichste Mann auf dieser Erde.

Ich riet ihr, in ihre Heimat zurückzugehen, um ihre alten Eltern zu besuchen und ihnen von ihren Schmerzen zu erzählen. Vielleicht könne ihr Vater sie dann doch noch annehmen und ihre Wunden streicheln. Gerade für sie wäre das besonders wichtig, weil sie schon von Kind auf lernen musste, als Mädchen wertlos zu sein.

Am Ende der Sitzung stand Asha auf. Dieselbe Frau, die vorher so steif war, dass sie aus dem Sitzen kaum aufkam, erhob sich mit einer Leichtigkeit, die sie seit Jahren nicht mehr gespürt hatte. Sie bedankte sich bei mir, und etwas später fuhr sie für drei Wochen nach Hause.

Was sagt uns dieser Fall?

Zwischen vierzig und fünfzig kommt eine Frau in die Wechseljahre. In der Schweiz hat man ein Wort dafür, das mir besser gefällt, man nennt es »Abänderung«. Denn der Körper verändert sich, vergangene, unbemerkte Beschwerden zeigen sich. Eine davon ist Rheuma.

Jeder hat sein eigenes Rheuma zu tragen, jeder Fall ist anders. Viele Menschen haben oft lange Zeit Probleme mit den Gelenken, wehren sich aber dagegen, es als Rheuma anzuerkennen. Sie ignorieren es oder leugnen es ganz. Stellt man sich die Krankheit als Wesen vor, hat es viele verschiedene Gesichter und Ausprägungen. Sieht man es organbezogen, kann es Knorpel, Gelenke, Knochen, Muskeln und die Seele treffen. Aber die Seele bleibt immer gesund und immun.

Das häufigste Rheuma, das oft gar nicht festzustellen und meistens nicht heilbar ist, sitzt in den Bandscheiben. Ein extrem sensibles geistiges Organ. Diese mit Flüssigkeit gefüllten Kissen müssen geschmeidig bleiben. Haben sie Zacken, piksen sie ins Kissen, und das kann bis zum Knochenmark gehen. Will man Rheuma heilen, muss man immer die Bandscheiben, das Rückenmark, das Hirn und die Seelenanteile mit einbeziehen. Sonst kann man nicht helfen.

In China oder der Mongolei bedeutet Rheuma *fremder Wind, der unter die Haut hineingeschlichen ist*. Das trifft die

Wahrheit am besten. Es ist der schmerzliche Wind aus Wut, Kampf, Verletzung, Übersäuerung. Wie bei Asha können das seelische Schmerzen nach schlimmen Erfahrungen sein, die als Wind in die Gelenke gingen.

Es braucht bei Rheuma lange, um wieder einen Antrieb zu finden, um überhaupt aufzustehen. Alles tut weh, die Schmerzen sind gewaltig. Deshalb ist Rheuma auch ein sehr großer volkswirtschaftlicher Faktor. Rheumatiker fallen oft bei der Arbeit aus, weil sie einfach nicht in die Gänge kommen. Sie müssen medikamentös behandelt werden, aber das mildert die Schmerzen bloß, die Steifigkeit bleibt. Wenn jede Freude im Leben fehlt, sind die Menschen nicht leistungsfähig. Und wenn sie nicht leistungsfähig sind, fehlt ihnen die Freude im Leben. Ein Teufelskreis, aus dem man schwer herauskommt.

Was heißt das für Sie?

- In der Pubertät und in den Wechseljahren kommt Aufgestautes hoch. Die seelischen und psychischen Mülleimer werden entleert. In der Zeit gilt es, besonders genau hinzuschauen, um die Ursachen zu erkennen.
- Leugnen Sie die Krankheit nicht, hinterfragen Sie sie. Das ist der erste Schritt zur Heilung.

Diabetes, Symptom der Heimatlosigkeit

Wenn die Seele nicht weiß, wo sie hingehört

Ein Mann, sechzig Jahre, kam mit Alterszucker zu mir. Diabetes Typ II, eigentlich eine Erkrankung, die gut mit Medikamenten behandelbar und an sich nicht schmerzhaft ist. Sofern man es nicht schleifen lässt und sich drum kümmert, lässt sich gut damit leben.

So war es auch bei meinem Patienten, sein Name sei Hans. Er konnte sehr gut auf sich schauen, nahm ein Diabetesmedikament, wollte aber zusätzlich noch etwas tun. In Sachen Ernährung, Verhalten und Bewegung lässt sich gerade bei Diabetes sehr viel erreichen.

Was Hans zu mir brachte, war also nicht die Suche nach einer effizienten Therapie, es war die Frage nach dem Warum: Wieso hatte er Diabetes bekommen? Natürlich habe er in jungen Jahren Wodka getrunken, sagte er, und natürlich habe er Schweinefleisch gegessen. Aber wurde man deshalb zuckerkrank? Die Frage beschäftigte ihn, er wollte wissen, was wirklich dahintersteckte.

Der Mann hatte recht. Wodka und Schweinefleisch waren nicht die Ursache. Aus meiner langjährigen Erfahrung weiß ich, dass Diabetes oft Hand in Hand geht mit Heimatlosigkeit, fehlender Zugehörigkeit und einem geringen Selbstwertgefühl. Bei Diabetes hat die Herkunft der Krankheit oft etwas mit der Herkunft des Erkrankten zu tun.

Hans ist ein gutes Beispiel dafür. Obwohl sein Ursprungsland Russland war, sah er sich als Deutscher. Für mich war er ein deutscher Russe. Darin liegt ein kleiner Unterschied, der bei Diabetes eine große Rolle spielt, weil es bei dieser Krankheit darum geht, seinen Platz zu finden. Auslöser ist oft die Angst, abgelehnt zu werden, nicht dazuzugehören, nicht gut genug zu sein.

Zugehörigkeit ist etwas sehr Vielschichtiges. Für die Seele, die ganz stark mit der Erde verwurzelt ist, aus der sie kommt, ist es die eigentliche Heimat. Die Seele möchte immer wissen, wo sie hingehört. Hans' Seele wusste es nicht.

Mit Heimat meine ich nicht das Land, das im Pass steht. Es gibt viele Menschen mit mehreren Pässen, die nicht alle unter Diabetes leiden. Für mich ist Heimat etwas Einmaliges. Es ist ein einziger Ort, nämlich der, an dem der Vater geboren ist. Für mich ist es die Mongolei. Für Hans Russland. Sein Vater war dort geboren worden, diente in der sowjetischen Armee, wurde verschleppt und kam in ein Konzentrationslager, weil seine Familie ursprünglich deutsche Wurzeln hatte. Sein Sohn weiß bis heute nicht, wo er verstorben ist.

Auch Hans musste als Besitzer eines sowjetischen Passes zur Armee. So war es Gesetz, es gab kein Pardon. Noch weniger Pardon gab es im Soldatenalltag. Gewalt war an der Tagesordnung. Foltertechniken, die man gar nicht wissen will. Schläge wären dabei noch leichter zu ertragen gewesen als die Demütigungen durch die sogenannten Kameraden. Er musste sinnlose Mutproben bestehen, es war ein permanentes brutales Mobbing. Hans hat alles durchgestanden, sich bewiesen, seinen Platz gefunden und sich behauptet und wurde schließlich von den sowjetischen Soldaten anerkannt. Er hatte sich als sogenannter Mushik erwiesen, ein echter Mann. Nur als Mushik kannst du so etwas überleben. Mushik ist russisch und heißt so viel wie: Was dir heute an Gewalt angetan wird, musst du morgen vergessen haben.

Als Hans die Armee verließ, ging er als gesunder Mann. Die Folgen zeigen sich üblicherweise erst später, meistens als Krankheiten. Solche Prüfungen und Entwürdigungen zu überstehen hat seinen Preis. In seinem Fall Diabetes. Ausgegangen von einer Bauchspeicheldrüsenentzündung. Die Herabwürdigung saß ihm nicht in den Knochen, wie man so sagt, sie saß in seiner Bauchspeicheldrüse.

Mit Mitte vierzig ging Hans nach Deutschland. Für Menschen, die erst so spät wieder, nach ein bis zwei Generationen, in ihr Heimatland zurückkehren, ist es sehr schwierig, Fuß zu fassen. Man steht zwar auf familiärem Boden, aber die Zugehörigkeit hängt in der Luft. Hans' Rückkehr bestand aus bürokratischen Hürdenläufen. Arbeit finden, Kinder großziehen, all das, was ein ganz normales Leben ausmacht, war mit Schwierigkeiten verbunden. Auf dem Papier war er Deutschland zugehörig, er bekam seinen Pass. Aber die Seele war darin nicht eingetragen. Sie wusste immer noch nicht, wo er hingehörte.

Das Privatleben in Deutschland gelang Hans sehr gut. Mit seinen sechzig Jahren hatte er drei wunderbare Söhne, alle Akademiker, und eine Schar Enkelkinder. Er war ein vorbildlicher Ehemann und Vater und hatte eine großartige Familie.

Beruflich lief es nicht so gut. An sich war er Musiker, hatte das Fach in Russland studiert und dort gearbeitet. In Deutschland schlug das Leben andere Töne an. Mit seiner künstlerischen Berufsausbildung kam er hier nicht weiter und musste einen einfachen Job bei der Post annehmen. Eine weitere Demütigung für einen ausgezeichneten Musiker. Aber auch diese Herausforderung meisterte er, indem er zu sich selbst stand. Das rettete ihn ebenso in der Krankheit.

Wir hatten wunderbare Gespräche während der Sitzungen. Hans war sehr belesen, er verschlang Bücher russischer Schriftsteller – Dostojewski, Tolstoi. Es war eine Freude, sich mit ihm zu unterhalten. Ich konnte ihm nur das beste Attest ausstellen und rief ihm in Erinnerung, was er alles erreicht hatte. Er hatte sich beruflich behauptet und alle Schwierigkeiten bewältigt. Er hatte seine Söhne dabei unterstützt, schwierige Studien in einer Fremdsprache zu absolvieren, bis sie Ingenieure und Oberärzte wurden. Er hat sie durch ihr Leben begleitet, bis sie selbst wieder tolle Väter wurden. Das war sein Geschenk.

Einer Person musste er besonders dankbar sein, und das war seine Frau. Sie war das Bindeglied, die Verbindung zwischen dem Vater und den Söhnen. Ihre Liebe war es, die seine väterliche Liebe an die Söhne hatte weiterfließen lassen.

Was sagt uns dieser Fall?

Diabetes ist ein Symptom der fehlenden Zugehörigkeit und Heimatlosigkeit. Das kann sich auf ein Land beziehen, wie das Beispiel von Hans zeigt, aber auch auf Beziehungen oder Personen. Letztlich geht es darum, von etwas getrennt zu sein und das nicht verarbeiten zu können. Es geht um unbewältigte Trennung.

Man kann sich vorstellen, dass da ein großer Unterschied besteht zwischen Asylanten, Flüchtlingen und jemandem, der aus beruflichen Gründen und damit aus freien Stücken im Ausland lebt. Flucht ist die gewaltsamste Trennung von der Heimat. Aus meiner Sicht gibt es einen evidenten Zusammenhang von Asyl und Diabetes. Die Krankheit kommt bei entwurzelten Menschen häufiger vor. Auch Migrationsfamilien, die aus eigener Entscheidung in ein fremdes Land auswandern, leben oft halb in der alten, halb in der neuen Welt. Sie wechseln praktisch mehrmals am Tag von einer Kultur in die andere. Und das in fast jeder Hinsicht. Sprache, Ernährung, Kleidung bis hin zur Religion. Für die Seele ist das wie ein Labyrinth, in dem sie ihren Platz sucht.

Menschen, die ganz freiwillig eine neue Umgebung wählen, aber mit der Heimat weiterhin achtsam verbunden bleiben, leben dagegen mit einem gesunden Selbstbewusstsein in einer neuen Umgebung. Selbstbewusstsein ist beim Thema »Zugehörigkeit« eine wichtige Säule. Man kann sich vorstellen, dass es vor allem dann nicht allzu ausgeprägt ist, wenn die Familie bereits über mehrere Generationen hinweg heimatlos ist. In dem Fall sind schon die Eltern geschwächt und geben das oft an die Kinder weiter. Fehlende Zugehörigkeit ist die Basis, auf der Krankheit gedeiht, zum Beispiel auch Übergewicht, was wiederum Diabetes begünstigt.

Und schon entsteht eine interessante Gedankenkette: Eine häufige Vorstufe zu Diabetes ist das Übergewicht; das Übergewicht hängt immer mit der leiblichen Mutter zusammen; die leibliche Mutter ist engstens mit der Zugehörigkeit verbunden. Ist die Zugehörigkeit eines Menschen durch die Mutter gestört, ist das die schlimmste Form von Trennung, womit sich der Kreis zum Diabetes schließt.

Dazu eine Erfahrung aus meiner eigenen Familie. Ich hatte bei meiner zweiten Tochter mit Schwangerschaftsdiabetes zu tun, woraus ich ableite, dass auch meine Mutter und Großmutter zuckerkrank waren. Nachdem ich meine Oma geistig mit ihrer früh verstorbenen Mutter und ihrer ebenfalls früh verstorbenen Tochter zusammengebracht hatte, fingen alle übergewichtigen Frauen in unserer Sippe an, ohne große Mühe, fast wie auf ein wundersames Kommando hin, abzunehmen.

Wodurch einem die Heimat auch entrissen wird, die beleidigten Organe sind immer Bauchspeicheldrüse, Nieren und Nebennieren. Diabetes ist also nicht allein eine Erkrankung der Bauchspeicheldrüse, sie ist auch mit der Niere, Nebennierenrinde, Leber, Galle und mit der Milz verbunden.

Was heißt das für Sie?

- Die wahre Heimat ist dort, wo der Vater geboren ist.
- Trennung jeglicher Art erzeugt ein Gefühl der Heimatlosigkeit, egal, ob man von einer Person oder einem Ort getrennt ist.

- Beziehen Sie immer beide Elternteile mit ein, wenn Ihr Kind zuckerkrank ist, auch wenn Sie getrennt sind. Bei den Kindern, die an Typ-I-Diabetes erkrankt sind, fehlt oft die geistige oder physische Vaterliebe.
- Schwere infektiöse Erkrankungen wie Grippe, Hepatitis, Malaria, Enzephalitis, Röteln, Mumps, Masern, Tuberkulose sind bei Kindern oft Ursprung von Diabetes Typ I oder II.

Notkaiserschnitt: Geburt ist Frauensache

Wenn Frauen ohne ihre Mütter gebären

Das Mädchen, nennen wir sie Emma, war elf Jahre alt, als sie zu mir kam. Emma war ein außergewöhnlicher Fall. Als sie zehn Jahre alt war, begann sie plötzlich, sich vor allem und jedem zu fürchten. Schule, Klassenkameraden, Lehrer, alle machten ihr Angst. Solche Angst, dass sie sich schließlich weigerte, das Haus zu verlassen. Die Hausärztin der Familie wusste nicht mehr weiter, denn die Blutwerte stimmten, und die psychologischen Tests wiesen das Mädchen als gesund aus. Selbst in der Schule war sie gut: Emma war ein hochintelligentes, gesundes Mädchen. Und trotzdem zu krank, um aus dem Haus zu gehen. Die Kinderärztin schickte die Familie zu mir.

Emmas Mutter, die wir Monika nennen wollen, war Mitte vierzig, hatte zwei Kinder und war glücklich verheiratet. Das Leben verlief ruhig und harmonisch bis zu ihrer ersten Schwangerschaft. Kurz vor der Geburt starb Monikas Mutter an Nierenkrebs. Um ihr ungeborenes Kind zu schützen, verbat sich Monika zu trauern. Sie fürchtete, dem Baby zu schaden, es sollte unbelastet auf die Welt kommen. Monika riss sich zusammen, und die Übung schien zu gelingen. Das Glück über ihr erstes Kind glich die Trauer über den Tod ihrer Mutter fast aus. Alles sah gut aus. Bis die Wehen einsetzten. Bei der Geburt gab es Komplikationen. Das Baby konnte den Geburtskanal nicht durchqueren. Es kam zum Notkaiserschnitt.

In der Schwangerschaft die Mutter zu verlieren ist das Schlimmste, was einer Frau passieren kann, und das nicht nur aus emotionalen Gründen. Was einem nicht bewusst ist: Die Geburt betrifft nicht nur die Schwangere, sondern auch deren Mutter. Die wahre Gebärende ist die Mutter der Schwangeren.

In Monikas Fall war die Mutter ganz knapp vor der Geburt gestorben. Indem sie sich nicht zu trauern gestattete, versäumte sie, ihre Mutter in ihr Herz zu holen und sie damit immer bei sich zu haben. Verstorbene ins Herz zu nehmen ist für eine Schwangere mitunter lebenswichtig. Denn nur wenn man die Mutter im Herzen trägt, kann sie helfen. Vor allem in einem Notfall wie Emmas Geburt.

Emma wurde mit einem Kaiserschnitt auf die Welt geholt. Heutzutage ist das ein Routineeingriff, und medizinisch ging alles gut. Mutter und Tochter waren gesund und wohlauf. Über die konventionelle Medizin hinausgeblickt, war jedoch nicht alles in Ordnung. Denn weder die junge Mutter noch ihr Kind waren wirklich hier. Auf Seelenebene hatte sich Monikas todkranke verstorbene Mutter nicht von ihrer Tochter trennen können. Analog dazu konnte sich nun Emma trotz des Kaiserschnitts nicht von ihrer Mutter Monika trennen. Alle drei waren in einer anderen Dimension, drei Seelen waren ohne Ordnung miteinander verstrickt. Die Narkose verhindert dann auch noch das letzte Stück Seelenverbundenheit.

Zehn Jahre lang dachte niemand mehr an die komplizierte Geburt. Dann wurde Emma elf und kam in das schwierige Alter. Wie vielfach erwähnt, ist das zehnte und elfte Jahr bei

Kindern eine Zeit, in der sie sehr anfällig sind für Gefahren, Krankheiten, Eingriffe von außen und Turbulenzen im Inneren. Einerseits kommt alles hoch, was der Körper loswerden will. Andererseits zieht sich die achtschichtige Aura, die uns umgibt, erstmals in ihrem Zwölfjahresrhythmus zurück. Man ist plötzlich sehr empfindlich und nackt wie ein Baby nach der Geburt.

Bei Emma kamen die traumatischen Erlebnisse im Mutterbauch wieder an die Oberfläche. Obwohl ihre Mutter sie davor hatte schützen wollen, erlebte Emma den Tod ihrer Großmutter damals im Bauch natürlich trotzdem mit. Der Fötus, das ist oft so bei solchen Ereignissen, kann dabei nicht unterscheiden, wer da geht. Stirbt die Großmutter oder die eigene Mutter? Mit elf versetzte sich Emma wieder in diesen Zustand, sie wurde erneut zum Baby. Weil Babys nicht zur Schule gehen, blieb sie zu Hause, um von Mama und Papa versorgt zu werden. Außerdem schützte sie sich damit vor dem Tod ihrer Mutter. Wenn sie sich um ihr Kind kümmern musste, konnte Mama nicht weggehen. Also konnte sie auch nicht sterben.

Ich habe bei Emma in unseren Sitzungen gefühlt, dass ihr jegliches innere Feuer fehlte. Sie hielt die Augen geschlossen und wollte sie nicht mehr aufmachen, wie manche Neugeborene nach der Geburt auch die Augen nicht öffnen wollen. Emma hing an ihrer Mama und wollte nicht mehr loslassen. Als ich auch mit Monika arbeitete, ging es ihrer Tochter bald wesentlich besser.

Drei Monate nach der ersten Sitzung war sie über den Berg. Sie ging wieder glücklich außer Haus, freute sich auf die Schule und war mit ihren Freundinnen unterwegs. Es war mir gelungen, das Schicksal zu wenden.

Ich handle meistens lösungsorientiert. Die Betonung liegt dabei auf *handeln*, nicht *be*handeln. Mein Fokus liegt nicht auf den akuten Problemen. Ich konzentriere mich nicht darauf, dass das Kind nicht in die Schule gehen will und verzweifelt sein Kissen umklammert. Ich schaue drum herum, arbeite in verschiedenen Schichten, auf unterschiedlichen Ebenen und Zeiten. Ich suche den Auslöser nicht im Jetzt, dort ist er selten zu finden. Ich blicke über die Generationen zurück, dort liegt der Ursprung. Und dort packe ich an, damit sich das Thema nicht weiterschlängelt und sich in die nächste Generation bohrt.

Ich handle, indem ich die Wahrheit auf den Tisch lege. Das ist eine kompromisslose Methode, viele bezeichnen mich deshalb als hart und streng. Aber die Voraussetzung für klares Handeln ist ein klarer Blick auf die Wahrheit. Und die tut nun einmal sehr oft weh. Von dem Moment an beginnt aber auch die Heilung, das Handeln geht auf den Patienten über.

Ich bin es, die die Verborgenen ans Licht bringen muss. Die Beteiligten sind in ihrer Lage dazu bewusst nicht fähig. Wie sollte ein Kind im Schock handeln? Wie könnte die Mutter handeln, die im Trauma des Kaiserschnitts hängen geblieben ist? Wie könnte der Vater handeln, der gar keine Ahnung haben kann, was Schwangersein und Gebären überhaupt heißt? Auch wenn mich die Gendergemeinde dafür am liebsten steinigen möchte: Geburt ist Frauensache.

Was sagt uns dieser Fall?

Geschichten wie die von Emma werden immer häufiger werden. Überall auf der Welt. Denn Kaiserschnitt wird die Geburtsmethode der Zukunft sein, darin sind sich Trendforscher und Mediziner einig. Schon jetzt nennen werdende Mütter ihr Wunschdatum für die Geburt und werden termingerecht entbunden. Zum Teil, weil das besser in den überfüllen Kalender ihrer Jobs passt, zum Teil, weil sie ihr Kind lieber als Jungfrau statt als Waage auf die Welt bringen wollen.

Verstehen Sie mich bitte nicht falsch. Auch ich bin wie gesagt approbierte Ärztin und überweise meine Patienten, wenn nötig, an die Schulmedizin, deren Möglichkeiten der modernen Technologie ich sehr schätze. Aber es gibt eben auch vieles, was die Schulmedizin außer Acht lässt. Und hier kann ich helfen. Die Zusammenarbeit ist eine schöne Symbiose.

Werfen wir einmal einen ganz profanen Blick darauf. In einen Fall wie den von Emma sind sehr viele Personen involviert. Wenn man die Perspektive wechselt und Emmas Genesung aus den Augen der anderen betrachtet, erkennt man, wie viele Menschen davon profitieren, wenn es gelingt, das Schicksal eines Kindes in eine gute Zukunft zu lenken.

Gelänge das nicht, wären Eltern, Lehrer und die gesamte Klasse intensiv mit dem Kind beschäftigt. Ärzte, Psychologen, Therapeuten und Hilfslehrer würden sich engagieren. Krankenkassen und soziale Hilfseinrichtungen wären gefordert, vom Geldbeutel der Eltern gar nicht erst zu reden. Volkswirtschaftlich gesehen eine Katastrophe. Und es würde mit zunehmendem Alter nicht besser werden, weil dann oft noch Burn-out oder Depression dazukommen können. Und wenn die Tochter einmal selbst eine Familie gründen will, könnte die Schwangerschaft wieder genauso dramatisch ablaufen, weil das Problem nicht am Ursprung angepackt wurde.

Wie unverzichtbar die eigenen Mütter sind, wenn ihre Töchter gebären, habe ich selbst bei meiner ersten Tochter erlebt. Es war die schwierige Geburt, die ich schon unter einem anderen Blickwinkel erwähnt habe. Während meine Mütter göttlich und geistig am Werk waren, mir und meinem Kind, das im Geburtskanal steckte, zu helfen, hatte uns die ältere, erfahrene intensiv-neonatologische Ärztin offenbar schon aufgegeben. Ich höre heute noch den Satz, den sie meiner Hebamme hinwarf, bevor sie aus dem Kreißsaal lief: »Aus diesem Würmchen wird wohl nichts mehr.«

Dieses Würmchen ist heute dreißig Jahre alt und bereitet sein Verlobungsfest am schönen niederländischen Nordseeufer vor. Danke, liebe Mama, ich sage heute noch jeden Tag Danke.

Ich bin sehr froh, dass immer wieder junge Frauen, deren erstes Kind per Kaiserschnitt geholt wurde, vor der zweiten Geburt zusammen mit ihren Müttern zu mir kommen. Diesmal wollen sie dem Baby das Leben mit einer natürlichen Geburt schenken. Gemeinsam gelingt uns das in den meisten Fällen.

Was heißt das für Sie?

- Nach Möglichkeit soll die Mutter dabei sein, wenn ihre Tochter ein Kind zur Welt bringt. In geistiger Hinsicht ist die Mutter der Schwangeren die eigentlich Gebärende.
- Probleme bei der Geburt betreffen die Mutter der Schwangeren.
- Stichwort Sectio caesarea: Verzichten Sie auf den Kaiserschnitt, wenn er nicht unbedingt nötig ist.
- Trauern ist wichtig, um die Person im Herzen aufzunehmen. Im Herzen bleibt sie mit uns verbunden und kann uns helfen.
- Junge Väter von Sectio-Kindern brauchen besondere Achtsamkeit. Sie erleben einen Kaiserschnitt oft als einen Schockzustand, der sich körperlich wie psychisch auf sie auswirkt. Viele klagen über Erschöpfung, innere Unruhe, Schlafstörungen oder auch allergische Krankheiten. Diese Väter tragen unbewusst ihre Frau und ihr Kind auf den Schultern, und das vierundzwanzig Stunden am Tag.

Weisheitszähne, Symbol für den Biss im Leben

Wenn die Seelenstationen nicht bedacht werden

Die Patientin, nennen wir sie Regina, ist eine erfolgreiche Innenarchitektin, sie hat keine Kinder und lebt in einer glücklichen Partnerschaft. Sie war 37, als sie zu mir kam. Zwei Jahre davor hatte der Zahnarzt ihr vorgeschlagen, einen ihrer Weisheitszähne zu ziehen. Sie vertraute seinem Rat und stimmte zu. Da war sie fünfunddreißig.

Was sie nicht wusste: 35 Jahre ist ein Lebensalter, in dem man Operationen nach Möglichkeit vermeiden sollte. Dieses Alter ist deshalb so heikel, weil die menschliche Aura einem Intervall von zwölf Jahren gehorcht, in denen man besonders auf sich achten muss. Der erste davon rund um das elfte Lebensjahr, weil die Schwangerschaft mit eingerechnet wird, dann geht es in Zwölferschritten weiter: 23, 35, 47, 59, 71, 83, 95. Jeweils in diesem Alter sollte man nicht von außen in den Körper eingreifen, es sei denn, es ist absolut notwendig oder lebenswichtig. Besonders der Mundbereich ist in diesen Zeiten sensibel, und der Mund spielt als Schluckorgan überhaupt eine besondere Rolle.

Weisheitszähne zu extrahieren gehört in der Regel nicht zu den Operationen, ohne die man den nächsten Tag nicht mehr erlebt. Aus diesem Grund würde ich einer 35-Jährigen nicht einmal dazu raten, sich Implantate einsetzen zu lassen.

Der Schulmedizin ist das nicht bewusst. Der Zahnarzt hat nichts falsch gemacht, in seiner Ausbildung ist von einer Aura nie die Rede.

Die Operation an sich verlief gut, im Heilprozess begannen die Schwierigkeiten. Nach einiger Zeit stellte sich eine Entzündung ein, die so hartnäckig war, dass einige Male antibiotisch behandelt werden musste. Als keine Besserung eintrat, machte man die Wunde noch einmal auf, sie war voller Eiter, wurde gesäubert und erneut vernäht. Am Zustand der Patientin änderte das nichts, im Gegenteil, es ging ihr zusehends schlechter.

Ein ganzes Jahr schlug sie sich mit den Folgen der Zahnoperation herum, sie wurde schwächer und schwächer, bis sie schließlich ins Krankenhaus musste. Man untersuchte sie nach allen Regeln der medizinischen Kunst und mit allen Möglichkeiten der Technik, kam aber nicht weiter. Niemand fand einen Grund dafür, dass eine vorher durch und durch gesunde Frau nach einer Routine-OP derart erkranken konnte. Ohne Diagnose wurde die Patientin von einer Klinik in die nächste verschoben.

Dass sie schließlich bei mir landete, war der Hilfeschrei ihres Partners, der mehr als verzweifelt war. Er hatte mich in der Dokumentation »Die Gabe zu heilen« gesehen, in der ich als eine von fünf völlig unterschiedlichen Heilern im deutschsprachigen Raum vorgestellt wurde, und betrachtete mich als letzte Hoffnung. Er veranlasste, dass seine Lebensgefährtin zu mir gebracht wurde.

Ich sah sie mir an und konnte ihr Leiden auf die Weisheitszahn-OP zurückführen. Es zeigte sich, dass die junge Frau dabei wichtige Seelenanteile verloren hatte, die ausschlaggebend dafür waren, ihren Körper am Leben zu halten. Um das besser verstehen zu können, hilft es, sich die Seele in ihrer ursprünglichen Bedeutung vorzustellen: als einen Hauch. Das Wort *Seele* ist in seiner Bedeutung eng verwandt mit der Psyche, was übersetzt ja tatsächlich Hauch heißt. Als das griechische Wort im 17. Jahrhundert weiter in den Westen wanderte, stand es für Atem oder Odem, sinnbildlich verwendete man es für Belebtheit, und bei den griechischen Philosophen war die Psyche ein

Synonym für Leben, Lebenskraft, Geist, Gemüt und eben für die Seele. Wie immer man diesen Lebenshauch nennen möchte, ich finde das deutsche Wort »Seele« am mächtigsten.

Die Seele fließt mit der Atmung durch den ganzen Körper, dreihundertfünfundsechzig Tage im Jahr, der Hauch ist sehr flüchtig, wie Äther. In der alten mongolischen schamanischen Medizin sagt man, die Seele sei schreckhaft wie ein Kind. Jedes Lebensjahr hat die Seele außerdem zentral fixierte Punkte im Körper, diese Punkte kennt man auch in der tibetischen oder ayurvedischen Medizin. Überall, wo mit seelischen und geistigen Therapiemethoden gearbeitet wird, gibt es genaue Beschreibungen über diese Seelenstationen.

Immer dann, wenn die Aura in ihrem Zwölfjahresrhythmus sehr dünn ist, wenn der Mensch also ohne Schutz, fast nackt ist, ist Vorsicht geboten. Der Eingriff am Weisheitszahn im sensiblen 35. Lebensjahr bewirkte bei Regina, dass die Seele, die zu anderen Zeiten von einer intakten Aura gehalten wird, zurückweichen und dem Körper damit fast das Leben entziehen konnte.

Wieder ein Bild dazu: Die Seele und der ihr übergeordnete Geist sind keine blinden, nennen wir sie ruhig Wesen. Sie erkennen, sie sehen. Ihr Blick lässt sich mit einem Kamerakran vergleichen, der über jedem von uns schweift, insbesondere in den Aura-Zeiten alle zwölf Jahre. Bei der Weisheitszahn-OP meiner Patientin schwebte der Augenkran über ihr, die mit aufgerissenem Mund dalag, aus dem Blut floss, sie lag da wie tot. So sah es das Kameraauge der Seele. Die Seele kann nicht unterscheiden zwischen Narkose oder Tod. Für sie war es das Ende, sie fühlte, dass sie den Körper verlassen musste.

Was nach außen hin aussah wie ein Schwächerwerden, war im Grunde das Gegenteil. Die Patientin kämpfte mit aller Kraft dafür, die Seele zu halten. Mit jeder Station, die sie ohne

Ergebnis durchlief, ließen ihre Kräfte nach. Kurz bevor sie zu mir kam, war ihr nichts anderes mehr übrig geblieben, als die Entscheidung anzunehmen und die Seele gehen zu lassen. Ihr Partner, der das alles miterlebte, fügte sich jedoch nicht.

Ich versuchte, die verlorenen Seelenanteile zurückzuholen. Wenn man einmal weiß, dass es so ist und welche es sind, geht das normalerweise sehr schnell, innerhalb von Sekunden. In diesem Fall brauchte ich Minuten. Die Seele hatte schon ein Jahr lang Zeit gehabt zu entfliehen, und es waren große Anteile gewesen. Nach einiger Anstrengung gelang es mir, alles Verlorene wieder herzuholen. Ich verband Herz und Hirn mithilfe von Eigenblutinjektionen und homöopathischen Mitteln.

Nach sechs Wochen ging es der Patientin wesentlich besser, sie konnte Dinge erledigen und sich immer mehr auch wieder um sich selbst kümmern. Sie war auf dem besten Wege der Heilung.

Was sagt uns dieser Fall?

Ich will nicht fordern, dass kein Zahnarzt je wieder einen Weisheitszahn operieren soll, aber es muss einen Sinn haben. Jeder winzigste Teil seines Körpers ist genau diesem Menschen gewidmet, jedes Stückchen Fingernagel, jede Haarspitze. Jeder Teil verdient deshalb dieselbe Wertschätzung wie der ganze Mensch, er ist praktisch der ganze Mensch. Und es steht keinem Therapeuten zu, Teile ohne triftigen Grund herauszureißen.

Weisheitszähne *weisen* auf irgendetwas hin. Auch dieser Wortteil liegt in seinem Namen. Es ist wichtig, hinter die Worte zu schauen, sie sind jahrtausendealt und entstanden nicht aus Jux und Tollerei. Die Sprache ist genial. Im Deutschen steckt in diesem Zahn Weisheit, im Mongolischen heißt er *Akt Ara*, das bedeutet in seinem Ursprung *wilde Wurzel*. Im Volksmund heißt der Weisheitszahn bei uns Wildpferdfänger, was ihm vielleicht die beste Charakteristik ist. Die Weisheitszähne kommen später durch als alle anderen Zähne, nämlich genau an dem Punkt des Lebens, an dem der Mensch im Saft steht, wie man so sagt. Es ist die Zeit, da der Lebenssaft, die Lebenskraft am mächtigsten sind. Weisheitszähne brechen durch, wenn bei Männern das Testosteron, bei Frauen das Östrogen hochsprudelt, also in der Pubertät.

Von der Akupunktur her weiß man, dass Weisheitszähne genau einem Punkt sitzen, wo sie über das Zentralnervensystem mit Herz und Hirn verbunden sind. Deshalb sind sie mit für den Herzkreislauf verantwortlich.

Wenn man das alles bedenkt, erscheint es völlig absurd, dass Weisheitszähne einfach so gezogen werden, ohne medizinische Notwendigkeit. Die Gründe liegen in der Ästhetik. Zahnärzte, das muss ich schon sagen, informieren ihre Patienten in der Regel nicht über die Aufgabe der Weisheitszähne im Organismus. Für sie sind sie auf ihren hinteren Plätzen reine Sinnlosigkeit, die dem Gebiss nur Raum wegnehmen. Raus mit ihnen, dann können sich die anderen richtig ausbreiten. Wieso hast du eine dicke Backe? War nur der Weisheitszahn. Nur? Wir sind uns nicht bewusst, was für ein großer Eingriff so eine OP ist.

Ohne die Platzverschwender dahinten steht der weißen Perlenkette im Mund nichts mehr im Weg. Schön, perfekt, vollkommen, darauf kommt es immer mehr an im Zeitalter der Selfies, in der Ära der Perfektion. Aber so ist der Mensch nicht. Er ist nicht perfekt, und er ist schon gar nicht vollkommen.

Ich habe viele perfekte Schönheiten vor mir sitzen in meiner Praxis. Menschen, die sich von Natur aus nicht schön genug fanden und die Natur korrigieren ließen. Meine Erfahrung mit diesen Patienten ist immer dieselbe: Ihre Seele sehnt sich ständig nach dem Tod. Viele von ihnen haben mehrere Selbstmordversuche hinter sich, die meisten denken in erstaunlicher Regelmäßigkeit daran, sich umzubringen. Was nützt die makellose Schönheit, wenn im Spiegel keine Zukunft zu erkennen ist? Was für ein Glück soll das sein?

Unsere Welt lebt in einem perfekten Schönheitswahn, ich verwende das Wort ganz gewusst. Medizinisch gesehen, ist es ein Wahn. Ganze Branchen verdienen Unsummen, und alles auf Kosten junger Menschen und damit auf Kosten unser aller Zukunft. Denn genau diese Jungen und Mädchen sind unsere Zukunft. Sie kämpfen für Klimaschutz und ein lebenswertes Morgen. Aber Selfie-Wahnsinn und Schönheitsdiktat machen das alles hinfällig, weil die Seele diese Zukunft gar nicht mehr erleben will.

Was heißt das für Sie?

- Achten Sie auf Ihre Aura und deren Zwölfjahresrhythmus.
- Passen Sie ganz besonders auf Ihre Kinder auf, wenn sie elf, zwölf Jahre alt sind.
- Achten Sie auf das Bild, das Sie dem Auge Ihrer Seele darbieten, und vermeiden Sie Operationen, die nicht sein müssen, wie etwa sogenannte Schönheits-OPs. Hält die Seele Sie für tot, ist das für sie das Signal zu gehen.
- Drängen Sie Ihre Seele nicht in die Enge. Jeder Eingriff von außen in den Körper ohne Sinn und Notwendigkeit bringt die Seele in Bedrängnis.
- Denken Sie daran, dass Sie als Mensch von Natur aus nicht perfekt sind. Ein bisschen Makel, ein bisschen Fehlerhaftigkeit, ein bisschen Demut vor dem, was Ihnen gegeben ist, ist der wahre Jungbrunnen und verlängert das Leben.

Drogensucht, Sehnsucht nach der Vaterliebe

Wenn der Drang zur Sühne zum Hunger nach dem Tod wird

Ein junger Mann, der hier René heißen soll, war um die dreißig, als er in meine Praxis kam. Schwer drogenabhängig, hatte er so ziemlich alle Arten von Suchtmitteln ausprobiert und war von den wenigsten wieder losgekommen. Der eigentliche Anlass, der ihn zu mir führte, war eine Magenentzündung.

Für mich ist Drogenkonsum ein klares Zeichen für das Verlangen nach Sühne. Und es ist ein sehr starkes Verlangen, das zu so starken Mitteln greifen lässt. Es ist nahezu ein Zwang, etwas abbüßen zu müssen. Gerade junge Männer, die in die Drogenszene abstürzen, wollen sich selbst für etwas bestrafen, wofür sie keine Schuld tragen. Oft genug für etwas, an dem niemand Schuld hat. Manchmal betrifft es die Mutter, manchmal jemanden, der die Erde zu früh verlassen musste.

Drogensucht hat meistens mit dem fehlenden Vater zu tun. In dem Zusammenhang versagen oft auch die Mütter in ihrer Aufgabe, die väterliche Liebe aufs Kind fließen zu lassen. Diese Liebe fließt nur über die Mutter. Verhindert sie das, hat es der Vater sehr schwer, für das Kind da zu sein.

René war mit diesem Drang in der Familie nicht allein. Auch seine Mutter experimentierte mit Drogen, allerdings weit nicht so vehement wie ihr Sohn, sie war vor allem vom Alkohol abhängig. Und auch bei ihr stand dahinter der Wunsch, etwas für jemand anderen zu sühnen. Dieser andere war ihr jüngerer Bruder, für René ein Onkel.

Mit achtzehn oder neunzehn Jahren starb dieser junge Mann bei einem Autounfall. Gerade erst hatte er den Führerschein gemacht, stolz hatte er sich sein erstes Auto gekauft.

Als René in das Alter kam, in dem sein Onkel verunglückte, stürzte er sich in die Drogenabhängigkeit.

Und dann gab es einen Schlüsselmoment. Ich fragte René, ob es ihm irgendetwas bringe, wenn auch er viel zu früh sterben würde, und das nur, um seinem Onkel näher zu sein. In dem Augenblick brach der Junge in Tränen aus, als wäre in ihm ein Damm gebrochen. Erklärungen waren nicht nötig. Er musste nicht verstehen, er spürte es. Er begriff alles, weil er es fühlte.

Ich legte René ans Herz, zu heiraten und Kinder zu bekommen, damit sich der Onkel über das schöne Leben seines Neffen freuen könne. Aber davon wollte er nichts hören. Obwohl er so ein gut aussehender Junge war, einen guten Job hatte und genug Geld verdiente, um jedes Mädchen zu bekommen, das er wollte, sperrte er sich heftig gegen den Vorschlag. Sein Sträuben zeigte mir, wie sehr er sich gegen das Leben wehrte.

Zwei Sitzungen später war René von seinem Hunger nach dem Tod erlöst. Er hatte in kurzer Zeit eine unglaubliche Entwicklung durchgemacht. Es ging bergauf. Er wollte sogar das Rauchen aufgeben. Die Magenentzündung war ausgeheilt.

Was sagt uns dieser Fall?

Schaut man sich die ständig steigenden Zahlen der drogensüchtigen Jugendlichen an, gibt es viele Neffen, Kinder, Enkel, die vom Hunger nach dem Tod besessen sind. Und besessen ist kein zu großes Wort dafür. Sie sind davon besessen, früh gehen zu wollen. Da ist es an den Müttern, Tanten, Großmüttern, wach zu werden. Diese jungen Männer brauchen Hilfe. Nach meiner Erfahrung kann man damit in kurzer Zeit sehr viel bewirken.

Es wird viel über Sucht gesprochen, man zerbricht sich den Kopf in der Medizin, man baut immer mehr Einrichtungen für Abhängige. Eines wird dabei allerdings völlig außer Acht gelassen, weil man hier nichts darüber weiß. Nach dem schamanischen Ansatz müssen die Frauen, die dort arbeiten, vor allem eine Voraussetzung mitbringen: Sie müssen Männer lieben können und ihren Vater hinter sich stehen haben. Nur mit dieser Liebe ist Hilfe möglich.

Die Gabe oder Erlaubnis von oben, Menschen und deren Leben retten zu können, hat nicht jeder. Das verlangt jedem Therapeuten und Heiler sehr viel Kraft ab. Diese Gnade ist nicht jedem verliehen. Mein Vater hilft mir jeden Tag dabei. Wenn mir ein junger Mann gegenübersitzt, liebe ich in ihm meinen Vater.

Heute erst ist mir bewusst, dass der Grund, warum ich Ärztin und Schamanin geworden bin, viel mit den Tausenden jungen, alkoholsüchtigen Vätern in der Mongolei zu tun hat. Sie möchte ich retten. Denn mit ihrem selbstmörderischen Handeln versuchen sie nichts anderes, als ihre lebenden Kinder und deren Mütter zu retten. Diese Kinder brauchen die Vaterliebe. Das junge mongolische Volk scheint lediglich süchtig nach modischem Outfit oder teuren Autos zu sein, dabei ist es ihnen nur nicht bewusst, dass das Ersatzhandlungen sind. In Wahrheit sind sie ausgehungert nach der Liebe des Vaters.

Was heißt das für Sie?

- Drogenkranke sehnen sich nach dem Tod, weil sie sich mit einem Verstorbenen verbunden fühlen.
- Hinter der Drogensucht steht die Sehnsucht, etwas für andere sühnen zu wollen. Oft will man sich dafür bestrafen, dass man selbst lebt und ein anderer nicht.
- Wer Drogenabhängigen helfen möchte, braucht immense Kraft und den beschützenden Vater hinter sich.

- Verurteilen Sie niemanden, weil er Drogen nimmt, versuchen Sie, ihn zu verstehen und ihm zu helfen.

Waisenschicksal, ein Wiederholungsmuster

Wenn die Mütter zu früh gehen

Als der Patient, nennen wir ihn Lothar, zu mir kam, war er etwa sechzig Jahre alt. Der Angestellte in einer Fabrik hatte bis dahin ein Leben gehabt, dem es an Prüfungen nicht mangelte. In der Familienbiografie gab es nicht nur viele Schicksalsschläge, sie ähnelten einander auch frappant.

Es begann mit Lothars Mutter, nennen wir sie Alma. Sie war zwei Jahre alt gewesen, als ihre Mutter starb. Lothar war sechs, als ihm dasselbe passierte wie seiner Mutter. Er kam gerade in die Schule, als Alma starb.

Im Kindesalter die Mutter zu verlieren gehört zu den schlimmsten Schicksalsschlägen, die ein Mensch erleben kann. Und das Schicksal wiederholt sich gern, wenn man, in einer anderen Dimension, nicht eingreift. Nicht wegen irgendeines Fluches oder aus Wut, sondern aus Liebe. Das Kind möchte der Mutter folgen. Ein gefährlicher Akt der Liebe.

Lothar begann in der Familiengeschichte ein Muster zu erkennen, das er ändern wollte. Er ahnte, dass er dem nicht allein entkommen konnte, wollte aber unbedingt verhindern, dass seine Kinder auch zu früh verlassen werden könnten. Deshalb war er bei mir. Daheim erzählte er von meiner Sicht auf die Dinge, aber sie wurde in der Familie nicht angenommen. Im Gegenteil. Man belächelte ihn.

Trotzdem kam er wieder. Leider nicht ganz freiwillig. Voller Trauer berichtete er mir von seiner zehnjährigen Großnichte, die Tochter seines Neffen, die gerade an einem Hirntumor verstorben war. Sie war der Ururgroßmutter aus Liebe gefolgt. Auch wenn das schwer nachzuempfinden ist, Lothar verstand. Und erst recht wollte er das Muster des Todes mit meiner Hilfe durchbrechen. Er hatte ein Enkelkind, das wollte er retten. Also arbeiten wir weiterhin daran, das Band des Schicksals zu durchtrennen.

Was sagt uns dieser Fall?

Das Schicksal hat eine Rangordnung. Ist die Großmutter zu früh gestorben, sind es meist die Enkelkinder, die ihr folgen möchten. Wenn die Ururgroßmutter zu früh stirbt, wirkt sich das auf die Urenkelkinder aus. Sie wollen der Oma das Leid ersparen, sich immer sorgen zu müssen und allein zu sein. Sie tun, was sie auch für die Lebenden tun würden: Sie gehen gleich zu ihr.

Bis zum fünften, sechsten Lebensjahr ist die Dimension von Tod und Leben übergreifend. Die Kinderseele kann nicht richtig unterscheiden, ob die Oma lebt oder nicht. Der Tod ist nichts Böses. Sie überschreiten einfach die Grenze. Das ist Teil ihrer Realität.

Wir Schamanen können die Kinder davon abhalten. Meine Lehrerin aus der Mongolei hat viele solcher Schicksale wenden können, und ich bin dankbar, dass sie auch an mich ein bisschen von dieser Gabe weitergegeben hat. Ich hoffe wiederum, das an andere weitergeben zu können. Mit einer bittenden, demütigen Aufräumaktion in der höheren Ordnung kann es sein, dass das Schicksal ein klein wenig leichter zu ertragen ist und man sogar darauf hoffen darf, dass die schrecklichen Wiederholungen ein Ende finden.

Was heißt das für Sie?

- Kinder erfahren bis zu ihrem sechsten Lebensjahr Tod und Leben in einem Raum, weil sie kurz vorher erst aus diesem Reich gekommen sind. Es lässt sich leichter erklären mit dem Begriff der Wiedergeburt.
- Kinder verbinden sich stark mit den Toten der Familie. Manchmal so weit, dass sie unsere Welt verlassen wollen, um bei ihnen zu sein.
- Die Aufarbeitung des frühen Todes der Mutter kann sich auf Generationen übertragen. Schamanen lösen das Schicksalsband und können anderen beibringen, wie das geht.

Impfungen, Für und Wider

Wenn Verantwortung gefragt ist

Die Tochter einer türkischen Familie, nennen wir sie Bella, war achtzehn, als sie zu mir kam. Die Kleine wurde in ein Chaos an Problemen, Verrat, Betrug und Haltlosigkeit geboren. Die Mutter lebt getrennt von ihrem Mann. Bei der Geburt ihrer gemeinsamen Tochter offenbarte er ihr, dass er eine zweite Frau mit zwei weiteren Töchtern hat. Als sie sich kennengelernt hatten, sagte er, er sei Single.

Das alles wirkte sich von Anbeginn ihres Lebens auf Bellas Köper aus. Unzählige Male musste die Mutter mit ihr ins Krankenhaus. Nach der ersten Impfung bekam sie Fieberkrämpfe. Sie konnte sich nicht konzentrieren, ihre kognitiven Fähigkeiten waren gestört, und sie hatte Störungen im zentralen Nervensystem. Aber niemand konnte etwas Organisches als Ursache finden.

Die Empfehlung des Hausarztes lautete: Polypen entfernen. Das sollte die Lösung sein, dann würde Bella vollkommen gesund werden. Trotz der Fieberkrämpfe wurde das Mädchen im infektiösen Zustand unter Vollnarkose operiert. Im Nachhinein stellten die Ärzte fest, dass eine Lunge zusammengefallen war. Die Mutter wusste nicht, was das genau bedeutete, hatte aber das Gefühl, dass ihre Tochter gerade noch mal mit dem Leben davongekommen war. Bella aber wurde nicht gesund. Stattdessen nahm sie immer mehr an Gewicht zu.

Mit vierzehn Jahren biss sie eine Katze, die Tetanus-Impfung musste aufgefrischt werden. Sie ging zu demselben Hausarzt, der ihr zuvor zu der gefährliche Polypen-OP geraten hatte. Er impfte sie und frischte gleich auch die Vierfachimpfung gegen Masern, Mumpf, Röteln und Windpocken auf, und das trotz der Fieberkrämpfe nach der ersten Impfung. Er hätte es besser wissen müssen, er war ja auch damals der behandelnde Arzt. Die alleinerziehende Mutter hatte die Impfungen nicht verhindern können, sie konnte ihre Tochter zu der an sich harmlosen Tetanusimpfung nicht begleiten, weil sie arbeiten musste. Die Folgen zeigten sich rasch: Bellas Aufmerksamkeit fiel stark ab, das Gewicht schnellte nach oben.

Das Kind hatte immer nur Globuli und andere homöopathische Mittel bekommen, und plötzlich waren so viele Impfstoffe auf einmal auf sie eingestürmt. Das war ein gewaltiger Eingriff, quasi von null auf hundertachtzig. Die Mutter hat das nie verstanden.

Mit siebzehn hatte Bella ihren ersten Freund und wollte unbedingt die Antibabypille haben. Der Gynäkologe kam ihrem Wunsch nach und stellte das Rezept aus. Die ersten Einnahmen wirkten sich verheerend aus, Bella bekam schwerste Epilepsie. Gleich beim ersten Anfall verletzte sie sich so, dass sie blutete. Seither leidet sie unter gravierenden Störungen, kann nicht mehr lernen, geistig nichts aufnehmen und wird in einem pädagogischen Sonderjugendheim betreut.

Die Mutter würde alles tun, damit es ihrer Tochter etwas besser ginge, aber kein Arzt konnte ihr helfen. Daraufhin kamen die beiden zu mir, damals noch in meiner Praxis in Tübingen. Ich behandle Bella bis heute, es geht ihr wesentlich besser.

Bella hat zwar immer noch Übergewicht, keine Ausbildung, und ihre Mutter muss sie überall hinfahren. Aber sie schaffte es, Kontakt zu ihrem Vater aufzunehmen. Sie suchte die erste Frau ihres Vaters auf, um ihr zu sagen, dass sie ihr keine Schuld für die fatale Situation gebe und sie nichts gegen sie habe. Der Vater zeigte weniger Größe: Er beschimpfte sowohl seine Frauen als auch Bella. Ihre Mutter fragte er, wie sie die »depperte Kuh«, er meinte seine Tochter, zu seiner anderen Frau hatte schicken können.

Bei einer Sitzung gab mir Bella ihr Tagebuch. Ich sollte es nicht nur lesen, sondern auch hineinschreiben. Ich konnte es kaum berühren, so viel Vertrauen und Liebe zu mir lag da vor mir. Sie sagte mir, ich sei für sie der liebste Mensch nach ihrer Mama. Sie wisse nicht, ob sie ohne mich überhaupt hier wäre. Ich hätte fast geheult, weil ich die Verzweiflung der beiden so sehr spürte und wusste, welche Leidensstrecke sie hinter sich gebracht hatten. Solange sie hier lebe, werde sie nie aufgeben, sagte ihre Mutter, und sie werde alles dafür tun, dass es der Tochter bessergehe. Ich bin sehr stolz auf sie.

Bei einem solchen Kampfgeist, wie ihn diese Mutter zeigt, sind die Pferde gesattelt und gestriegelt, um ihren Weg zu finden. Davon bin ich überzeugt. Ich sagte ihr: »Wir müssen glücklich sein, dass Bella das Leben und uns beide so sehr liebt.«

Was sagt uns dieser Fall?

Selbst bei Verhältnissen wie diesen, die ja auf Betrug basieren, gehören alle Beteiligten mit einbezogen. Ansonsten leiden die Kinder darunter und bleiben auf der Strecke, mitunter geben sie ihr Leben.

Durch die Fieberkrämpfe und die Epilepsie werden Bellas Nervensystem, Gehirn und Herz immer unter Sauerstoffmangel leiden. Das hat bleibende Schäden zur Folge. Vor Gericht zu ziehen dient nicht der Heilung. Ärzte, Chirurgen sowie Kinderärzte sind Menschen und machen nun einmal Fehler. Doch jeden Fehler kann man wiedergutmachen. Es muss nur jemand dazu stehen und die Verantwortung mit allen nötigen Konsequenzen übernehmen.

Das Kind ist immer unschuldig. Es hat nicht um eine Impfung gebeten. Durch die Impfung greifen wir in sein Schicksal ein. Dieser Eingriff kann sinnvoll sein, dem Kind viele gesunde Jahre schenken. Oder fehlerhaft laufen. Ich bin kein Gegner von Impfungen, aber sie wirken nicht bei jedem wie gewünscht.

Heute kann man offensichtlich nur für oder gegen das Impfen sein, es herrscht ein Schwarz-Weiß-Denken in unserer Gesellschaft. Aber was ist gegen die Mitte zu sagen? Wir brauchen Impfungen, nur muss der Arzt wissen, um welchen Stoff es sich handelt. Er muss wissen, welche Nebenwirkungen es gibt, und dazu stehen können. Deshalb arbeite ich nur mit zwei Firmen zusammen, die ich genau kenne. Ich stehe zu hundert Prozent hinter meinen Injektionen. Und bin bei der Verabreichung voll und ganz beim Patienten. Wir sind Diener der Gesundheit.

Was heißt das für Sie?

- Impfungen sind nicht a priori schlecht und nicht in jedem Fall gut verträglich. Ihr Arzt muss Impfstoff und Nebenwirkungen sowie den Patienten genau kennen.
- Überlegen Sie gut, ob Sie Ihrem Arzt voll und ganz trauen, besonders Ihrem Kinderarzt.
- Fehler sind nicht das Schlimmste. Sie haben erst schlimme Folgen, wenn derjenige, der sie begeht, nicht dazu steht.
- Der Elternteil, der gegen die Impfung ist, darf das Kind nie begleiten. Die Sorge der Unsicheren kann Folgeschäden hervorrufen.
- Wenn ein Arzt selbst von der Impfung nicht überzeugt ist, sollte er sie nie verabreichen.
- Um geimpft werden zu können, muss das Kind vollkommen gesund sein.
- In der Regel sind nicht die Impfstoffe an sich für Komplikationen verantwortlich, sondern die Zusatzstoffe, die die Vakzine haltbar machen. Mit genau ausgesuchten homöopathischen Globuli, zum Beispiel sogenannten Konstitutionsmitteln, mit Globuli, die man nach Schockzuständen einsetzt, oder mit kombinierten Ampullen lassen sich Nebenwirkungen sehr gut abfangen.
- Der Seele des Kindes muss man in einer meditativen Sitzung klarmachen, dass es unschuldig und nicht verantwortlich ist. Das Kind hat nicht selbst entschieden, sich impfen zu lassen.
- Nach einer Impfung, die ja nichts Natürliches ist, befinden sich Kinder in manipulierten und Seelen erschreckenden Schockzuständen. Aus denen muss man sie herausholen.

Morbus Parkinson, eine schicksalhafte Krankheit

Wenn sich die Seele im Körper fremd fühlt

Eine Patientin Ende fünfzig, die wir hier Leyla nennen, kam mit fortgeschrittenem Parkinson zu mir. In Deutschland sind ein Prozent der über Sechzigjährigen davon betroffen.

Die Dame ist Psychiaterin, verheiratet mit einem Arzt, Mutter eines gesunden jungen Mannes. Sie hatte massive Angst, dass sich ihre Krankheit bei den Kollegen und in der Chefetage herumsprechen könnte, ihr Gang und das Zittern legten das nahe, früher hieß die Krankheit deshalb Schüttellähmung. Gerade unter Ärzten herrschen Leistungsdruck und Konkurrenzkampf, die Angst, in Frührente geschickt zu werden, war durchaus berechtigt. Parkinson ist nicht heilbar, es gibt auch keine wirklich brauchbare Therapie dagegen, außer Dopamin-Medikamenten.

Im Buddhismus und Schamanismus wird Parkinson als Krankheit gesehen, die von außen auf den Menschen trifft. Quasi eine schicksalhafte Ohrfeige von oben. Früher trommelten die Schamanen in einem solchen Fall die gesamte Familie zu einem großen Fest zusammen als Zeichen, dass die Person die Krankheit nicht allein trägt und alle sie unterstützen. Es gab eine Opfergabe, um sich mit dem verärgerten Gott wieder gutzustellen, der die Krankheit geschickt hatte. Damals gab es schließlich noch keine Dopamin-Medikamente. Überlieferungen sagen, dass die Schamanen Parkinson heilen konnten. Heute gilt: Je früher die Krankheit entdeckt wird, desto besser.

Ich bin ein Fan von geführter Trancemeditation. Mein großer Lehrer darin war Milton Erickson, der selbst unter Parkinson litt, jahrelang gelähmt im Rollstuhl saß und trotzdem unterrichtete. Ich glaube, die Krankheit wurde geschickt, um der weißen Bevölkerung aufzuzeigen, dass wir in der westlichen Medizin ohne die alten Methoden nicht weiterkommen. Erickson war ein Anhänger der indianischen und schamanischen Heilung. Er versetzte seine Patienten in Trance und bewirkte Unglaubliches, damit sie die Krankheit nehmen und die Angst loswerden konnten. Für mich ist er ein wahrer Heil-Arzt.

Nach seinem Vorbild möchte ich die Patienten nicht von Parkinson wegbringen, sondern hinführen. Parkinson, Multiple Sklerose und ALS (Amyotrophe Lateralsklerose) sind schicksalhafte Nervenkrankheiten, das musste auch meine Patientin lernen: das Leben wieder bejahen, auch mit der Krankheit. Ich begleitete sie jahrelang. Sie ist für jede Sitzung dankbar.

Leyla steht zu ihrer Krankheit, sie erzählte mittlerweile sogar ein paar Kollegen davon. Manche hatten es schon geahnt, wollten es aber nicht ansprechen, ebenfalls aus Angst. Sie wurde nicht in Frührente geschickt, im Gegenteil. Sie ging auf in ihrer Arbeit und konnte weitermachen. Ihre Augen leuchteten wieder, das Gehen fiel ihr leichter, sie stand aufrechter.

Trotz der Besserung kam die Frau weiterhin zu mir. Sie wollte mehr über Parkinson wissen, jetzt, da sie mit der Krankheit umgehen konnte. Die Hintergründe von Parkinson sind so unterschiedlich wie die Patienten, jeder hat seine eigene Geschichte.

Da die meisten Krankheiten in der Kindheit beginnen, schauten wir zurück. Leyla stammt aus einer erfolgreichen Ärztefamilie, die meisten waren Psychiater wie sie, der Großvater sogar ein erfolgreicher Professor. Und sie hatten das Fach aus einem gewissen Grund gewählt. Die Familie hatte viel gelitten, gestritten und geheult, und viele waren nicht gesund.

Mit dem Arztberuf möchte man solche Situationen lösen, Angehörige heilen. In derartigen Familien tauchen sehr häufig Erkrankungen des Zentralnervensystems und der Psyche auf. Manchmal sind Psychiater verärgert, wenn ich ihnen sage, dass sie ihre Mutter retten wollten. Doch mir ging es genauso: Ich bin Ärztin geworden, um meine Mutter zu retten. Leyla war schon in jungen Jahren lungenkrank. Der Vater war auch Arzt, und sie hat unbewusst sehr viel mit ihm und für ihn getragen.

Die Patientin kam in ihren Wechseljahren zu mir. Das spielt, ganz generell, eine immense Rolle wegen der Erneuerung der Hormone, wozu auch Dopamin gehört, ein wichtiger Faktor bei Parkinson. Ich sah mir deshalb alle hormonproduzierenden Organe an und versuchte, die Dosis der Dopamin-Medikamente zu senken, indem ich sie länger im Körper zu halten versuchte.

Leyla beeindruckt mich sehr, wie sie mit ihrer Krankheit umgeht, ihr dienend und sich selbst dienend. Sie kann zwar keinen Marathon mehr laufen, aber sie kocht für Familienfeste, geht auf Reisen, lebt bewusst. Das ist Größe. Ich bat sie, anderen Menschen von ihrem Umgang mit der Krankheit zu erzählen, das würde ihnen Kraft geben. Sie ist ihre eigene Heilerin.

Was sagt uns dieser Fall?

Je früher man bei Parkinson das Schicksal annimmt, desto leichter wird es, mit der Krankheit zu leben. Keiner ist davor sicher, Ärzte sind sogar besonders betroffen. Der Vater der Patientin bedauerte immer, dass seine Tochter schon in so jungen Jahren so schwer krank war. Um wirklich dahinterzuschauen, hätte man fragen müssen, ob das etwas mit ihm zu tun haben könnte. Hat er zu oft geholfen, vielleicht zu viel? Die Frage klingt paradox, hat aber ihren Grund.

Das gilt für alle Menschen im medizinischen Bereich, in der Pflege, im Rettungseinsatz, wir hatten das schon. Von Berufs wegen greifen sie in Schicksale und damit in die höhere Ordnung ein. Sie müssen immer fragen: Habe ich dazu die Erlaubnis von der schöpferischen Macht? Dieser Macht gegenüber muss man demütig sein.

Bei Patienten, die unter Parkinson oder MS leiden, hat die Seele einmal oder sogar öfter den Körper zu lange verlassen und war in andere Dimensionen oder in eine andere Welt gegangen. Kehrt sie danach zurück, fühlt man sich fremd in seiner eigenen Haut. Der Körper, insbesondere das Zentralnervensystem und die systemrelevanten Organe, folgen der Seele und dem Geist nicht mehr.

Was heißt das für Sie?

- Fragen Sie sich, was Sie selbst gegen die Krankheit tun können, damit die Muskeln nicht abbauen.
- Beschäftigen Sie sich nicht mit der Diagnose, sondern mit Ihrer Lebensweise und Ihrer Ernährung; bewegen Sie sich möglichst viel.
- Lassen Sie liebevoll Sehnen, Gelenke und Muskeln streicheln und massieren.
- Stellen Sie die Ordnung der inneren Organe wieder her, dafür sind die ayurvedische und chinesische Medizin optimal.
- Wir haben nur ein Leben, machen Sie das Beste daraus, gleich, welches Schicksal Sie tragen müssen.
- Nutzen Sie die hoch entwickelte westliche Medizin, nehmen Sie nach Rücksprache mit Ihrem Arzt Dopamin-Medikamente. Aber beginnen Sie mit möglichst geringen Dosen, damit Sie nicht abhängig werden und die Medikamente länger wirken.

Krebs, Bumerang für die nächste Generation

Wenn Krankheiten auf die Kinder übergehen

Mein Patient, nennen wir ihn Klaus, kam zu mir, als die Covid-19-Welle im März 2020 auf ihrem ersten Höhepunkt war. Er war sechzig Jahre alt, und ich behandelte ihn via Telemedizin. Als die Ausgangsbeschränkungen in Gang kamen, bot ich meine Dienste sofort digital an und vergab Termine für Online-Konsultationen.

Klaus war sechzig, glücklich verheiratet, Vater von drei gesunden Söhnen und bereits in Rente. Im Jahr davor hatte man einen Hirntumor bei ihm entdeckt, und er war operiert worden. Die Ärzte konnten nicht alles bösartige Gewebe entfernen, an Narbenstellen waren Tumorteile erhalten geblieben. Dann kam das Coronavirus nach Europa, und die Behandlung konnte nicht fortgesetzt werden. Zu seinem Schutz sollte er nicht ins Krankenhaus kommen. Klaus meldete sich bei mir, weil er schauen wollte, wie er sich sonst noch selbst unterstützen könnte.

Wir saßen uns vor dem Computermonitor gegenüber, was für meine Behandlung keine Schwierigkeit darstellte. Ich sah, dass der Tumor gut abgekapselt war und keine weitere aktive Zellvermehrung stattfand. Klaus war sehr in seiner Ruhe, hatte keine Panik vor Corona, blieb konsequent zu Hause, seine Frau versorgt ihn gut. Mir gefiel, dass er von sich aus hinter den Tumor schauen wollte, das ist sehr selten. Die meisten Menschen wollen bloß gesund werden, aber da bin ich fehl am Platz.

Während ich ihm sagte, dass ich nicht versprechen könne, den Tumor wegzubekommen, sah ich plötzlich ein Loch in seinem Kopf. Wie in Sequenzen einer Szene zeigte sich mir eine männliche Person, die sich in den Kopf schoss. Bilder in solcher Deutlichkeit kommen nicht immer, hier war es so.

Ich fragte Klaus, wer sich in seiner Sippe in den Kopf geschossen hatte.

Er war kaum überrascht und erzählte mir von seinem Vater, der sich ein Jahr vor seiner Krebserkrankung umgebracht hatte. Und Klaus' Tumor war genau an der Stelle, an der die Kugel bei seinem Vater in den Kopf eingedrungen war.

Selbstmörder sind auch Mörder. Wer sich das Leben nimmt, tötet gleichsam auch seine Eltern, weil jeder Mensch zur Hälfte seine Mutter und sein Vater ist. Verurteilen darf man sie deswegen trotzdem nicht. Das darf man generell nie, egal, was jemand verbrochen hat. Auch diese Menschen opfern sich oft für andere im Familiensystem. Allerdings bringen Selbstmord und Euthanasie zwar den Betroffenen Erlösung, ziehen sich aber in die nächsten Generationen weiter.

Auf der Aura-Ebene sah ich Klaus' Wunde wie einen Durchschuss, und er blutete immer noch. Ich erklärte ihm den Hintergrund: »Ihr Hirn denkt, Sie haben auch einen Schuss im Kopf wie Ihr Vater.«

Ich empfahl ihm, dass wir das Schussloch schließen sollten, damit sich drinnen wieder gesunde Hirnzellen aufbauen konnten. Von Laptop zu Laptop würden wir die Patrone herausholen und die Wunde zumachen, damit sie nicht mehr blutete. »Und dann«, sagte ich, »schmeißen wir die Patrone weg.« Er war einverstanden.

Ich nahm seinen Kopf auf dem Monitor mit beiden Händen. Ich hatte kleine chirurgische Instrumente bereitgelegt, mit denen ich die Blutgefäße sozusagen virtuell mit Laser geschlossen habe.

Nach dieser telemedizinischen OP sollte er sich den Rest des Tages verhalten, als wäre er tatsächlich operiert worden.

Die Patrone war weg, das Gehirn war geschützt. Jetzt musste er nur noch die sogenannten Krebszellen aus dem Mülleimer heraus- und in sein Herz holen. Ich sagte ihm: »Stellen Sie sich vor, Ihr Hirn ist ganz und Ihr Papa ist mit seinem ganzen Hirn ganz in Ihrem Herzen. Das ist sehr, sehr wichtig.«

Nach drei, vier Wochen ging es ihm sehr gut, sogar besser als vor seiner Operation. Und viel besser als während der Chemotherapie. Er will mit seiner schweren Krankheit jeden Augenblick mit seiner Familie genießen, besonders mit seiner lieben Frau.

Was sagt uns dieser Fall?

Krebs steht oft für einen toten, manchmal auch für einen lebenden Menschen aus der Sippe, der ausgeschlossen ist oder keinen Frieden findet. In diesem Fall war es der Vater. Er fand keine Ruhe, weil er sich das Leben genommen hatte. Indem ich bei Klaus die Wunde schloss, stoppte ich den Krebs. Die Wahrscheinlichkeit ist nun hoch, dass er nicht mehr auf die nächste Generation übergeht.

Selbstmord oder Unfälle können immer wiederkommen. Das Risiko bestand, dass einer von Klaus' Söhnen unbewusst wiederholen würde, was ihrem Vater und Großvater passiert war. Sie könnten ebenfalls an Krebs erkranken und sich die Pistole an den Kopf setzen.

Die anschließenden onkologischen Nachbehandlungen sollten parallel zu meiner Therapie laufen. Das hohe Ziel muss nicht immer die vollständige Entfernung des Tumors sein. Ich finde es heikel, als Arzt Gesundheit zu versprechen. Wir können beim Sterben begleiten, aber nicht in den Tod.

Wenn jemand Krebs hat, muss man nach den Hintergründen suchen. Für welche Person steht dieser Krebs, wo hat er seinen Ursprung? Der Krebs ist nicht böse, er muss nicht umgebracht werden, damit er den Patienten nicht umbringt. Wenn diese Krebserkrankung ein zweites Mal kommt und der Patient trotz aller sinnvollerweise ergriffenen Maßnahmen daran stirbt, war es ihm so bestimmt. Diese Zeitspanne Leben war ihm zugeteilt worden. Aber nun wird er zufrieden und vollkommen in den Tod gehen, mit dem Gedanken: Mögen meine Söhne vom Krebs verschont bleiben.

Die Söhne müssen zwar mit Vorsicht leben, aber das können sie ohne die zwingende Angst, dass auch sie an Krebs erkranken werden. Ein Hirn ist in der Ahnenreihe mit sechs anderen Hirnen verbunden. Drei davon mit den vorangegangenen, die anderen drei mit den nachfolgenden Generationen. Ich arbeite immer in die Zukunft gerichtet, nicht in die Vergangenheit. Die Vergangenheit und ihre Toten haben eine mächtige Kraft, aber ich diene stets den kommenden Generationen.

Was heißt das für Sie?

- Verteufeln Sie Krebs nicht. Er ist nicht böse, sondern ein Hinweis.
- Fragen Sie sich immer, wo die Krankheit ihren Ursprung hat.
- Schauen, hören und fühlen Sie in sich hinein, welche Person aus Ihrem Familiensystem hinter der Krankheit stehen könnte.
- Die Herkunft der Krankheit ist wichtig, um sie zu stoppen, bevor sie auf die nächsten Generationen übergeht.
- Glauben Sie keinen Versprechen von völliger Genesung. So eine Prognose kann niemand mit Sicherheit abgeben.
- Es ist nicht immer das höchste Ziel, den Krebs zu besiegen. Manchmal genügt es oder ist es die einzige Option, gut mit der Krankheit leben zu können.

Psychose, Seelentreffen im Gehirn

Wenn Mörder und Opfer nicht versöhnt sind

Zu mir kam eine Patientin, ihr Name sei Mila. Sie ist aus der Mongolei, um die vierzig, verheiratet und Mutter zweier Söhne. Sie suchte mich wegen ihres Übergewichts auf, aber schon nach ein paar Minuten Gespräch war klar, dass es auch um etwas anderes ging. Sie brach bei jedem zweiten Satz in Tränen aus, wusste aber nicht, warum. Es war ein klares Bild von Depression, die ja bei jedem Menschen andere Ausprägungen hat. Tage, an denen man »depri« ist, wie man jetzt so sagt, weil draußen vielleicht nicht die Sonne scheint, sind noch lange keine Depression. Das fällt unter schlechte Laune oder auch nur unter Langeweile.

Depression ist zurzeit fast ein Modebegriff. Kinder nennen einander schon Depri, wenn jemand das Gesicht verzieht, weil die Schultasche zu schwer ist. So harmlos ist dieser Zustand allerdings nicht zu nehmen. Depression oder Manie oder beides sind eine sogenannte Psychose. Die Betroffenen leiden mehr unter der Angst, ausgeschlossen und geächtet zu werden, als unter der Krankheit. Die Grundlagen dazu werden oft schon in der Kindheit gelegt, aber das nur nebenbei. Denn bei Mila hat die Schwere andere Gründe.

Sie erzählte mir, dass sie sich oft kaum zu den kleinsten Erledigungen aufraffen konnte. Es gab Tage, da war es ihr nicht einmal möglich, den Wohnungsschlüssel in die Hand zu nehmen oder einen Fuß vor den anderen zu setzen. Sie habe so viel Schweres zu tragen, und damit meinte sie nicht nur ihr Gewicht. Während sie sprach, kamen deutliche Angstgefühle hoch, und sie sah immer nach rechts, auf einen für andere unsichtbaren Mann, wie ich erkannte. Gleich darauf zeigte sich mir in einer der Informationssequenzen, die ich während der Therapie oft empfange, dass ihre obere Kopfhälfte fehlte. Es war, als wäre der halbe Schädel mit einem Hieb abgetrennt worden. Ich fragte sie nach ihrem Mann.

Die Ehe war nicht gut. Er demütigte sie und drohte alle paar Tage, sie samt den Söhnen aus der Wohnung zu werfen. Er beschimpfte sie als »dumme, dicke Kuh« – und die Söhne würden auch nach ihr geraten. Seine Demütigungen waren an der Tagesordnung. Trotzdem konnte Mila sich nicht von ihm trennen, weil er im gleichen Atemzug damit drohte, sie umzubringen, wenn sie ihn verließe.

Im Gespräch stellte sich heraus, wie verzahnt die Vorgeschichte ist, die hinter alldem steckt. Die Ehe war auf dem Boden einer Lüge geschlossen worden. Der Mann, in den sich Mila einst verliebt hatte, war, wie er ihr erzählte, Diplomatensohn und galt damit als gute Partie. Seine Eltern würden in der Botschaft in Polen arbeiten, also etwas zu weit weg, um sie kurz mal zum Abendessen zu besuchen. Sie würde sie später kennenlernen, sie hätten ja noch das ganze Leben vor sich. Mila glaubte ihm. Sie war eine junge Frau mit etwas üppiger Figur, aber einem sehr hübschen Gesicht; sie studierte in der Sowjetunion und war verliebt. Das Leben war schön.

Dann wurde Mila schwanger, was im damaligen kommunistischen Regime für Studierende nicht immer eine gute Nachricht war, weil dann entweder das Studium oder die Schwangerschaft abgebrochen werden oder das Kind daheim bei Verwandten abgegeben werden musste. Heute ist eine derartige Grausamkeit kaum zu glauben, in der damaligen Planwirtschaft war es Gesetz. Unter der Narkose der Abtreibung hat Mila sich wahrscheinlich verloren.

Kurz vor der Geburt ihres zweiten Kindes verbrannte sie beim Bügeln einen Hemdkragen, woraufhin ihr Mann sie fast totprügelte. Es war an einem 8. März gewesen, dem jährlichen internationalen Frauentag. Sein Geschenk an sie war eine Champagnerflasche, die er ihr auf den Kopf schlug. Sie verlor sich in einer Ohnmacht, ihre einzige Erinnerung sind die fetten, roten Blutstropfen auf dem weißen Frühlingsschnee in Moskau. In dem Moment war ihr klar: Sie durfte ihn nicht verlassen, sonst brächte er sie tatsächlich um.

Als ihr zweiter Sohn fünf Jahre alt war, erfuhr Mila von ihrem Mann, dass er schon einmal verheiratet gewesen war und aus dieser Ehe drei Töchter hatte, wovon allerdings nur noch eine am Leben war. Er hatte die Familie verlassen, seine Frau hatte daraufhin Selbstmord begangen.

Bei unseren Sitzungen nahm Mila ihren Mann trotz allem, was er ihr angetan hatte, in Schutz. Er könne nichts dafür, sagte sie, und erzählte mir den Rest der Geschichte.

Er war sechs gewesen, als sein Vater umgebracht worden war, und das vermutlich sogar von der Familie seiner eigenen Frau. Milas Mann erinnerte sich, dass Leute mit der blutigen Jacke seines Vaters erschienen waren, von einem Unfall sprachen und seiner Mutter die Jacke vor die Füße schmissen. Damals war sie verrückt geworden. In diesem Zusammenhang kam dann auch heraus, dass Milas Schwiegereltern nie in der Botschaft in Warschau gearbeitet hatten und dass die Mutter ihres Mannes stattdessen in einer Anstalt lebte, eingestuft als lebenslanger psychiatrischer Fall.

Nach außen hin stand Milas Familie als finanziell gut aufgestellt da. Dahinter tobte der Wahnsinn, im wahren Sinne des Wortes. Die Frau wurde von ihrem Mann stückweise ermordet. Er war manisch, narzisstisch und mit der mörderischen Energie seiner Familiengeschichte verbunden. Sie war das Opfer und hielt alles für ihre Söhne aus. Nach zehn Jahren mit einigen Fehlgeburten und Abtreibungen hatte sie einen weiteren

Sohn bekommen. Vielleicht hatte sie sich mit den Aborten unbewusst nur dagegen gewehrt, noch mehr Männer in die Welt zu setzen, die Gefahr liefen, zu Mördern zu werden.

»Ich möchte so lange wie möglich leben, damit ich verhindern kann, dass mein Mann nicht nur mich umbringt, sondern auch meine Söhne«, sagte sie mir. Von mir wünschte sie sich, dass ihre Söhne nicht so verrückt werden wie der Vater.

Die Sorge ist durchaus berechtigt. Selbst wenn man sich noch so bemüht, Gewalttätigkeit in der Ehe ist nicht zu verbergen. Kinder sehen und spüren alles, auch schon im Mutterbauch, und besonders Söhne sind sehr stark mit der Mutter verbunden. Milas Älterer hat ihr die Prügel nach dem Malheur mit dem Hemdkragen Jahre später genauestens beschrieben, als hätte er sie in einem Hollywoodfilm gesehen. Der Konflikt, in dem man als junger Mensch dann steckt, ist gewaltig. Die Söhne hadern mit dem Mann, der ihre Mutter schlägt und gleichzeitig ihr Vater ist. Sie leben als Opfer mit dem Mörder zusammen unter einem Dach, er ist praktisch immer da und ständig ihr Vorbild.

Was sagt uns dieser Fall?

Es gibt viele Frauen, die von ihren Männern geschlagen werden. Von außen wirken sie wie gute Ehepartner und respektable Geschäftsleute, und niemand ahnt, dass sie zu Hause zu Monstern werden, die nur aus Fäusten zu bestehen scheinen. Dennoch sind nicht alle gewalttätigen Männer Verbrecher. Sehr oft leben sie in nicht festgestellten Psychosen, die Krankheit läuft in den Grauzonen der Gesellschaft ab.

Ich habe in fachspezifischen Büchern lange nach der Definition gesucht. Was ist eine Psychose? Was ist Wahnsinn? Für mich gibt es keine wirklich aufschlussreiche Arbeit darüber. Erst durch meine Patientin Mila öffnete sich mir ein Guckloch hinter die Psychose. Und heute kann ich sie gut definieren. Psychose ist ein Wahnsinn, der das Hirn betrifft: Im Gehirn eines Psychopathen toben eine ganze Reihe von Seelen herum, die Frieden finden müssen.

Nehmen wir nur Milas Mann: Seine Mutter war in dem Schockzustand, nachdem sie die blutige Jacke ihres Mannes gesehen hatte, psychotisch geworden. In der Mongolei glaubt man, dass man beim Anblick von Blut verrückt wird. Was allerdings nicht richtig sein kann. Jede Frau sieht einmal im Monat Blut und dreht deshalb auch nicht durch. Meine Großmutter traf es etwas genauer: »Es gibt viele psychotische Mütter in der Mongolei, weil sie nach der Geburt viel Blut sehen.« Und heute weiß ich auch, wie das gemeint war.

Ich habe schon erklärt, dass Mütter während der Geburt ins Totenreich switchen. Dort werden sie mit den Ahnen verbunden, die nicht zur Ruhe kommen. Die Hebamme, die ihr beim Zurückkommen hilft, muss sich dann nicht nur um die Fülle im Herzen der Wöchnerin, sondern auch um die Leere in ihrem Kopf kümmern. Im Gegensatz zum Herzen muss das Hirn leer sein, frei von fremden Seelen.

In meinem Herzen befinden sich alle, samt den Mördern, die ich aufnehme, weil es sonst keiner tut. Dazu kommen meine vielen schamanischen Lehrer und Ahnen, die mir bei der Arbeit helfen. Das Hirn aber gehört nur mir allein, vom Hypothalamus bis zum Kleinhirn. Anderenfalls könnte ich nicht arbeiten.

Wenn ich in psychotischen Fällen helfen will, brauche ich diese zwei Ressourcen. Ich muss über mein gesamtes Hirn verfügen können, und zwar als Einzige. Und ich muss unendlich viel Platz im Herzen haben. Psychosen heilt man nur mit der Versöhnung zwischen den Ahnen der Mörder und deren Opfer. Sie alle müssen in meinem Herzen Frieden finden. Es werden praktisch zwei Sippen wieder vereint.

Mila wusste das alles nicht, aber irgendwie schien sie es doch zu spüren. Einmal sagte sie: »Wenn ich sterben müsste, um die Mörder mit den Opfern im Totenreich zu versöhnen, ich würde es in der Sekunde tun.« Was für eine liebende Mutter.

Es gibt kaum jemanden, für den es nicht bedrohlich klingt, wenn von Mördern in der Sippe die Rede ist. »Betrifft mich nicht«, ist der erste Impuls. Aber das stimmt nicht. Die Ahnenlinie geht über Jahrhunderte zurück, über zwei Weltkriege, unzählige Schlachten und Kämpfe, Epochen voller Weltenbrand. So gesehen kann es keine Sippe geben, in der Mord keine Rolle spielt. Ein mongolischer Kollege, ein Psychiater, fragte mich einmal, warum es früher im Norden der Mongolei, wo die meisten Schamanen oder Heiler leben, fast keine Psychopathen gab. Heute weiß ich es: weil die Mörder und Opfer in den Ahnenlinien dank der Schamanen versöhnt sind.

Es ist nicht uninteressant, hier weiterzudenken. Besser gesagt zurück, zu Dschingis Khans Mutter. Oulen wird bei uns als Übermutter angehimmelt, als die Frau, die den größten Helden des Landes geboren hat. Ihr Name steht in der Mongolei auf jeder Milchpackung.

Ich habe das Thema einmal bei Mila angeschnitten. Sie sagte, die Frau wäre eine arme Mutter gewesen. Das fühlte sie aus ganzem Herzen, und sie hatte recht. Oulen hatte Söhne von zwei verschiedenen Männern. Dschingis war der ältere, und er brachte seinen jüngeren Bruder um, bevor er seine mörderische Kraft in die Energie eines Welteroberers umwandelte. In vielen mongolischen Müttern ist das noch einprogrammiert und wahrscheinlich präsenter als bei den Müttern in friedfertigeren Staaten. Trotzdem, unter den Söhnen jeder Mutter könnte auch ein Mörder sein.

Und das heißt: Psychose ist überall. Psychose ist nicht wählerisch. Psychose kennt keine Standesdünkel. Sie kommt in die

Jurte der einfachen Nomaden ebenso wie in den Palast der vielen Kaiser- und Königreiche.

Um den Versöhnungsakt der Heilung zu beherrschen, braucht ein Schamane einige Jahre. Ich arbeite seit 2014 mit Müttern wie Mila. Versöhnung ist kein Massenhappening. Ein Opfer nach dem anderen muss mit einem Mörder nach dem anderen versöhnt werden. Sie alle sind tot, man muss also mit Trancezuständen arbeiten. Und das braucht Zeit. Die Seele handelt langsam. Zuerst bewusst machen, dann ins Herz nehmen, das ist der Weg, den kein Antidepressivum für das Leiden der Opfer und kein Psychiatrieaufenthalt für die tödliche Energie der Mörder ersetzen kann.

Ich habe da einen Wunsch an den Psychiater, der ja Mörder und Opfer in ein und derselben Person behandelt. Eigentlich gibt er dem Opfer ein Antidepressivum und dem Mörder in seiner manischen Phase beruhigende Psychopharmaka. Parallel dazu aber muss jemand wie ich über die Mütter der Betroffenen mit der Sippe und am Friedensschluss arbeiten. Manchmal fällt mir dabei ein, dass meine alte schamanische Lehrerin, die *liegende Drachin*, zu mir sagte: »Du wirst eine wahre Friedenstaube sein.« Jetzt weiß ich, warum.

Um zu erkennen, ob jemand in der Familie von dem einen oder anderen betroffen ist, muss man nur die Augen offenhalten. Die Kinder beobachten und ihnen zuhören. Milas Söhne waren die glücklichsten, fröhlichsten, kreativsten Jungs, die man sich vorstellen kann. Je näher die Pubertät rückte, desto stiller wurden sie, bis sie fast stumm waren. Der Jüngste sagte oft zu ihr: »Mama, ich bin doch nur eine Last für dich. Manchmal denke ich, ich bringe mich um oder den Vater, damit endlich Frieden ist in diesem Haus und du für ein paar Jahre glücklich leben kannst.« Was für eine Aussage.

Wenn wir als Ärzte oder Psychiater auf der kleinen Bühne der Psyche bleiben, statt die große Bühne der Seele zu betreten, wird diese Erde von den vielen psychischen Erkrankungen, insbesondere den Psychosen gefressen.

Mila geht es in der Zwischenzeit sehr viel besser. Sie hat angefangen abzunehmen. Über das Fasten habe ich sie in die Heilung des Zentralnervensystems geschickt. Ich nahm mir dafür eine Anleihe bei dem Moskauer Psychiater Sergei Korsakow (1854–1900), der Gedächtnisstörungen bei Alkoholikern behandelte. Dabei setzte er seine Patienten auf totale Abstinenz. Eigentlich sollte das lediglich den Alkohol betreffen, da aber rund um 1890 auch die Vorratskammern der Kliniken so gut wie leer waren, mündete die übrigens recht erfolgreiche Behandlung in einem umfassenden Fasten: Es gab Wasser – und sonst gar nichts.

Und das ist auch die Art Fasten, die ich meine. Keine elegante Kur mit Fastensüppchen und Teebuffet zum Abnehmen im Frühling und auch keine religiöse Askese, bei der man untertags nichts isst, um nach Sonnenuntergang alles nachzuholen. Fasten heißt in den Tod gehen. Sich vom Leben zurückziehen, Quarantäne im Sinne eines asketischen Rückzugs. Ganz bewusst, um die mörderischen Energien der Täter in der eigenen Sippe mit den Opfern zu versöhnen. Enthaltsamkeit auf höchstem Niveau, der Seelenebene.

Mit geregeltem Fasten erreicht man viel, besonders im Frühling und Herbst. Gerade in diesen Übergangszeiten werden psychiatrische Krankheiten aktiv, im Sommer und Winter verhalten sie sich eher ruhig. Viele psychisch Kranke und ihre Familienmitglieder wehren sich gegen Antidepressiva und andere Psychopharmaka. Aber diese Medikamente sind großartige Mittel auf diesem Gebiet, ohne sie hätten wir wesentlich mehr Morde oder Selbstmorde auf der Welt. Nur die

Dosis und die Auswahl der Mittel durch den Psychiater ist wichtig.

Ich habe mir dieses schwere Kapitel für den Schluss aufgespart. Vielleicht ist es der Höhepunkt des Buches. Noch einmal kurz zusammengefasst:

In fast jeder Familiensippe gibt es Mörder und Selbstmörder, von daher rühren die Psychosen. Das ist nicht leicht zu nehmen, aber wir dürfen es auch nicht schönreden. Außerdem nützt es schon, die Wahrheit beim Namen zu nennen. Auch damit wird ein Prozess in Gang gesetzt. Der Beginn der Heilarbeit liegt bei den Müttern. Es ist nicht nur ein Betroffener zu behandeln, Tan-Dom ist prophylaktisch, man behandelt eine Sippe.

Ich wünsche mir, dass die Fachbereiche Psychiatrie, Kinder- und Jugendpsychologie hier Hand in Hand mit den Gynäkologen arbeiten. Das halte ich für unbedingt nötig, um wirklich etwas ausrichten zu können. Psychisch Kranke sagen nicht: »Guten Tag, ich bin psychisch krank, bitte helfen Sie mir.« Es sind die Psychiater, die erkennen müssen, in welchem Gehirn eine tickende Zeitbombe steckt. Meine Oma hätte gesagt: »Der wahre Entwarnungsknopf liegt in der Gebärmutter einer jungen Frau. Die künftigen Mütter müssen selbst in ihrer Mitte sein, um die Kinder der nächsten Generationen gesund auf die Welt zu bringen.«

Was heißt das für Sie?

- Achten Sie auf Veränderungen bei Ihren Kindern.
- Wenn bei einem Mädchen die Regel zu spät, zu früh, zu stark, zu verhalten kommt, ist das ein Signal. »Regel« heißt, dass etwas geregelt ist. Wenn es aus dem Ruder läuft, ist die Regel durchbrochen. Seien Sie aufmerksam bei Gewichts-

änderungen oder Depression, da sollte man endokrinologisch, also auf Drüsenebene vorgehen.

- Nehmen Sie die Symptome der sogenannten Panikattacken pubertierender Kinder nicht auf die leichte Schulter.
- Junge Burschen mit Ängsten werden oft Mobbingopfer. Beobachten Sie ihr Schulterverhalten. Das einseitige Hochziehen der Schulter deutet oft auf Angst hin.
- Helfen Sie mit, den depressiven oder manischen oder manisch-depressiven Menschen ein Umfeld zu bereiten, das es ihnen ermöglicht, ohne Scham und Angst über ihre Zustände reden zu können. Ohne fürchten zu müssen, aus der Gesellschaft ausgeschlossen oder ausgelacht zu werden.
- Kinder und Jugendliche sind voller Scham. Über ihre innere Unruhe und Ängste zu sprechen ist eine gewaltige Erleichterung für sie. Warten Sie nicht, bis sie von selbst reden, sprechen Sie sie darauf an, und holen Sie sich professionelle Hilfe.
- In ängstlichen Kleinkindern verbirgt sich oft eine unbewusste Trauer oder ein Zorn. Erlauben Sie es ihnen, ihre Wut zuzulassen. Hinter der Wut sitzt oft die Angst. Wandeln Sie diese Angst in Mut um, indem Sie Märchen erzählen. Allerdings keine wie die der Brüder Grimm, in denen Kinder allein im Wald herumlaufen und dort ihren Retter vor den Eltern suchen. Erfinden Sie selbst Geschichten, in denen zum Beispiel der Vater des Kindes der Held ist. Das vertreibt die Angst.
- Niemand möchte Psychosen in der Familie haben, verschließen Sie trotzdem nicht die Augen davor. Selbst Söhne und Töchter, von denen man es am wenigsten annimmt, können an einer Psychose erkranken. Psychisch Kranke in der Familie zu haben ist weder eine Schande noch ein Verbrechen.

- Animieren Sie auch die Lehrer Ihrer Kinder, genauer hinzuschauen. Sie sitzen mit den Kindern »im Feld«. Ihnen eine andere Art des Sehens beizubringen wäre sehr hilfreich.

Meine Arbeit mit der Pandemie

Ein Weltverbesserer namens Corona

Mit dem Coronavirus hat sich die Welt verändert. Das dritte Jahrzehnt in unserem Millennium brachte uns eine neue Realität, und das global. Es ist, als hätte das Virus eine Glaswand in der Zeit aufgestellt. Wir können durch sie zurückschauen, aber nicht zurückgehen. Wir können sehen, wie alles vor Covid-19 war, aber jetzt leben wir mit Covid-19. Wir leben mit einer Pandemie und ihren Auswirkungen.

Für die Menschen im dritten Jahrtausend ist so ein Zustand neu. Wir sind gewöhnt, Viren als besiegbare Feinde zu sehen. Bei Aids ist das einigermaßen gelungen, Ebola oder Denguefieber sind für die behütete westliche Gesellschaft zu weit weg, die Vogelgrippe war ein mediales Aufflattern, bei SARS fanden es viele hier noch übertrieben, dass sich halb China hinter einer Maske versteckte. Das Coronavirus hält uns erstmals alle in Atem, weltweit. Und vor allem, weil es der modernen Medizin so lange und hartnäckig trotzt und uns damit klarmacht, dass Viren uns beherrschen und nicht umgekehrt.

Mit meiner medizinischen Ausbildung, mit der ich als Ärztin auch in der Epidemiologie gearbeitet habe, sage ich gleich einmal vorweg: Epidemiologisch waren die politischen Maßnahmen gegen die Ausbreitung von Social Distancing bis Lockdown richtig, kamen aber für mich persönlich viel zu spät. Ich habe viele Familienverbindungen in den asiatischen Raum, und für mein Gefühl war die Krankheit in Südkorea und den angrenzenden Ländern schon Anfang Herbst 2019 da. Aus der Mongolei hat man mich damals gehäuft angerufen und gefragt, was man denn tun könne, es wäre so etwas Ähnliches wie eine schwere Grippe im Umlauf. Die Symptome, die man mir schilderte, waren genau dieselben wie bei Corona. Heute denke ich, es war Covid-19. Aber die Informationen aus dem asiatischen Raum kamen damals alle viel zu spät.

Es wäre schön gewesen, wenn die Medien mehr ihrer Informations- und Sorgfaltspflicht nachgegangen wären, statt sich kurz darauf mit extremer Angstmacherei hervorzutun. Wobei sie damit nicht allein waren. Als eine Virologin im Fernsehen fast weinte, weil die errechneten Opferzahlen immer weiter stiegen, kam sogar in mir die Angst hoch. Wer stirbt und wie viele Opfer es geben würde, weiß nur Gott, kein Politiker, kein Virologe, kein Präsident. Zahlen finde ich nicht so wichtig wie das, was dieses Virus uns sagen will. Als Schamanin und Heilerin betrachte ich die Dinge, wie Sie sich denken können, mit einem weiter reichenden Blick. Ich frage mich: Was steckt hinter einer Pandemie?

Krankheit kommt. Dagegen ist nichts zu machen. Und Epidemien oder Pandemien sind nichts anderes als Krankheiten in extremer Ausbreitung. Pandemie kommt also.

Bloß, was heißt das genau?

Es hat mit dem Wort »schicksalhaft« zu tun. Wenn etwas kommt, dann immer von oben. Es wird uns geschickt, von einer höheren Macht, von Gott.

Es sind nur eine Handvoll Krankheiten, die auf diese schicksalhafte Art zu uns auf diese Erde kommen. Die Pest war eine der folgenschwersten. Mitte des 14. Jahrhunderts brach sie in Europa zum ersten Mal nach dem 8. Jahrhundert wieder aus, und zwar als Pandemie. Aber davor war sie in Asien längst am Werk gewesen. Aus schamanischer Sicht vermutet man heute, sie kam, um den Sturm der Mongolen aufzuhalten und Dschingis Khans mörderischen Eroberungszug zu stoppen.

Das ist der Ursprung der Pest. Sie wurde von Gott geschickt, um Einhalt zu gebieten. Um unmissverständlich klarzumachen: So geht das nicht weiter.

Die Pest des 21. Jahrhunderts trägt den Namen Covid-19. Vielleicht kam sie wegen des Krieges in Syrien und der immer aussichtsloseren Situation im Nahen Osten. Jedenfalls kam sie, um die Menschen wachzurütteln und sie zu ermahnen, endlich in diesen Krisenherden der Welt Frieden zu schließen. Vielleicht ist es ein Appell an die einflussreichen Staaten dieser Welt, ihre kriegerischen Pläne und vor allem den Waffenhandel einzustellen und zu überlegen, wo sie überall mit ihren Interessen eingreifen. Eine Pandemie ist ein Hilfeschrei an die gesamte Menschheit, an die ganze Welt.

Auch Heilung kommt, Sie erinnern sich. Und sie kommt nicht durch einen Impfstoff, gegen den ich, um es gleich zu sagen, gar nichts habe. Trotzdem kann Krankheit letztlich nur dort heilen, wo sie herkommt. Deshalb müssen wir herausfinden, warum sie uns geschickt wurde, wo sie ihren Ursprung hat.

Verschwörungstheorien gibt es genügend dazu. Ich will mich zu keinem Urteil aufschwingen, was daran überlegenswert und was schlichter Unsinn ist. Ich glaube, ein Körnchen Wahrheit steckt in allem drin. Von schamanischer Warte aus geht es um die Befriedung endloser Konflikte. Aber auch wenn man an Fahrlässigkeit in der Forschung, Manipulation in der Pharmaindustrie oder generell an Profitgier glaubt, die Heilung folgt immer denselben Regeln: Die Leute, die dafür verantwortlich sind, müssen zu ihren Taten und ihren Fehlern stehen. Das ist das wahre Gegengift. Nur dort kann die Heilung beginnen. Ein Impfstoff schützt Menschen vielleicht vor der Ansteckung, bringt die Krankheit aber noch nicht zum Verschwinden.

Es ist Versöhnungsarbeit, die da geleistet werden muss. Täter und Opfer, wer immer sie auch sind oder waren, müssen sich zusammentun. Es ist dasselbe Prinzip, das ich bei meinen Patienten und in deren Sippe anwende. Hier ist die Aufgabe nur ungleich größer.

Aber selbst wenn ein Impfstoff schließlich gefunden ist, ist die Welt aus schamanischer Sicht nicht wieder ruck, zuck in Ordnung. Menschen haben gelernt, durch Vakzine zu überleben, sie reagieren auf Impfstoffe aus lebenden oder abgetöteten Krankheitserregern. Das schon. Aber geheilt ist damit noch nichts. Eine Spritze für alle, und hurra, das Leben auf der Erdkugel geht weiter wie vorher, ist nicht der Ansatz, der uns in eine heile Zukunft führt.

Alle Kräfte, die nach einem Mittel gegen Virenerkrankungen pandemischen Ausmaßes suchen, müssen gemeinsam daran arbeiten, eine Arznei oder einen Impfstoff zu finden. Um das Große und Ganze zu ändern, darf nicht jeder gierig sein eigenes Süppchen kochen. Man müsste vom hohen Ross heruntersteigen. Wir müssen anerkennen, dass wir gegen das Virus ganz klein sind. Wir müssen begreifen, dass es nicht gegen alles eine Medizin gibt. Und wir müssen zugeben, dass wir versagt haben. Wir hatten nicht nur kein Medikament gegen Covid-19, wir haben nicht einmal die Maskenproduktion schnell genug hinbekommen. Wir müssen einsehen, dass wir mit dem Virus nicht kämpfen können. Es gibt einen Unterschied zwischen den Möglichkeiten, die Viruserkrankung zu stoppen oder sie zu heilen. Wir müssen eher lernen, damit zu leben, und dabei gut handeln.

Louis Pasteur sagte sinngemäß: Kümmere dich nicht um die Bakterien oder Viren, kümmere dich um den Wirt. Und der sind wir. Wir Menschen sind von den Rausschmeißern der Viren zu ihren Wirten geworden. Die Frage ist jetzt nur, wie gastfreundlich wir sind. Setzen wir den Viren ganze Tröge voll mit fettem Fressen vor? Oder servieren wir ihnen eine Kost, von der sie nicht satt werden?

Die Küche, in der wir die Mittel zur Stärkung unserer Abwehrkräfte zubereiten, ist unser Immunsystem. Darum können wir uns kümmern, wie Pasteur es rät.

Es ist nachweisbar, dass das Coronavirus Lunge und Schleimhäute als die Fläche anvisiert, auf der es sich am besten vermehren kann. Verfeinern wir das Bild mit dem menschlichen Wirtshaus. Die Viren fallen wie eine Gruppe ausgelassener Gäste ein, und sie sind keine Gourmets, sondern Gourmands der wüstesten Sorte. Sie haben nicht vor, drei Gänge höchster Kochkunst mit Besteck, Tischmanieren und gehobener Konversation zu genießen, sich dann den Mund mit der Serviette abzutupfen, das Restaurant gesittet zu verlassen, sich daheim in ihr Bett zu legen und sich mit Seidenlaken zuzudecken. Nein. Das, was Viren wollen, hat nichts mit Eleganz zu tun. Sie wollen sich dreißig Gänge, zur Not schnödes Fast Food, unter Grölen und mit bloßen Händen in den Schlund stopfen und dann auch noch im Lokal übernachten. Tische weg und am Boden schlafen, damit sie tags darauf wieder loslegen können: Frühstück, Lunch, Abendessen, das ganze Programm, und das so viele Tage hintereinander wie möglich. Das ist die Art Restaurant, die SARS- oder Covid-Viren im menschlichen Körper sehen.

Ich persönlich würde ihnen sagen: Leute, das hier ist ein Restaurant, in dem ein paar Regeln gelten. Als Gäste dürft ihr ab und zu über den Rachen und zur Nase zu uns herein, und ihr dürft auch ein bisschen bleiben. Ihr dürft vom Buffet an den Schleimhäuten naschen, aber irgendwann, das muss euch klar sein, ist das Restaurant für euch Viren-Gäste wieder geschlossen, und tschüs. Wir komplimentieren euch so elegant und diplomatisch wie möglich zur Tür hinaus, weil das Lokal für den Event eines anderen Gastes reserviert ist, nämlich für den Sauerstoff. Der trifft sich im Extrazimmer mit den Immunzellen, und dort feiern die zwei Hochzeit. Dieser Termin kann auch nicht verschoben werden, weil die Immunzellen gestärkt und gerüstet sein müssen für den nächsten Ansturm von euch. Dafür muss die Immunzellen-Truppe das Restaurant mit ihren Abwehrkräften wie eine Aura umhüllt haben.

Tatsächlich sind die Schleimhäute ein Urkraftwerk für die Aura. Sind sie gesund, ist die Aura so intakt, dass sie das Restaurant Mensch außen herum eigentlich wie eine Mauer von eineinhalb Metern schützt. Aber bitte nicht falsch verstehen. Das ist nicht als Ersatz für die Masken gemeint, die die Regierungen in Zeiten von Corona verordnen.

Sie müssen wissen

Viren und Seelen haben eins gemeinsam, beide kennen keine Grenze. Und auch die fast acht Milliarden Menschen auf dieser Erde haben eins gemeinsam, sie atmen dieselbe Luft. Über die Atemwege sind wir alle miteinander verbunden. Da gibt es keine Grenzpolizei, die die Viren aufhält und zurückschickt, weil sie keinen Pass haben. Also müssen wir lernen, wie wir uns über die Aura abgrenzen. Das sind die Folgeschäden der Globalisierung.

Meine große alte Lehrerin sagte mir vor zwanzig Jahren: »Die Globalisierung wird später sehr schlimme tödliche Folgen haben.« Welche das konkret sein würden, konnte sie nicht sagen, jetzt sehe ich es selbst. Die Viren reisen in unseren Koffern überallhin mit, wir verteilen und verschleudern sie auf der ganzen Welt. Und im Gegensatz zu dem Lärm, den sie machen, wenn sie ins menschliche Wirtshaus eingefallen sind, kommen sie anfangs auf sehr leisen Sohlen.

Ich habe Ende Januar, Anfang Februar 2020, also knapp vor dem Covid-19-Aufschrei in den Medien, bei meinen Fingerscans festgestellt, dass viele meiner Patienten innerlich bluteten. Bei vielen Kleinkindern waren Äderchen in den Augen geplatzt, viele hatten Nasenbluten, Frauen mit gynäkologischen Störungen hatten auf einmal sehr starke Blutungen, selbst bei Frauen in den Wechseljahren, die die Zeiten des Monatszyklus schon hinter sich hatten, traten erneut Blutungen auf. Die Menschen bluteten innerlich, unbewusst und in so geringen Mengen, dass es sich bei keiner anderen Untersuchung erkennen ließe. Für mich waren das Zeichen, die eine Krankheit ankündigten.

Als unser größtes Organ bedeckt die Schleimhaut auch die Innenwände der Gefäße, sie sind es, die bluten. Samt den kleinen Äderchen rund um das Herz, wo der Herzmuskel das Herz mit Blut versorgt. Also begann ich in meinen Therapien, Blutgefäße aufzubauen und dicht zu machen und die Blutflüsse zu stärken, damit das Blut nicht durch das Gefäß sickert. Daran habe ich über den Winter 2019/20 hauptsächlich gearbeitet.

Und dann sah ich, dass es auch bei anderen Organen wie der Niere zu Blutungen kam. Bei Patienten mit Allergien, Asthma oder COPD, der chronisch-obstruktiven Lungenkrankheit *(chronic obstructive pulmonary disease)*, zeigten sich bei meinem Fingerscan sogar leichte Blutungen in der Lunge. Zu der Zeit, ich arbeitete schon via Telemedizin, stärkte ich die Lungen, die Nieren und auch die Bauchspeicheldrüse mit homöopathischen Mitteln. Die menschlichen Organe sind untereinander verbunden, genauso wie Sie das vielleicht aus der Traditionellen Chinesischen Medizin kennen. Und die Lunge stärkt man am besten über die Bauchspeicheldrüse und die Milz, die beiden sind die Mütter der Lunge.

Die Art des Schutzes, die ein Mensch braucht, ist individuell. Wenn man anderen helfen will, muss man am eigenen Körper gearbeitet haben, man muss selbst am stärksten dastehen. Deshalb teste ich vorher auch immer alles an mir ab. Ich hatte damals sicher viele Patienten mit Covid-19, mein Körper musste das erkennen und dagegen angehen können.

Der Hinweis auf die Bauchspeicheldrüse kam schon relativ früh, sicher bereits Mitte, Ende Dezember 2019 zu mir. Es war eine der Informationen von oben, ausgehend von meinen Helfern, die hinter mir stehen. Ich wusste auch nicht, warum mir geraten wurde, an der Bauchspeicheldrüse zu arbeiten, aber ich hinterfrage das nicht. Ich muss diese Ratschläge mit dem Herzen aufnehmen, nicht mit dem Hirn. Mir war nur klar, es handelte sich um keine gewöhnliche Grippewelle, sondern eine andere virale Erkrankung.

Als keine Besuche in der Praxis mehr möglich waren, betrieb ich nur noch Telemedizin. Und ich wandte verstärkt Oma-Medizin an: Ich riet zur Anwendung von Kamille, Salbei, Tee und Dämpfen, sogar dazu, den heißen Backofen aufzumachen und einen tiefen Atemzug zu nehmen, weil das den Schleimhäuten guttut. Es klingt vielleicht lächerlich, damit gegen eine Pandemie anzugehen, aber man sollte die Wirkung der guten alten Hausmittel nicht unterschätzen. An Thymian zu riechen ist eines der besten epidemiologischen, pandemischen Desinfektionsmittel. Alkohol- und Desinfektionsmittel kann man nicht nur für die Hände verwenden, man kann auch damit gurgeln. Sehr effizient!

Die besten Mittel gegen Covid-19 sind für mich die homöopathischen, die auf energetischer Ebene ans Immunsystem und die Schleimhäute andocken. Die trainieren die Immunzellen wie Polizeihunde. Ich konnte, und das ist belegt, all meinen Patienten mit kombinierten oder einzelnen homöopathischen Mitteln helfen. Und ich hatte durch meine Nähe zu Tirol viele Patienten aus den Corona-Hochburgen Ischgl oder St. Anton, meine Homebase liegt ja im schweizerischen Walzenhausen am Bodensee. Diese Menschen, die man so vehement angegriffen hat, können meiner Meinung nach nichts für die Ausbreitung der Pandemie. Die Beschäftigten in der Gastronomie und im Tourismus haben nur ihre Arbeit getan und waren weder dafür zuständig, Maßnahmen zu ergreifen, noch, solche vorzuschreiben. Ich fand es sehr schlimm, wie die Medien auf sie losgingen. Letztlich waren sie nicht nur durch das Virus betroffen, sie wurden auch noch beschimpft.

Ich habe schwere Schicksale persönlich miterlebt und meine beste Freundin verloren. Sie lebte in der Gegend von St. Anton, hatte eine Vorerkrankung und sich das Virus während der Chemotherapie eingefangen. Sie starb innerhalb kürzester Zeit. Anfang Februar war ich noch kurz zu Besuch gewesen und hatte intuitiv gewusst, dass es das letzte Mal sein würde. Danach sah ich sie eines Tages im Morgengrauen neben meinem Bett stehen. Sie war im Geiste zu mir gekommen, um mich vor der Krankheit zu warnen. Anfang März war sie tot. Ich hatte mich nicht von ihr verabschieden können, ich durfte nicht zu ihrem Begräbnis.

Natürlich starb sie nicht an Corona, aber das Virus hat ihren Tod beschleunigt. In ihrem Fall war das sogar ein Segen. Sie hatte schon im Sommer davor gehen wollen, ihrer Tochter zuliebe aber noch einer Chemotherapie zugestimmt. Sie hatte sich immer gefürchtet, zu einem Pflegefall zu werden, das Virus hat sie davor bewahrt.

Es war anfangs allgemeine Meinung, dass Kinder nicht an Corona erkranken. Ich konnte in meiner Praxis das Gegenteil beobachten: Ich hatte schon im Dezember 2019 sehr viele kleine Kinder, die sich infiziert hatten. Mitunter waren sie schwer krank und extrem ansteckend. In diesen Fällen waren uns Ärzten die Hände gebunden. Wenn die Krankheit einmal ausgebrochen war, war kaum mehr etwas gegen sie auszurichten. Ich konzentrierte mich also ganz auf meine prophylaktische Tan-Dom-Medizin.

Bei einem Virus wie Corona braucht man nicht zu fragen, wo der Ursprung liegt. Das hat mit der Sippe nichts zu tun, es ist etwas Übergeordnetes und betrifft alle. Ohne Rücksicht auf Hautfarbe oder Herkunft, ohne Beschränkung auf Länder oder selbst Kontinente, ohne Frage nach der Religion oder der Seelenherkunft. Für mich ist das die beste Nachricht im Zuge der Pandemie. Wenn wir schon mit ihr leben müssen, dann lernen wir wenigstens dazu. Und das müssen wir auch. Wir lernen den Umgang mit fast allem neu. Mit dem Leben, der Natur und erfahren, wie rein die Luft sein kann, die wir alle gemeinsam atmen.

Ich denke, wir werden mit allem in die Mitte kommen müssen. Überhaupt kein Flugverkehr, das ist illusorisch, aber vielleicht werden wir nicht mehr tägliche Billigreisen ab 29 Euro angeboten bekommen. Beruflich hilft man sich vielleicht weiterhin mit Onlinekonferenzen und fliegt nur, wenn man über längere Zeit bleibt. Vielleicht tritt das Virus für uns auf die Bremse. Womöglich war das seine Mission.

Ich bin den Bestimmungen der Ärztekammer sehr dankbar, denen zufolge Personen mit grippeähnlichen Symptomen nicht gleichzeitig mit Patienten mit anderen Krankheiten in die Praxen und Krankenhäuser kommen dürfen. Ich versuche in meiner Praxis bis heute, die Infizierten von den Übrigen zu trennen.

Trotzdem werden wir lernen müssen, für uns selbst zuständig zu sein. Das wird uns kein Gesundheitssystem abnehmen können. Wir sind die, die an unserem Körper sündigen oder auf ihn schauen.

Ich weiß, dass ich vor allem in der Behandlung meiner älteren Patienten so weitermachen werde, wie ich im Herbst 2019 begonnen habe. Ich werde weiterhin vermehrt die Bauchspeicheldrüse stärken und mich intensiver um meine Diabetespatienten kümmern. In diese Richtung muss man zu denken lernen, ich genauso wie jeder Hausarzt. Solange es keine Weisheit dagegen gibt, bleibt uns nur die Weisheit davor.

Ich bin, Sie wissen es schon, ganz und gar nicht gegen Impfungen. Sorge macht mir nur, dass die Drüsen durch Impfstoffe überlastet werden können. Was bedeuten würde, dass es danach mehr diabeteskranke Kinder geben könnte.

Sie sind nun, am Ende dieses Buches, bereits Profi auf dem Gebiet des Ausgleichs innerhalb der schamanischen Ordnung. Sie wissen, dass Rettung Folgen, auch auf die eigenen Kinder, haben kann. Impfung will alle retten, das schreit praktisch nach Ausgleich. Man muss also sehr genau schauen, welche Organe noch davon betroffen werden.

Ich bin darauf gekommen, dass viele Organe eigentlich Drüsen sind. Nennen wir sie drüsige Organe. Ich will wirklich nicht mit Anatomen zu streiten anfangen, aber Hirn, Lunge, Leber sind für mich Drüsen. Und die muss man gut miteinander verbinden können, damit der Stoffwechsel funktioniert. Wenn der Stoffwechsel funktioniert, kann der Körper gutes Blut bilden. Wenn das Blut gut ist, transportiert es eine ganze Armee von Immunschutzzellen. Dieses Coronavirus sagt uns also zumindest: Jeder muss lernen, mithilfe seines betreuenden Arztes im eigenen Körper, als Ressource für sich selbst, einen Spendencontainer für Blutplasma einzurichten und zu füllen.

Mein Appell ist: Menschen mit grippeähnlichen Symptomen sollten weiterhin zu Hause bleiben, auch Kinder, besonders die ganz kleinen. Das sollte die Gesellschaft für uns alle ermöglichen, Stichwort Arbeitsunfähigkeitsbescheinigung oder Pflegeurlaub. Im Hinblick auf die vor Corona gelebte Routine ist das ein gewaltiges Umdenken. Es war gang und gäbe, trotz Krankheit, nicht nur mit einer kleinen Erkältung, zur Arbeit und in die Schule zu gehen, statt sich richtig auszukurieren. Leistung war immer wertvoller als Gesundheit. Nun haben wir die Chance, das zu ändern.

Heilung kommt, wenn man sich der Krankheit hingibt. Im Falle von Covid-19 haben wir das auch gemacht. Durch den Lockdown haben wir uns der Krankheit weltweit und verbunden mit hohen Kosten hingegeben. Damit haben wir eine gewisse Hoffnung.

Mein Wunsch ist: Möge sich das Gute, das wir aus der Pandemie lernen können, ebenso rasant und weltweit ausbreiten wie das Virus, das es uns gebracht hat.

Mein Dank

Mein Dank, das möchte ich hier vorausschicken, hat bei der gesamten Arbeit an diesem Buch die höchsten Gefühlsaufwallungen bei mir ausgelöst und mich viele Taschentücher gekostet.

Mein größter Dank geht an die Autoren Andrea Fehringer und Thomas Köpf und an meinen geliebten Mann Michael Wodnar. Gemeinsam haben sie es geschafft, die Hirngespinste einer Mongolin aus ihren fünfzig Jahren Leben, Lernen und Praktizieren zu verstehen, zu ordnen und – auch das noch – in deutscher Sprache niederzuschreiben. Wenn Schamanen Dolmetscher einer höheren Ordnung sind, dann sind sie die Dolmetscher einer Schamanin.

Des Weiteren gehört mein Dank meiner Schwester Ojungerel, die mich zu den wunderbarsten und geheimnisvollsten schamanischen Lehrerinnen führte und mit ihnen bekannt machte.

Meinen drei Töchtern danke ich zutiefst dafür, dass sie mit einer mehr berufenen als gluckenhaften Mama zurechtkommen. Und dass sie so vertrauensvoll einen holprigen und herausfordernden Weg mit mir beschritten, der ihnen sogar abverlangte, sehr früh den eigenen wertvollen Vaterhof aufzugeben.

Bei meinen Neffen Amar und Telmen bedanke ich mich vor allem dafür, dass sie mir in den härtesten Zeiten des Verlustes und der Trauer um meine Brüder und Eltern Halt und Hafen waren. Sie gaben mir die Kraft, niemals aufzugeben und letztlich auch mein Buch zu verwirklichen.

Dank auch an meinen Bruder Mend, meine Schwestern Seseg und Ogo, Enchee, die Neffen Nana, Khangal, Tergel und

Tavilan und die Nichten Huslen und Haliuna für die Sammlung und Übersetzung historischer Materialien.

Ein besonderes Danke sage ich allen meinen Freunden: Thomas Pfeiffer, Erwin Klink, Werner Petrasch, Jörg Zimmermann, Elke Pegram, Karl Zünd, Christoph Flatz, Heinrich Becker, Renzo di Nicola, Markus Becker, Thomas Otte, Stefan Bunge, Wolfi Hämmerle, Hartmut, Stefanie und Anja.

Nicht zuletzt einen herzlichen Dank an mein Ordinationsteam. Und natürlich an die vielen Patienten, die mir mit besten Wünschen beistanden und mir erlaubten, ihre Fälle zu beschreiben, um die Tan-Dom-Philosophie verständlich und menschennah erklären zu können.

Ohne eure Unterstützung wäre dieses Tan-Dom-Buch nie entstanden.

Meine Vita

Ojuntschimeg Altangerel-Wodnar

Geboren 1963 in Ulaanbaatar/Mongolei

1971–1981	Schulbesuch mit Abschluss Abitur
1981–1982	Deutschsprachkurs Universität Ulaanbaatar
1982–1983	Deutschvorbereitungskurs für Medizinstudium in Nordhausen (ehemalige DDR)
1983–1989	Studium Humanmedizin in Halle a.d. Saale mit Abschluss als Diplommedizinerin (Ein Diplommediziner ist ein Arzt, der seine akademische Ausbildung vor der Wiedervereinigung in der ehemaligen DDR mit einer Diplomarbeit abgeschlossen hat, heute anerkannt als approbierter Arzt.)
1990	Geburt der ersten Tochter
1989–1992	Universitätsdozentin an der medizinischen Universität Ulaanbaatar, Mikrobiologie/ Epidemiologie
1993–1996	Assistenzärztin in einer allgemeinmedizinischen Praxis in Berlin-Schöneberg
1993–1996	Tätigkeit als Krankenschwester in ambulanter Altenpflege, AHH GmbH Thomas Pfeiffer, Berlin
1996–1998	Erziehungsurlaub (Karenz) nach der Geburt der zweiten Tochter
1999	Uropa, Beginn der schamanischen Ausbildung
1998–2007	selbstständige Ärztin in eigener Praxis mit Schwerpunkt Naturheilverfahren, mongolische Medizin in Tübingen

2007–2015	selbstständige Ärztin in eigener Praxis mit Schwerpunkt Naturheilverfahren, mongolische Medizin in Vorarlberg
2008–2020	selbstständige Ärztin in eigener Praxis mit Schwerpunkt Naturheilverfahren, mongolische Medizin in Walzenhausen (Schweiz)
2015–2020	selbstständige Ärztin in eigener Praxis mit Schwerpunkt Naturheilverfahren, mongolische Medizin in Wien

Fortbildungen

2003–2004	Hypnotherapie nach Dr. Milton Erickson
2004–2007	Psychokinesiologie bei Dr. Klinghardt
2013–2015	Psychosoziale Medizin, Österreichische Ärztekammer, Gesellschaft für klinische Psychosomatik/Psychotherapie

Sprachen: Deutsch, Mongolisch, Russisch

Bildnachweis

Alle Bilder von Michael Wodnar, bis auf:
Männerrunde, Die große Verbeugung, Großfamilie, Der Segen, Drei Schwestern, Medizinstudium, Die Klassenstreberin, Meine schönen Eltern (© privat) und Michael und Ojuna Altangerel-Wodnar (© Erich Reismann)